老年髋部骨折
Geriatric Hip Fractures

主　编　（美）尼古拉斯·C. 丹福德（Nicholas C. Danford）

（美）贾斯汀·K. 格雷斯佰格（Justin K. Greisberg）

（美）查尔斯·M. 乔宾（Charles M. Jobin）

（美）梅尔文·P. 罗森瓦瑟（Melvin P. Rosenwasser）

（美）马塞拉·D. 沃克（Marcella D. Walker）

主　审　王满宜　杨　雷

主　译　孙　炜　龚春柱

北方联合出版传媒（集团）股份有限公司

辽宁科学技术出版社

·沈　阳·

First published in English under the title

Geriatric Hip Fractures: A Practical Approach

edited by Nicholas C. Danford, Justin K. Greisberg, Charles M. Jobin, Melvin
P. Rosenwasser and Marcella D. Walker

Copyright © Nicholas C. Danford, Justin K. Greisberg, Charles M. Jobin,
Melvin P. Rosenwasser and Marcella D. Walker, 2021

This edition has been translated and published under licence from Springer
Nature Switzerland AG.

©2023 辽宁科学技术出版社

著作权合同登记号：第 06-2022-148 号。

图书在版编目（CIP）数据

老年髋部骨折 /（美）尼古拉斯·C. 丹福德（Nicholas C. Danford）
等主编；孙炜，龚春柱主译. — 沈阳：辽宁科学技术出版社，2023.2
　　ISBN 978-7-5591-2771-6

　　Ⅰ. ①老… Ⅱ. ①尼… ②孙… ③龚… Ⅲ. ①老年人—髋骨折—诊疗
Ⅳ. ①R683.3

中国版本图书馆CIP数据核字（2022）第191371号

出版发行：辽宁科学技术出版社
　　　　　（地址：沈阳市和平区十一纬路25号　邮编：110003）
印 刷 者：辽宁新华印务有限公司
经 销 者：各地新华书店
幅面尺寸：210mm×285mm
印　　张：14
插　　页：4
字　　数：350千字
出版时间：2023年2月第1版
印刷时间：2023年2月第1次印刷
责任编辑：吴兰兰
封面设计：顾　娜
版式设计：袁　舒
责任校对：栗　勇

书　　号：ISBN 978-7-5591-2771-6
定　　价：198.00元

投稿热线：024-23284363
邮购热线：024-23284502
E-mail:2145249267@qq.com
http://www.lnkj.com.cn

译者名单

主　审

王满宜　北京积水潭医院

杨　雷　深圳大学第一附属医院 / 深圳市第二人民医院

主　译

孙　炜　深圳大学第一附属医院 / 深圳市第二人民医院

龚春柱　深圳平乐骨伤科医院

译　者（以姓氏拼音为序）

曹振武　深圳平乐骨伤科医院

陈浩龙　深圳平乐骨伤科医院

何琦非　深圳大学第一附属医院 / 深圳市第二人民医院

何祥鑫　深圳平乐骨伤科医院

贺敬龙　深圳大学第一附属医院 / 深圳市第二人民医院

黄晓阳　深圳大学第一附属医院 / 深圳市第二人民医院

姜骆永　深圳大学第一附属医院 / 深圳市第二人民医院

赖艺伟　深圳平乐骨伤科医院

谭纪锋　深圳大学第一附属医院 / 深圳市第二人民医院

谢　伟　深圳大学第一附属医院 / 深圳市第二人民医院

熊　杰　深圳平乐骨伤科医院

岳家吉　深圳大学第一附属医院 / 深圳市第二人民医院

致谢

感谢深圳大学第一附属医院高水平医院发展课题基金资助。

推荐序

"十四五"期间，既是我国全面建设小康社会的关键时期，也是人口老龄化加速发展的必然阶段。第七次全国人口普查公报显示，我国 65 岁及以上人口超过 1.9 亿，占比 13.5%，即将进入深度老龄化社会。被称为"人生最后一次骨折"的老年髋部骨折发病率也呈逐年上升趋势，预计我国老年髋部骨折的发生率约为 30 人 / 万人，全国患者人数将达 500 万人。

基于欧美国家较早进入老龄化社会，老年髋部骨折的治疗和管理体系建立也相应较早。1999 年，英国骨折联络服务 Fracture Liaison Service（FLS）第一次在苏格兰格拉斯哥大学附属医院建立。随后 2007 年，英国骨科学会和英国老年病学会公布了关于脆性骨折患者医疗的"蓝皮书"以及英国国家髋部骨折数据。2012 年国际骨质疏松基金会发起了以"攻克骨折"为主题的行动，即对脆性骨折的患者提供标准化医疗服务，以期减少二次或多次骨折的发生。

为应对中国老年髋部骨折的挑战，2017 年中国老年医学会骨与关节分会发布了《老年髋部骨折诊疗专家共识》；同年，中华医学会骨科学分会发布了《中国骨质疏松性骨折诊疗指南》；中华医学会麻醉学分会发布了《中国老年髋部骨折患者麻醉及围手术期管理指导意见》。由此，推动我国的老年髋部骨折诊治水平迅速提高。

但同时我们也要意识到，老年髋部骨折患者多并发多种内科疾病，病情复杂、来势凶险，具有极高的致残率及病死率，其治疗牵涉到多个学科。同时由于国内各地区经济条件和医学发展水平参差不齐，各个医院对老年髋部骨折规范操作路径和管理体系的理解和掌握还有差异和不足。

本书由哥伦比亚大学 Nicholas C. Danford、Justin K. Greisberg、Charles M. Jobin、Melvin P. Rosenwasser 和 Marcella D. Walker 主编，一些对老年髋部骨折具有丰富经验的骨科、内分泌科、康复科医生参与编写。主要内容包括老年髋部骨折治疗历史介绍；老年髋关节骨折的初步检查、诊断和骨折分类；老年髋部骨折患者围手术期的医学共同管理；老年髋部骨折治疗的应用解剖学；股骨转子间骨折的手术治疗；股骨颈骨折的手术治疗；全髋关节置换术后股骨假体周围骨折；老年髋部病理性骨折；老年髋部骨折的疗效评估和质量改善；老年髋部骨折的康复治疗；优化老年患者术后的骨质健康；中低收入国家的老年髋部骨折治疗；老年髋部骨折：医疗经济学等，是老年髋部骨折方面的一部全面及权威之作。

深圳大学第一附属医院孙炜教授和深圳平乐骨伤科医院龚春柱教授组织深圳地区专家共同翻译了本书，相信这部译作对指导老年髋部骨折的临床工作，促进术后加速康复将起到重要作用，也可作为骨科和老年医学科医生共同需要的参考书籍。

脆性骨折联盟中国首任主席　北京积水潭医院创伤骨科教授　王满宜

译者前言

老年髋部骨折被称为"人生最后一次骨折"，1 年后死亡率达 20%~30%，致残率达 40%~50%。为应对挑战，2018 年国际脆性骨折联盟发布了《全球行动呼吁》，呼吁在脆性骨折治疗中，要做出 3 个转变，即因髋部骨折或其他脆性骨折而住院治疗患者的急性期治疗；髋部骨折或其他脆性骨折的康复，以恢复患者的活动和自理能力；初次脆性骨折患者的后续骨折预防。

近年来，手术治疗老年髋部骨折已经成为共识，而且随着骨科内植物材料及内植物设计的不断进步，手术技术更加专业化、微创化，绝大多数髋部骨折手术已能达到坚强且稳定固定，能满足早期活动的要求。

不过，老年髋部骨折患者往往伴随多种内科合并疾患，使麻醉及围手术期风险显著增加，给早期手术带来障碍。而作为手术治疗主导的骨科医生，常常为此备受困扰。因此，老年髋部骨折多学科诊疗和共同管理理念应运而生。如何处理好术前并发症，选择微创的手术方式，把握好手术时机和控制手术风险平衡至关重要。本书全面阐述了老年髋部骨折诊疗的先进理念，以期让更多的国内同行了解老年髋部骨折处理的特点和难点，"他山之石，可以攻玉"，希望本书能对推动我国老年髋部骨折的诊疗水平的提高有些许的帮助，这是我们编译者共同的心愿。

对在本书编译过程中做出贡献的各位编委表示衷心的感谢，也真诚希望阅读此书的各位同道对本书的不足之处给予批评指正，以便我们进行改进。

深圳大学第一附属医院　孙　炜

深圳平乐骨伤科医院　龚春柱

编者名单

H. John Cooper Department of Orthopaedic Surgery, Columbia University Irving Medical Center-New York Presbyterian Hospital, New York, NY, USA

Department of Orthopaedic Surgery, Columbia University Irving Medical Center, New York, NY, USA

William K. Crockatt Columbia University Medical Center, Department of Orthopaedic Surgery, New York, NY, USA

Nicholas C. Danford Department of Orthopaedic Surgery, Columbia University Irving Medical Center/New York Presbyterian Hospital, New York, NY, USA

Alirio J. deMeireles Department of Orthopaedic Surgery, Columbia University Irving Medical Center-New York Presbyterian Hospital, New York, NY, USA

Kenneth A. Egol Department of Orthopaedic Surgery, NYU Langone Orthopaedic Hospital, New York, NY, USA

Hannah Elsevier Department of Orthopaedic Surgery, University of California at San Francisco, San Francisco, CA, USA

Jeffrey A. Geller Columbia University Medical Center, Department of Orthopaedic Surgery, New York, NY, USA

Justin K. Greisberg Department of Orthopaedic Surgery, Columbia University Irving Medical Center/NY-Presbyterian Hospital, New York, NY, USA

Michael B. Held Columbia University Medical Center, Department of Orthopaedic Surgery, New York, NY, USA

Justin E. Hellwinkel Department of Orthopaedic Surgery, Columbia University Irving Medical Center, New York, NY, USA

Carl L. Herndon Columbia University Irving Medical Center, Department of Orthopaedic Surgery, New York, NY, USA

Eugene Jang Department of Orthopaedics and Rehabilitation, University of Florida, Gainesville, FL, USA

Austin C. Kaidi Department of Orthopaedic Surgery, Columbia University Irving Medical Center, New York, NY, USA

Sara Kiani Department of Orthopaedic Surgery, Icahn School of Medicine, Mount Sinai Health System, New York, NY, USA

Ananya V. Kondapalli Division of Endocrinology, Department of Medicine, Columbia University Irving Medical Center, New York, NY, USA

Matthew M. Levitsky Department of Orthopaedic Surgery, Columbia University Medical Center/New York Presbyterian Hospital, New York, NY, USA

Kyle L. McCormick Columbia University Irving Medical Center, Department of Orthopaedic Surgery, New York, NY, USA

Theodore Miclau Department of Orthopaedic Surgery, University of California at San Francisco, San Francisco, CA, USA

Alexander L. Neuwirth Department of Orthopaedic Surgery, Columbia University Medical Center/New York Presbyterian Hospital, New York, NY, USA

Stephane Owusu-Sarpong Department of Orthopaedic Surgery, NYU Langone Orthopaedic Hospital, New York, NY, USA

Paul Rizk Department of Orthopaedics and Rehabilitation, University of Florida, Gainesville, FL, USA

Samir Sabharwal Department of Orthopaedic Surgery, Johns Hopkins Hospital, Baltimore, MD, USA

Nana O. Sarpong Department of Orthopaedic Surgery, Columbia University Irving Medical Center-New York Presbyterian Hospital, New York, NY, USA

Roshan P. Shah Department of Orthopaedic Surgery, Columbia University Medical Center/New York Presbyterian Hospital, New York, NY, USA

Colin P. Sperring Department of Orthopaedic Surgery, Columbia University Irving Medical Center/NY-Presbyterian Hospital, New York, NY, USA

William C. Turner Department of Medicine, Columbia University's Vagelos College of Physicians and Surgeons, New York, NY, USA

Wakenda Tyler Department of Orthopaedic Surgery, Columbia University Medical Center, New York, NY, USA

Marcella D. Walker Division of Endocrinology, Department of Medicine, Columbia University Irving Medical Center, New York, NY, USA

目录

第一章　老年髋部骨折治疗历史介绍

Samir Sabharwal, Nicholas C. Danford

何琦非　孙　炜 / 译

老年髋部骨折治疗历史

早期：非手术治疗

1936 年 William Arthur Clark 在美国整形外科协会的演讲中说道："由于髋部骨折的受伤机制从 1 世纪到 20 世纪就没变过，因此，不管是治疗原则还是治疗过程，我们这个时代髋部骨折的治疗方式和古代也是相似的"[1]。古希腊时代，Hippocrates 用牵引治疗髋骨骨折，而在 16 世纪的法国 Ambroise Parét 用人字形石膏治疗髋骨骨折，这些治疗方法和 20 世纪初的美国并无二致[1]。因此，从希波克拉底时代到 20 世纪早期，髋部骨折的治疗都是非手术治疗，极少有例外。除了牵引和石膏外，保守治疗还包括手法包扎数月；重量牵引髋关节；双脚绑在一起，让未受伤肢体帮助维持患肢髋关节的牵拉[2]。

1954 年，骨科医生 Charles Heck 将老年髋部骨折这些早期的治疗和康复总结为"长时间的卧床，褥疮，精神面貌差，高死亡率，以及通常不令人满意的肢体功能"[2]。髋关节囊内移位骨折患者为了获得可接受的预后功能，将面临着长期的治疗和上述困难，这使得 Charles Heck 在 1845 年的时候提出质疑："我们是应该想方设法干预促进骨折愈合，还是仅仅靠缓解患者的痛苦去帮助他自然恢复？很显然，实现这两种不同的目的我们需要采取不同的治疗方式。"他补充道："由于老年人通常都会经历髋部骨折，我们应该给予他们多少干预成了一个重要的问题。"他认为："如果患者年龄超过 60 岁，确实应该采取措施促进骨愈合，但愈合的机会是如此之小，因此不得已采取的手段也不合理。"[3] 19 世纪时 Astley Cooper 爵士在书中写到，髋关节囊内骨折的骨愈合基本上是不可能实现的[4]。

这些治疗的困难，部分是由于老年人骨质量和强度的缺乏。脆性骨折通常是由于低能量的损伤引起的，其影响足以使脆弱的骨骼骨折。Cooper 爵士认为骨折最常见的情况就是在抬高的马路边缘，或者在走路时滑倒，虽然只是跌倒，但暴力传导到脆弱的骨骼，最终导致了骨折[5]。他的观察最终促进了代谢性骨病和骨质疏松的生理学研究进展。在 Astley Cooper 之后 100 年，Harris 和 Heaney 提出因为骨骼强度的下降，导致这类骨折在老年人群中更为常见。由于骨骼生成和吸收的不平衡，造成了这种骨骼脆性的增加[6]。他们是最早描述骨骼更新机制、骨吸收和形成的激素控制以及骨矿物质健康优化的医生之一，更为具体的会在第十一章（优化老年患者术后的骨质健康）进行详细的讨论。

20 世纪中期是老年髋部骨折由非手术到手术治疗转变的标志。1936 年，Clark 发表演说的时候称髋部骨折的治疗手段正处于一个过渡时期。虽然骨折的"机械因素"在整个历史上确实是不变的，但在随后的几年里，老年髋部骨折治疗的原则和实践都发生着快速的改变。

进入现代治疗：早期的手术治疗

尽管早在 1850 年 Von Langenbeck 就尝试过髋部骨折的内固定，但外科医生却未能开展手术治疗，最常见的原因是由于骨折碎片缺乏足够的旋转控制或由于材料选择不良导致内固定物的腐蚀[7]。1931 年，随着 Smith-Peterson 的四翼的发明和随后改进为三翼钉，这种无能为力的趋势开始发生转变[7]。

随后 30 年，在一项对 1960 例囊内股骨颈骨折的治疗研究中，Banks 和 Quigley 提到"尽管已经取得了很大的进展，股骨颈骨折的治疗仍然是一个艰难的问题"[8]。Banks 和 Quigley 开始对嵌插型股骨颈骨折进行螺钉固定，因为已经证明对于真正嵌插的股骨颈骨折，不进行手术干预也是能够愈合的，因此他们的手术更大程度上起到了预防性移位的作用。移位的股骨颈骨折仍然面临更大的挑战。尽管移位的股骨颈骨折内固定效果被证明优于人字形石膏，但是骨不连和无菌性坏死仍然"经常"发生。正如 Judet 和 Moore 所介绍的，早期的关节置换主要是作为不愈合骨折的补救手术，并逐渐开始在"不可复位的新鲜骨折"[8]中使用。然而，反对者比比皆是——如 Nicoll 在 1963 年的一篇综述中所写，"最好的假体仍然在仪器柜中，就像可存活的股骨头在股骨颈上一样"[9]，提醒我们在大规模推广使用前更加谨慎一点。在 Charnley 推出了他的低摩擦髋关节假体（今天使用的植入物的前身）后，用于移位、囊内老年髋部骨折的初次人工关节置换越来越受到广泛的欢迎。

1957 年 Hudson 和 Giliberty 指出，囊内骨折的主要问题是骨愈合，但囊外（转子间骨折）的问题是"骨折部位残余内翻畸形"[10]。他们观察到内翻畸形会损害功能，并且功能障碍程度与畸形程度相关。Hudson 和 Giliberty 在他们的转子间骨折系列患者中使用了 3 种治疗方法，均取得不同程度的成功。这 3 种方法包括：固定角钢板固定、牵引和一种称为 Bartel 的骨折技术，这种方法通过闭合手法整复骨折，使得股骨干位于相对于近端偏内侧股骨矩的区域，从而避免内翻畸形[10]。

1958 年，McKeever 发表了一系列粗隆间骨折案例，其中一名 96 岁的女性患者在术后迅速恢复了，且在无须帮助下即可行走，从而证明了髓内固定治疗转子间骨折的前景[11]。他描述了一种固定角度的含头钉的髓内固定物，也就是今天使用的器械的前身。他的设计与 Pugh 提出的类似于动力髋钢板螺钉（Dynamic Hip Screw，DHS）系统形成鲜明对比。McKeever 认为滑动伴随着剪切力，预言用 DHS 固定不稳定转子间骨折可能会失败，髓内固定是唯一能避免生物力学失效并允许快速愈合的装置。

Hudson 和 Giliberty 意识到，虽然更适合生物力学的内植物可以改善骨折对线并促进功能恢复，但它本身"不足以确保良好的最终结局"[10]。对此 Overton 表示同意，并在他 1958 年的论著《老年人和残疾患者的髋部骨折》中说，"对于每位患有髋部骨折的老年患者，最重要的首要考虑因素不是骨折，而是将患者视为一个整体。必须确定和评估患者的一般身体和精神状况，如果要避免术后并发症并将死亡率降低到合理的最低百分比，则必须在手术前尽可能纠正并发症"[12]。凭借这一有先见之明的声明，Overton 提示在老年髋部骨折患者的术前评估、风险分层和围手术期优化方面需要做大量的工作，这将在第三章（老年髋部骨折患者围手术期的医学共同管理）中讨论。

总之，20 世纪中期为骨科领域奠定了一条走向现代技术的道路，其中包括非移位囊内骨折的原位固定、囊内移位骨折的关节置换、囊外粗隆骨折的髓内髓外固定。Fahey、Kilfoyle 和 Shortell 于 1949 年向美国外科学院（American College of Surgeons，ACS）提交的报告提到：与几年前的态度形成鲜明对比的是，股骨髓内钉治疗各种髋部骨折已成为公认的外科手术方式。青霉素等抗生素、精准控制的麻醉、血液和生理液体的使用、手术技术的改进和早期活动使以前认为不可能的大手术成为可能，尤其是在老年人中效果更为显著。因为担心老年髋部骨折手术风险太大，而在髋部骨折治疗中选择使用牵引或人字形石膏，这种观点现在已经发生了根本改变。内固定是为了避免长时间卧床和牵引带来的诸多弊端，以减轻已经负担过重的医护人员的负担，最重要的是，可以降低可怕的死亡率[13]。

1949 年，此时距离 1936 年 Clark 向美国骨科协会发表演讲已经超过 10 年，在 ACS 眼中，骨科医生及其对老年髋部骨折的治疗已经发生了根本的变化。这些损伤的治疗模式已经大多数从非手术治疗转向了手术治疗。此后，这些手术模式的改进和发展将详细阐述并贯穿本书。

参考文献

[1]　Clark WA. History of fracture treatment up to the sixteenth century. JBJS. 1937;19(1):47–63.

[2]　Heck CV. Management of hip fracture in the geriatric patient. J Am Geriatr Soc [Internet]. 1955 Feb 1 [cited 2021

Jan 29];3(2):113–116. Available from: http://doi.wiley.com/10.1111/j.1532-5415.1955. tb00109.x.

[3] Dr. Coale's Prize Dissertation on Fractures. Bost Med Surg J [Internet]. 1845 Aug 27 [cited 2021 Feb 4];33(4):69–76. Available from: https://www.nejm.org/doi/full/10.1056/NEJM184508270330401.

[4] Cooper A. A treatise on dislocations and on fractures of the joints. London: Cox & Son; 1824.

[5] A treatise on dislocations and on fractures of the joints: Cooper, Astley, Sir, 1768–1841: Free download, borrow, and streaming: Internet archive [Internet]. [cited 2021 Jan 29]. Available from: https://archive.org/details/treatiseondisloc00coop/page/110/mode/2up.

[6] Harris WH, Heaney RP. Skeletal renewal and metabolic bone disease. N Engl J Med. 1969;280(4):193–202.

[7] Lowell JD. Fractures of the hip. N Engl J Med. 1966;274(25):1418–1425.

[8] Banks H, Quigley TB. Treatment of fractures and dislocations, 1950–1960. N Engl J Med. 1960;263(9):444–452.

[9] Nicoll EA. The unsolved fracture. J Bone Joint Surg Br. 1963;45(2):239–241.

[10] Hudson OC, Giliberty RP. Intertrochanteric fractures. Clin Orthop Relat Res. 1957;10:282–288.

[11] McKeever DC. The intramedullary internal fixation of intertrochanteric fractures. Clin Orthop Relat Res. 1958;12:300–306.

[12] Overton LM. Fractures of the hip in the aged and disabled: a study of the relation of preoperative evaluation and preparation to morbidity and mortality. Clin Orthop Relat Res. 1958;11:51–55.

[13] Fahey RJ, Kilfoyle RM, Shortell JH. Medical considerations in the care of elderly patients with hip fractures. N Engl J Med. 1949;241(9):325–330.

第二章　老年髋关节骨折的初步检查、诊断和骨折分类

Matthew M. Levitsky, Roshan P. Shah, Alexander L. Neuwirth

何琦非　孙　炜 / 译

初步检查和诊断

病史

因疑似髋部骨折而就诊于急诊科（The Emergency Department，ED）的老年患者需要由急诊科医生、骨科医生和内科医生详细询问病史。老年患者的记忆和认知能力可能受限。据统计，老年髋部骨折患者的痴呆患病率约为 19%，其中约 40% 的患者存在认知障碍[1]。问诊的一个重要部分是确定患者是否有任何陪护或近亲属，了解患者及其医疗状况。这些陪护人员的电话号码也应该记录在任何问询记录或患者的档案中。患者的初级保健医生或专家（如心血管科医生、呼吸科医生或泌尿科医生）的联系信息也应被记录下来，以确保能够更好地了解患者的医疗全貌。

重要的是，要确定患者的基线功能、社会环境，受伤时的目击者。观察受伤的目击者可以详细说明受伤机制，并可以叙述受伤事件等信息，这可能有助于对静脉血栓栓塞事件、溃疡进行风险分层，从而对预后进行预测。那些在受伤后不能及时到急诊室就诊的患者，术前出现深静脉血栓形成（Deep Vein Thrombosis，DVT）的风险就会增加。大约 3% 的老年髋部骨折患者在就诊时有无症状的 DVT，如果患者在受伤后超过 72h 出现在急诊室，血栓的风险会增加到近 15%[2]。

损伤前的认知功能让我们得以一窥患者在手术后的进展。有认知障碍的患者，以及同时有认知障碍和抑郁的患者，与无认知障碍的患者相比，结局明显较差[3]。了解患者的认知功能和决策能力可以让医疗团队尽早让家庭成员参与进来，并深入了解患者及其家人在术后的预期。受伤前的行走状态可以预测术后恢复情况。大约 18% 的老年髋部骨折患者能够恢复到其基线水平的行走功能，25% 的患者无法恢复行走能力[4]。基线活动功能较差的患者和那些依靠成熟护理设施生活的患者术后恢复基线活动功能的可能性明显较小。因此，详细评估患者术前的活动状态和行走辅

助装置的使用是至关重要的。

对患者过去的医疗和手术史进行全面审查将有助于他们在住院期间和住院后的管理。患有 3 种或 3 种以上合并症、呼吸系统疾病或恶性肿瘤的患者，在手术后 30 天内的死亡风险显著增加[5]。既往有脆性骨折病史，例如椎体压缩性骨折或桡骨远端骨折可能表明患者有遭受额外脆性骨折的风险，并且可能需要内分泌骨病专家参与治疗。对患者的家庭药物进行审查将使医生能够确保患者在医院期间得到合适的医疗管理，以及采用恰当的抗凝方案。

检查

在对疑似髋部骨折的老年患者进行体格检查时，仅仅关注受伤的肢体会导致临床医生忽略其他重要损伤。大约 5% 的老年髋部骨折患者合并有其他部位的骨折，最常见的是肱骨近端和桡骨远端骨折[6]。对于撞到头部或不能记起如何跌倒的患者，进行神经系统检查和颈椎检查很重要。大部分卧床不起或在疗养院度过较长时间的患者应检查是否有压疮或褥疮。检查和触诊下肢可以降低未确诊的术前 DVT 的发生率。

髋部骨折患者出现在急诊科，通常根据骨折移位程度表现为其受累下肢短缩和外旋畸形。应该进行脉搏和感觉检查，同时检查臀部和骨盆周围的皮肤。对髋部骨折的刺激性测试包括滚动试验和足跟轴向叩击。滚动试验临床医生可以抓住患者的大腿和踝关节进行内旋或外旋。如果引起腹股沟的疼痛，则可以怀疑髋部骨折。足跟撞击测试涉及对下肢施加轴向压力，如果存在骨折，则会引发腹股沟疼痛。还可以要求患者进行患肢的无辅助直腿抬高——如果患者不能这样做，也会增加罹患髋部骨折的怀疑。

影像学检查

恰当的髋部骨折影像学检查应该包括骨盆的正侧位、受累关节的股骨全长的 X 线片，其中股骨全长应该包括髋部的正侧位。股骨全长片可用于了解患者可能存在的股骨前弯程度，特别是应考虑到随着年龄的增长股骨弯曲程度的加重[7, 8]。股骨全长 X 线片还可以为外科医生提示是否存在其他病变，比如可疑的力线改变的病理改变。如果患者曾做过受累侧股骨的手术，那么全长 X 线片还有助于显示整个植入物的情况。

当给患者进行 X 线检查时，重要的是要记得拍摄胸部 X 线片，以便术前进行医疗风险分层和共病治疗。许多麻醉和术前检查团队需要 X 线片才能获得更可靠的患者临床信息，胸部 X 线片可以诊断可能的内科疾病，甚至提醒外科医生，患者既往有无胸外科手术史（比如心脏起搏器、胸骨切开固定用的金属丝等）。

实验室检查

除了获得相关的术前影像资料外，收集术前实验室检查数值也很重要。特别是把这些实验室数值与患者的基线值进行比较时，就显得尤其有用。老年髋部骨折患者在长期卧床后可能出现急性肾损伤或代谢性酸中毒，在整个患者护理过程中应密切监测这些数值。血清葡萄糖升高可能表明糖尿病控制不佳或未确诊，密切调节血清葡萄糖可减少并发症并降低死亡风险[9]。

老年髋部骨折患者的全血细胞计数通常显示术前贫血，术前贫血与 30 天再入院和死亡风险增加有关[10]。如果需要，血型和贫血筛查将有助于输血，20%~40% 的髋部骨折老年患者在住院期间会进行输血[11-13]。凝血酶原时间 / 国际标准化比值（Prothrombin Time/International Normalized Ratio，PT/INR）和部分促凝血酶原激酶时间（Partial Thromboplastin Time，PTT）等凝血研究可以从凝血的角度确保患者手术安全，尤其是那些服用华法林等药物的患者，可能需要用维生素 K 或新鲜冰冻血浆进行额外术前干预。

一个经常被遗忘的术前实验室检查是尿液分析。近 1/4 的老年髋部骨折患者在住院期间出现了尿路感染（Urinary Tract Infection，UTI），被诊断为尿路感染的患者功能预后较差，住院时间较长[14]。术前心电图和超声心动图也为心肺评估和围手术期液体复苏提供了额外的信息。是否决定进行超声心动图检查应当有内科医生参与。

骨折分类

股骨颈骨折

完整的 X 线片将有助于手术团队对骨折进行分类，然后制订合适的治疗计划。股骨颈骨折可根据其在骨折线部位、移位程度和骨折线的方向进行分类。根据骨折线位置，股骨颈骨折可以是头下型（股骨头外侧）、经颈型（股骨颈中部）或基底型（股骨颈基底部）（图 2.1）[15]。头下型骨折和经颈型骨折发生在囊内，但基底部骨折通常发生在囊外，因此发生骨坏死和骨不连的风险较低。出于这个原因，基底部骨折通常可以更像股骨粗隆间骨折进行治疗，并使用动态髋螺钉（Dynamic Hip Screw，DHS）或髓内钉固定（Intramedullary Nail，IMN）。

股骨颈骨折最常用的分类是 Garden 分类，根据骨折移位程度将股骨颈骨折分为 4 型[16]：Ⅰ型骨折是不完全的、外翻畸形的骨折；Ⅱ型骨折是无移位的完全型骨折；Ⅲ型骨折是部分移位的完

图 2.1　X 线片显示股骨颈骨折可能发生的不同的解剖区域。骨折可以是头下型（线 1，股骨头外侧）、经颈型（线 2，股骨颈中部）或基底型（线 3，股骨颈基底部）

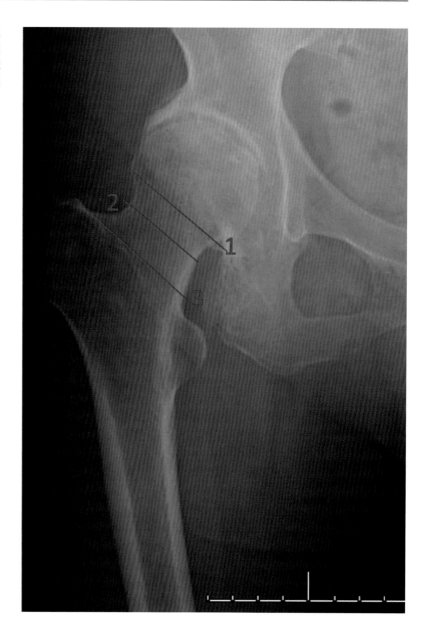

全型骨折；而Ⅳ型骨折是完全移位的。可以进一步简化该分型系统，将Ⅰ型和Ⅱ型股骨颈骨折分为无移位 / 轻微移位骨折和Ⅲ型和Ⅳ型移位骨折。

　　Müller–AO 分类法也可用于股骨颈骨折，股骨近端骨折从标签 31 开始（图 2.2），股骨颈骨折为 31–B 骨折（转子间骨折为 31–A，股骨头骨折为 31–C）。股骨颈骨折的 Pauwels 分类系统基于骨折线的方向，使用该系统根据骨折线与水平线的角度进行分类。Ⅰ型骨折与水平面的夹角可达 30°；Ⅱ型骨折与水平面的夹角在 30°~50° 之间；Ⅲ型骨折的夹角超过 50°，是最接近垂直的。虽然 Pauwels 认为，由于整个骨折线的剪切应力增加，垂直骨折线更容易发生骨不连，但其他研究未能证实这一说法[17]。因此，目前很少使用 Pauwels 分型。

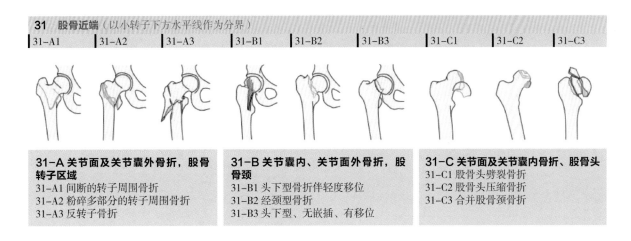

图 2.2 Müller-AO 分型的股骨近端骨折分型，转子间骨折为 31-A，股骨颈骨折为 31-B，股骨头骨折为 31-C（股骨近端以小转子下方水平线作为分界）

股骨转子间骨折

如上所述和图 2.2 中，转子间骨折在 Müller-AO 分类系统中为 31-A，但该分型主要用于研究中。临床上两个最常用的分类系统是 Boyd-Griffin 分型和 Evans 分类[18]。Boyd-Griffin 系统有 4 型[19]：Ⅰ型骨折有骨折线沿着转子间线；Ⅱ型骨折主骨折线也沿着转子间线，同时合并其他粉碎骨折块；Ⅲ型骨折位于小转子水平并延伸到转子下区域（反斜向骨折）；Ⅳ型骨折延伸到转子下区域。Evans 分类系统分为稳定和不稳定骨折模式，稳定性取决于后内侧皮质的连续性。根据这种分型，反斜向骨折本质上是不稳定的。

转子下骨折同样可以通过 Müller-AO 分类系统进行分类，它们被指定为 32.1（3= 股骨，2= 骨干，1= 转子下）。简单骨折为 A 型，楔形骨折为 B 型，粉碎性骨折为 C 型。Russel-Taylor 分类旨在区分适合髓内固定的骨折。Ⅰ型骨折不会延伸到梨状窝，而Ⅱ型延伸到梨状窝。但是，由于梨状窝进针点和大转子进针点的改进，使得所有转子下骨折都可以通过髓内固定来治疗，因此该分型的意义也降低了。

在评估转子下骨折时，重要的是要注意损伤机制，以及是否存在非典型骨折的放射学参数。这些非典型骨折可见于有长期使用双膦酸盐或其他抑制骨吸收药物史的患者。美国骨与矿物质研究协会（ASBMR）制定了诊断非典型股骨骨折的主要和次要标准[20]。主要特征包括从股骨小转子到髁上的区域，无外伤或低暴力机制，横向或短斜向骨折模式，以及穿过两个皮质伴有内侧斜尖的骨折。次要特征包括外侧皮质的局部骨膜反应、骨干皮质厚度增加、前驱症状、双侧肢体均有症状或骨折、延迟愈合、有合并症，或有双膦酸盐类用药史。

股骨假体周围骨折

在讨论髋关节假体周围骨折时，温哥华（Vancouver）分型很有用[21]。该分型考虑了股骨假体的稳定性和骨折的位置。分型的第一部分是一个字母用来指定骨折的位置：A 是近端干骺端，累及大转子是 AG，小转子是 AL；B 是假体柄周围的骨干骨折；C 指假体以远的骨折，C 型可以不用管假体单独治疗骨折。在 B 型中，有 3 种亚型表明股骨假体的稳定性：B1 为稳定型；B2 型骨折有假体松动，但无明显骨量丢失；B3 指假体柄松动和不稳定，同时伴有较差的骨质条件。这些骨折的治疗将在本书后面的章节中进行讨论。

参考文献

[1] Seitz DP, Adunuri N, Gill SS, Rochon PA. Prevalence of dementia and cognitive impairment among older adults with hip fractures. J Am Med Dir Assoc. 2011;12(8):556–564. https://doi. org/10.1016/j.jamda.2010.12.001.

[2] Cho YH, Byun YS, Jeong DG, Han IH, Park YB. Preoperative incidence of deep vein thrombosis after hip fractures in Korean. Clin Orthop Surg. 2015;7(3):298–302. https://doi.org/10.4055/cios.2015.7.3.298.

[3] Feng L, Scherer SC, Tan BY, Chan G, Fong NP, Ng TP. Comorbid cognitive impairment and depression is a significant predictor of poor outcomes in hip fracture rehabilitation. Int Psychogeriatr. 2010;22(2):246–253. https://doi.org/10.1017/S1041610209991487.

[4] Ko Y. Pre- and perioperative risk factors of post hip fracture surgery walking failure in the elderly. Geriatr Orthop Surg Rehabil. 2019;10. Published 2019 Jun 4 https://doi. org/10.1177/2151459319853463.

[5] Roche JJ, Wenn RT, Sahota O, Moran CG. Effect of comorbidities and postoperative complications on mortality after hip fracture in elderly people: prospective observational cohort study. BMJ. 2005;331(7529):1374.

[6] Buecking B, Wack C, Oberkircher L, et al. Do concomitant fractures with hip fractures influence complication rate and functional outcome? Clin Orthop Relat Res. 2012;470:3596–3606. https://doi.org/10.1007/s11999-012-2419-z.

[7] Koval KJ, Oh CK, Egol KA. Does a traction-internal rotation radiograph help to better evaluate fractures of the proximal femur? Bull NYU Hosp Jt Dis. 2008;66(2):102–106.

[8] Karakaş HM, Harma A. Femoral shaft bowing with age: a digital radiological study of Anatolian Caucasian adults. Diagn Interv Radiol. 2008;14(1):29–32.

[9] Marchant MH Jr, et al. The impact of glycemic control and diabetes mellitus on perioperative outcomes after total joint arthroplasty. JBJS. 2009;91(7):1621–1629.

[10] Ryan G, Nowak L, Melo L, et al. Anemia at presentation predicts acute mortality and need for readmission following geriatric hip fracture. JB JS Open Access. 2020;5(3):e20.00048. Published 2020 Sep 28. https://doi.org/10.2106/JBJS.OA.20.00048.

[11] Morris R, Rethnam U, Russ B, Topliss C. Assessing the impact of fracture pattern on transfusion requirements in hip fractures. Eur J Trauma Emerg Surg. 2017;43(3):337–342.

[12] Carson JL, Duff A, Berlin JA, Lawrence VA, Poses RM, Huber EC, et al. Perioperative blood transfusion and postoperative mortality. JAMA. 1998;279(3):199–205.

[13] Kadar A, Chechik O, Steinberg E, Reider E, Sternheim A. Predicting the need for blood transfusion in patients with hip fractures. Int Orthop. 2013;37(4):693–700.

[14] Bliemel C, Buecking B, Hack J, Aigner R, Eschbach DA, Ruchholtz S, Oberkircher L. Urinary tract infection in patients with hip fracture: an underestimated event? Geriatr Gerontol Int. 2017;17(12):2369–2375. https://doi.

org/10.1111/ggi.13077. Epub 2017 Jun 16.

[15] Koval K, Zuckerman J. Hip fractures: a practical guide to management. New York: Springer; 2000.

[16] Garden RS. Low-angle fixation in fractures of the femoral neck. J Bone Joint Surg Br. 1961;43:647–664.

[17] Parker MJ, Dynan Y. Is Pauwels classification still valid? Injury. 1998;29(7):521–523.

[18] Kim JO, Kim TH. Surgical treatment of femur intertrochanteric and subtrochanteric fracture. J Korean Hip Soc. 2010;22(1):1–12. https://doi.org/10.5371/jkhs.2010.22.1.1.

[19] Sonawane DV. Classifications of intertrochanteric fractures and their clinical importance. Trauma Int. 2015;1(1):7–11.

[20] Boskey AL, van der Meulen MCH. The duration and safety of osteoporosis treatment. Riverside: Springer; 2006.

[21] Rayan F, Dodd M, Haddad FS. European validation of the Vancouver classification of periprosthetic proximal femoral fractures. J Bone Joint Surg. 2008;90(12):1576–1579.

第三章　老年髋部骨折患者围手术期的医学共同管理

William C. Turner

岳家吉　孙　炜 / 译

概述

在美国，每年有超过 30 万名 65 岁及以上的患者因髋部骨折住院 [1]。超过 95% 的髋部骨折通常是由侧向跌倒引起的，女性占所有髋部骨折病例的 3/4[2]。髋部骨折尤其可能对老年患者造成毁灭性后果，并可能导致不良的预后结局。1/3 的老年髋部骨折患者在 1 年后死亡，而在幸存的患者中，髋部骨折对日常生活产生负面影响，并可能导致健康寿命的大幅减少 [2, 3]。从历史上看，髋部骨折后住院死亡率为 2.3%~13.9%，直接手术后风险依旧持续，6 个月死亡率为 12%~23%[4]。死亡风险在术后 6 个月内不断增加，之后开始下降，其中男性死亡率更高。与择期髋关节置换术相比，髋部骨折患者的死亡率高出 6~15 倍 [5]。最近对医疗保险数据库的一项审查显示，股骨粗隆间骨折相关的住院死亡率相对较低，为 1.70%，这表明患者出院后的死亡风险比实际上更大 [6]。

然而，根据 Framingham 研究的数据，在过去 40 年里，美国髋部骨折的发病率总体上有所下降。这项以人群为基础的 40 年随访队列研究，共纳入超过 10.5 万人·年，在特定的年龄段，最近出生的人群髋部骨折的发生率较低。吸烟和酗酒比率的降低与髋部骨折发病率的降低有关。较晚出生的人似乎髋部骨折的风险较低。这些数据并不支持将髋部骨折发病率在 2010 年前的下降，单纯归因于更好的治疗手段，更需要强调抗骨质疏松症的治疗，及鼓励戒烟和戒酒的公共卫生干预在其中的作用 [7]。

对于髋部骨折的老年患者，围手术期良好和全面的医疗管理至关重要，因为 3/4 的髋部骨折相关死亡，可能与先前存在的基础疾病有关，而不是骨折本身。事实上，医生必须首先提出的问题是：什么疾病导致了摔倒？是否存在急性疾病（如心律失常、中风或药物引发）引发了摔倒并导致骨折 [8]？一般来说，急诊科医生会进行初步检查，包括实验室检查和心电图检查，但全面的病史，包括相关病史和用药史，对于了解跌倒原因至关重要。确定跌倒的原因并缓解这些因素可能有助于防止远期其他部位的骨折。本章由普通内科医生和住院医生撰写，旨在帮助骨科医生了解老年髋部骨折医疗管理的基本原理，以及内科医生最常见需要了解的问题。

髋部骨折的初步检查

在过去的 20 年里，医疗界一直在共同努力和重新评估医学中的过度检查，其中就包括在围手术期的过度医疗。从历史上看，全面的术前检查用于分层风险、指导麻醉选择和指导术后管理[9]。自 2012 年以来，国家医学会和相关组织建立了基于循证医学的专业特定表格，用以限制过度医疗。是否进行术前检查应以患者的临床病史、合并症、体格检查结果以及检查结果的变化确定。

老年髋部骨折被视为复杂的中高风险外科手术，为了降低死亡率，应在 48h 内紧急进行复位，不应该因为术前检查导致手术推迟①。本章节将评估术前医学检查的依据。表 3.1 总结了接受髋部骨折修复治疗的老年患者的初步评估。

实验室检查

全血细胞计数提示围手术期失血，血红蛋白明显减少。电解质和肌酐检查应用于患有慢性病的患者，及服用易导致电解质异常或肾衰竭的药物的患者。凝血功能检验适用于有出血史或易出血疾病史，以及服用抗凝剂的患者。对于未确诊糖尿病的高危患者，应进行随机血糖检测。对于确诊为糖尿病的患者，只有当糖化血红蛋白（A1c）检测结果会改变围手术期处理时，才建议进行 A1c 检测。仅仅建议接受侵入性泌尿外科手术的患者进行术前尿液分析[10]。

术前 N 末端 B 型利钠肽前体（BNP）水平可预测术后不良心血管事件。理论上，术前 BNP 水平也有助于指导手术或麻醉方法，更准确地加强或减少术后监测。然而，常规围手术期 BNP 测量导致的额外诊断和治疗干预，对于是否能够降低术后发病率和死亡率尚不清楚[11]。对于无肾功能

---

① ASA（美国麻醉医师学会）身体状况分级系统是一个简单的量表，描述了接受麻醉的患者健康程度。ASA 不支持对这些定义进行任何详细阐述，但美国的内科医生通常将这些分级与功能相关联，即基础疾病不限制（ASA 2）或限制（ASA 3）个人活动。因此，大多数接受急诊髋部骨折修复的患者被认为是 ASA 3 或 ASA 4。

　　ASA 1：正常健康患者。

　　ASA 2：轻度全身性疾病患者。

　　ASA 3：患有严重系统性疾病的患者。

　　ASA 4：患有严重系统性疾病，对生命构成持续威胁的患者。

表 3.1　接受初次髋部骨折手术治疗的老年患者术前检查

检查项目	参考因素
病史采集	患者是否有晕厥或跌倒史 基线运动耐受性：患者是否可以走上楼梯 详尽的用药史回顾
严重的主动脉狭窄听诊杂音	右锁骨近端收缩期杂音增加吗
全血细胞计数	
基础代谢产物	
凝血酶原时间	适用于易出血的患者
N 末端 B 型利钠肽前体	
心电图	
使用风险评估计算器	GSCRI 和 ACS-NSQIP 风险计算器

GSCRI，老年敏感型围手术期心脏风险指数；ACS-NSQIP，美国外科医师学会 - 国家外科质量改进计划

不全的髋部骨折患者，术前 BNP 大于 600pg/mL 与术后心脏并发症独立相关，因此建议术前进行 BNP 检测。未来的研究方向，以开发一种简单的预测术后心脏并发症的指标，包括 BNP 的临界值为主要方向[12]。

在 2014 年的研究中发现，非心脏手术后 3 天内，即使高敏肌钙蛋白 T（hsTnT）水平略微升高，也与 30 天死亡率升高独立相关[13]。在术后 hsTnT 峰值在 20~65ng/L 之间的 4000 名患者中，30 天死亡率为 3%。死亡率随着 hsTnT 水平增高而增加，一些非致命性心脏结果与高 hsTnT 水平相关。非心脏手术期间或术后 hsTnT 相对适度升高，可能代表潜在的、通常最初无症状或未被识别的缺血性心肌损伤。然而，在非心脏手术后关注常规肌钙蛋白水平（或在选定的高危亚组中）的问题在不同的心血管学会之间仍然存在争议，并且没有达成共识。在无症状围手术期肌钙蛋白升高的患者中，也缺乏循证干预措施来改善预后，但达比加群的相关临床试验正在开展[14]。

其他研究

对于接受高风险手术的患者，以及接受中等风险手术且合并其他风险因素的患者，建议进行基线心电图检查[15]。常规胸部 X 线检查对于有术后肺部并发症风险的患者是合理的，但仅限于结果会改变围手术期管理时，通常该检查不适用于骨科手术[16]。对于有活动性心血管疾病体征或症状的患者，无论其术前状态如何，都应通过适当的检查进行评估。对于无心脏病史或症状的患者，

则可以避免进行术前 / 围手术期超声心动图评估。静息左心室（LV）功能不是围手术期缺血性事件的一致预测因子；即使左室收缩功能降低，对围手术期心脏事件的预测价值也很低[17]。

髋部骨折住院患者需要在 48h 内进行骨科手术干预，研究人员对 1000 多名急性髋部骨折老年患者（年龄 ≥ 65）临床数据进行统计，以确定术前无创心脏检查与多种临床疗效之间的关系。术前药物负荷试验很少（< 1%），经胸超声心动图（TTE）相对常见（33%）。在对包括合并症在内的潜在混杂因素进行调整后，收入内科的患者，进行 TTE 检查的概率是收入骨科患者的 3.5 倍。社区医院的患者接受术前 TTE 的概率是三级中心医院患者的 3 倍。术前 TTE 与更长的术前时间相关（37h 比 24h）[18]，与降低住院死亡率或术后并发症无关[19]。由于骨是主动脉瓣杂音的良好导体，在大多数体检情况下，当右锁骨没有杂音辐射时，可以有效地排除严重主动脉狭窄的风险[20]。除非患者有动脉血血压测试的适应证，如不稳定型心绞痛，否则不应进行压力测试。

协同用药

多重用药是指每天平均服用 5 种或更多药物的处方，通常与苯二氮草类和糖皮质激素等潜在不当药物（PIM）有关，并增高老年患者出现严重健康后果的风险，导致跌倒和髋部骨折的风险增加[21]。在社区居住的高血压老年患者开始治疗期间，抗高血压药物与髋部骨折风险增加有关。在老年人开始服用抗高血压药物时，需谨慎预防跌倒[22]。在开始治疗前后，抗抑郁药物的使用与髋部骨折之间存在关联[23]。

术前药物的全面检查至关重要，因为它们可能是导致跌倒、骨折和（或）围手术期发病率的原因之一。对于接受非心脏手术的患者，当血管紧张素转换酶（ACE）抑制剂和血管紧张素 II 受体阻滞剂（ARB）在手术前 24h 停用时，死亡、中风和心肌损伤的发生率会降低。尽管 ACE 抑制剂和 ARB 都会在麻醉期间引起低血压，但尚未确定它们是否会导致不良后果[24]。内科医生通常建议在手术当天停用利尿剂、减肥药、钾补充剂和维生素。更多细节参见围手术期糖尿病管理，口服糖尿病药物通常需服用至手术当天。基础胰岛素（如甘精胰岛素）按一半剂量服用（在手术前一天晚上或手术当天早上），而在患者禁食情况下（NPO），短效胰岛素（如优泌乐）需停药。

风险评估工具

许多国家和国际社会已经发布了与老年髋部骨折围手术期评估和管理相关的指南。虽然这些指南的细节都超出了本书的范围，但我们总结了学会的主要建议。围手术期主要有 3 个学会指南：

美国心脏病学会 / 美国心脏协会（ACC/AHA）[25]、欧洲心脏病学会（ESC/EHA）[26] 和加拿大心血管学会（CCS）指南 [27]。美国麻醉医师学会（ASA）及其他分支指南进行术前检查、阻塞性睡眠呼吸暂停（OSA）和液体管理 [28]。美国胸科医师学会（ACCP）为围手术期抗凝和血栓预防提供了极好的指南 [29]。

ACC 和 ESC 指南与 CCS 指南非常相似，只是对首选的风险评估工具和术前实验室检查指标（如肌钙蛋白、TTE 和压力测试）给出了略微不同的建议。这些风险预测工具在预测发病率和死亡率方面非常出色。较少情况下，风险可能会高得令人望而却步，导致手术中止。如果患者被认为是高风险患者，应允许其与患者 / 代理人、内科医生、麻醉师和外科医生共同决策，并进行个体化风险 / 效益分析，从而帮助明确哪些基础疾病需要术前管理和优化。考虑到髋部骨折手术的急诊特性，这些风险评估量表通常不会增加额外检查，从而导致手术延迟。

2014 年美国心脏病学会 / 美国心脏协会围手术期指南建议，使用经修订的心脏风险指数（RCRI）、心肌梗死或心脏骤停（MICA）或美国外科医师学会 – 国家外科质量改进计划（ACS–NSQIP）等量表对患者进行综合手术风险评估。在一项队列研究中，不同风险类别的患者进行了择期手术，Cohn 等尝试用改良 RCRI 对比这些风险评估工具，研究其在预测住院期间和术后 30 天的心脏并发症方面的优劣。663 例患者中有 14 例（2.1%）出现心脏并发症，14 例患者中有 11 例在实际住院期间出现并发症。663 例患者中只有 3 例（0.45%）发生心肌梗死或心脏骤停。由于这些评估工具使用了不同的风险因素、不同的结果和不同的观察持续时间，因此不可能进行真正的直接比较。研究发现，4 种风险评估工具在最初研究的环境中有效性较好，在确定无须进一步心脏测试的低风险患者时，有效性较高，但对于高风险患者，MICA 评估可靠性较高 [30]。

然而，许多风险预测模型在老年患者中表现不佳。2017 年，Alrezk 等研究了 RCRI 和 Gupta-MICA 围手术期心脏风险模型在老年人群中的有效性，并开发了一种敏感的老年围手术期心脏风险指数（GSCRI），该指数对老年患者的临床和生理独特性较为敏感。该团队还进行了 GSCRI、RCRI 和 Gupta MICA 模型的比较性能分析 [31]。每位内科医生和骨科医生都应该熟悉 1~2 个心脏并发症的临床风险评估表，并在智能手机上使用。目前，最"用户友好"且与老年髋部骨折相关的工具是 GSCRI[32] 和 ACS 风险评估表 [33]。有充分证据表明，这些手术风险评估表是简单且成本效益高的评估方法，适用于预测老年髋部骨折患者术后并发症的发生率，预测结果与实际并发症发生率非常吻合，可以有效预测老年髋部骨折患者的 30 天死亡率 [34]。

对于术后肺部并发症，Gupta 术后呼吸衰竭风险评估表能够有效预测术后机械通气时间超过 48h，或 30 天内再次插管的风险 [35]。美国医师学会（ACP）发布降低术后肺部并发症风险的指南，指南指出 60 岁以上的慢性阻塞性肺疾病、ASA Ⅱ级或以上、功能依赖性、充血性心力衰竭、人血白蛋白水平（< 3.5g/dL）的患者风险最大。肥胖和中度哮喘不是术后肺部并发症的危险因素。肺

活量测定和胸片不应常规用于评估风险，右心导管插入术和全肠内或肠外营养不应单独用于减少术后肺部并发症。ACP 建议高危患者进行术后干预，包括深呼吸练习或激励性肺活量测定，以及在恶心呕吐、无法耐受口服或症状性腹胀的情况下使用鼻胃管 [36]。

围手术期注意事项

为改善患者预后，必须考虑预防措施以减少围手术期的并发症，如疼痛、感染、血栓栓塞事件和谵妄。关于围手术期管理的主要建议详见表 3.2。

镇痛

至少有 2/3 的髋部骨折患者会经历中度或重度疼痛，但通常无法充分评估，尤其对于存在认知障碍的患者。由于骨膜损伤程度更大，囊外骨折比囊内损伤更痛苦。因此，尽快提供充分的镇痛至关重要，尽管镇痛药物对老年患者具有潜在的严重副作用风险，应仔细考虑使用的方案。不恰当的镇痛可能会增加术后谵妄，谵妄患者也可能得不到充分的镇痛。对乙酰氨基酚是一种安全有效的止痛药，是阿片类药物极好的增强剂。

在急诊科和麻醉后恢复室（PACU），静脉吗啡滴注是一种非常简单且有效的止痛药，常被选为一线用药，但有引起恶心、便秘和镇静的风险，尤其是在老年人群和（或）肾功能障碍和（或）认知功能障碍患者中。非甾体抗炎药（NSAIDs）可以有效缓解髋部骨折后的疼痛，但它们具有急性肾损伤（AKI）和液体潴留的显著风险，在老年人群中更为显著。神经阻滞也可以在急诊室或 PACU 中轻松进行，从而减少对突破性镇痛和阿片类药物的需求 [37]。神经阻滞的使用也可以改善临床疗效，包括减少谵妄的发生率、肺炎的风险、首次活动的时间、镇痛治疗的费用、住院时间和死亡率 [38]。从现有证据来看，髋部骨折手术前常规使用牵引（皮肤或骨骼）似乎没有任何益处 [39]。

表 3.2　围手术期管理

镇痛	对乙酰氨基酚，吗啡静脉注射，神经阻滞
围手术期预防性应用抗生素	头孢唑林 2g 静脉注射 1 次
静脉血栓栓塞预防	依诺肝素每 12h 1mg/kg
谵妄预防措施	监控酒精戒断反应，多次测试定向力，睡眠管理、确保患者戴上眼镜和（或）助听器、液体和电解质管理，以及有效的疼痛管理

围手术期抗生素预防

与安慰剂相比，术前预防性抗生素可有效降低髋部骨折术后伤口感染（表层和深层）的发生率[40]。Southwell 等的 Meta 分析发现，治疗组的感染总发生率为 5.39%（1244 例中有 67 例），对照组为 10.40%（1173 例中有 122 例）。当使用预防性抗生素治疗时，伤口感染的绝对风险差异为 5.01%。因此，为了防止 1 例感染的发生，需要对 20 例患者进行治疗。在麻醉诱导时静脉注射一剂抗生素，通常为 1g 或 2g 头孢菌素，似乎与多剂量抗生素一样有效。预防性抗生素也能显著减少术后尿路感染；然而，死亡率没有显著差异[41]。

对于髋部骨折术后预防性抗生素，临床疗效证据尚不确定。两项系统评价（基于低质量研究）未发现接受术后预防性抗生素的患者与未接受患者在感染率方面存在显著的统计学差异。一项回顾性队列研究发现，对于感染风险较高的患者（如糖尿病、慢性肾病和吸烟），与未接受术后预防性抗生素治疗的患者相比，髋关节置换术后接受预防性抗生素治疗的患者感染率在统计学上显著降低。对于髋部骨折术后使用预防性抗生素，目前尚无循证指南[42]。

深静脉血栓预防

髋部骨折患者存在静脉血栓栓塞（VTE）和肺栓塞的高风险。对于接受髋部骨折手术的患者，ACCP 指南建议使用低分子量肝素（LMWH）、低剂量普通肝素（UFH）、华法林（VKA）、磺达肝癸钠、阿司匹林（均为 1B 级）或间歇性气动加压装置（IPCD）（1C 级）至少 10 天，最多 35 天。与其他药物相比，更推荐使用低分子肝素（当涉及调整剂量的 VKA 或阿司匹林时，等级为 2B 和 2C）。当 LMWH 用于髋部骨折手术患者的 VTE 预防时，建议术前 12h 或以上，或术后 12h 或以上时开始用药，而不是术前 4h 至术后 4h 之间[43]。住院期间，建议每天使用 IPCD 装置和抗血栓药物进行双重预防至少 18h[43]。除 ACCP 外，英国骨科协会[44] 和 NICE 指南[45] 建议在手术后 6~12h 内服用肝素（UFH 或 LWMH），并持续 4 周，建议虚弱患者早期活动，同时使用 IPCD[46]。苏格兰校际指南网络（SIGN）建议髋部骨折患者 VTE 预防时，肝素（UFH 或 LMWH）或磺达肝癸钠可用于药物性 VTE（A 级），但不建议在髋部骨折术后将阿司匹林单药疗法作为药物性 VTE 预防（D 级）。关于 LMWH，SIGN 指南建议，无禁忌的患者应在术后 6h 开始服用磺达肝癸钠达 28 天（A 级）[47]。

髋部骨折手术应在骨折发生后尽快进行。然而，手术有时会因患者内科疾病不稳定或后勤协调原因而推迟。延迟手术的一个可能后果是静脉血栓栓塞（VTE）风险增高。一项来自韩国的研究，探讨了 208 例髋部骨折患者中 VTE 的患病率，这些患者在伤后超过 24h 进行了手术。所有患者在入院后不久开始预防性使用 LMWH 和 IPCD。23 例患者（11%）发生 VTE：12 例患者仅发生深静脉血栓，7 例患者仅发生肺栓塞，4 例患者同时患有这两种疾病。所有 VTE 病例均无症状。这项研究表明，在手术延迟的髋部骨折患者中，术前 VTE 的发生率非常高，即使这些患者正在接受标准的 VTE 预防措施。由于所有这些 VTE 均无症状，其临床意义尚不清楚。作者认为，手术延期的患者应常规进行术前 VTE 筛查；然而，在没有证据表明常规筛查可以改善临床结果的情况下，这一结论似乎为时过早 [48]。

术后并发症

本节将回顾髋部骨折手术常见的并发症，以及如何减轻这些并发症。老年骨折患者通常合并有其他疾病，需要在手术前后进行评估。髋部骨折患者的康复道路漫长，大多数患者可能无法恢复到骨折前的功能状态。了解、预测和提供老年髋部骨折患者的循证医疗护理对于最大限度地促进患者康复至关重要 [49]。内科医生与骨科医生一同管理这些患者，在术后期间对患者帮助巨大。大多数针对骨折患者的临床建议都有充分的证据，但在某些领域还需要进一步和强有力的研究 [50]。

世界髋关节创伤评估（WHiTE）研究是一项在英格兰和威尔士的国家卫生服务（NHS）医院进行的多中心前瞻性队列研究。研究纳入的研究对象年龄在 60 岁以上，且因髋部骨折接受手术治疗。该研究报告了出院前医院工作人员记录的并发症发生率，以及术后 120 天患者自己记录的并发症发生率：伤口感染（3.1%）、关节脱位（0.5%）、固定失败（0.6%）、假体周围骨折（0.3%）、整体翻修手术（0.9%）、需要输血的失血（6.1%），胸部感染（6.3%）、尿路感染（5.0%）、深静脉血栓形成 / 肺栓塞（1.8%）、脑血管意外（0.6%）、急性冠状动脉综合征 / 心肌梗死（0.6%）和急性肾损伤（1.3%）[51]。

为有助于减少这些并发症，主要的临床异常应在手术前处理，包括凝血障碍、呼吸衰竭、电解质紊乱和心力衰竭 [52]。有多项研究表明，早期手术可以减少疼痛，缩短住院时间，减少主要的术后并发症 [53]。在一项对 367 名髋部骨折患者进行的队列研究中，手术延迟自入院日起超过 2 天，1 年死亡率的风险大约增加了 1 倍；然而，在控制延误手术的基础疾病后，死亡率增高的风险显著降低 [54]。

心脏相关并发症

2007 年，ACC/AHA 关于非心脏手术围手术期心血管评估和护理的指南估计，所有骨科大手术后心脏并发症的风险低于 5%，但髋部骨折患者的 1 年记录死亡率超过 20%[55]。髋部骨折后院内心脏相关死亡的主要原因是心力衰竭和心肌缺血，通常发生在发病的前5天内，并且发生在已知心脏病的患者中[56]。在其他研究中，老年患者髋部骨折手术围手术期心肌缺血的发生率一般为35%~42%[57]。

在非心脏手术中，围手术期心肌梗死仍然是危及生命的并发症，在一些研究中，即使是孤立的肌钙蛋白升高（ITR）也可能与死亡率显著相关。在一项专门的老年髋部骨折术后单元上进行的队列研究，评估术后肌钙蛋白单独升高的预后价值。ITR组和对照组在术后并发症、6个月死亡率和（或）再次住院方面没有显著差异。然而，房颤、急性心力衰竭、出血、ICU入院和6个月死亡率在临床急性冠状动脉综合征患者中显著增加[58]。一项以人群为基础的研究显示，在接受髋部骨折手术的患者中，心力衰竭是一种普遍且严重的基础疾病，其风险可能高于指南建议。所有护理围手术期髋部骨折患者的医疗人员，都必须特别注意新发或复发性心力衰竭的症状和体征[59]。

肺部相关并发症

术后肺部并发症（PPC）非常常见（约4%的患者），并增加了髋部骨折手术患者的住院时间、发病率和死亡率。临床上重要的PPC包括慢性肺疾病加重、肺不张、呼吸衰竭、肺炎、肺栓塞、缺氧和急性呼吸窘迫综合征。肺炎是髋部骨折常见的肺部并发症之一。一项研究旨在评估风险因素，并构建一个列线图来预测老年髋部骨折患者术后肺炎，以改善预后并降低死亡率[60]。与标准护理组（19例患者，13.9%）相比，综合术后肺部康复计划可以降低肺炎发生率（6例患者，5.9%），该研究首次证明术后肺部康复计划有益于老年髋部骨折手术患者[61]。除标准的预防性术后干预措施外，自由使用激励性肺活量测定法、肺灌洗技术和早期步行。术后低血氧需经常咨询内科医生。术后低血氧具有广泛的差异性，并且往往是多因素的。肺栓塞是一种常见的诊断，对于创伤后的鉴别诊断即使没有临床症状仍应时刻注意，但髋部骨折患者应始终考虑脂肪栓塞。虽然许多长骨骨折患者会出现小脂肪栓塞，但它们通常无症状，且很少会导致多系统功能障碍，即脂肪栓塞综合征[62]。

脂肪栓塞综合征的临床表现可能存在很大差异。在创伤或外科治疗的早期，典型的三联征包括低氧血症、神经系统异常和瘀点疹。然而，并非所有患者都存在典型的三联征，86%的患者出现神经功能障碍，75%的患者出现肺功能障碍（呼吸急促、呼吸困难和低氧血症），60%的患者出现结膜、腋窝、胸部或颈部的瘀点疹。脂肪栓塞综合征患者中约50%出现低氧血症，且需要机械通气，5%~8%的患者可进展为ARDS[63]。脂肪栓塞综合征的治疗以支持性为主。最常见的死亡原因是急性右心衰竭。是否使用皮质类固醇和白蛋白疗法是具有争议性的，它们的收益尚未得到充分证实[64]。

从历史上看，在手术期间和手术后，尤其是在腹部手术中，由于腹腔隐窝和隐性丢失，需要大量的静脉输液[65]。近年来，随着加速康复外科的广泛应用，以及最近的指导方针提倡限制性方法，"限制性液体管理"一词越来越流行[66]。然而，限制性液体管理的液体量逐渐减少，并引入"零平衡"一词来描述避免术后液体潴留（如体重增加）的限制性方案[67]。围手术期持续维持液体，常导致液体超负荷相关的缺氧，这是最常见的术后医学会诊，对于已经接受围手术期输血的患者，外科医生应警惕不要给患者过度补液[68]。

神经性谵妄

谵妄是髋部骨折术后最常见的神经系统并发症，发病率较高且与死亡率显著相关。谵妄的特征是思维、记忆和意识水平的损害，以及行为、感知和情绪的变化。这些损害通常在晚上和环境刺激减少时更严重[69, 70]。长期谵妄与潜在痴呆的发展或恶化有关[71]。当患者出现新的或严重的注意力不集中时，骨科医生应警惕谵妄。术前谵妄的患病率在35%~65%。谵妄的风险因素包括高龄、感染、内分泌疾病、电解质紊乱、药物、营养不良和潜在的认知障碍。提高对谵妄的认识和早期干预可以降低50%的患病率[70]。

目前还没有单一的干预措施可以治愈谵妄，但在控制谵妄诱因和药物后，最常用的治疗方法是使用抗精神病药物，尤其是氟哌啶醇[72]。初始剂量为1~2mg氟哌啶醇，每日2次，根据需要每4h注射1次，该方法已证明有效。考虑到有可能加重谵妄症状，在老年人群中使用苯二氮䓬类药物时应格外小心[73]。2016年，美国外科医师学会-国家外科质量改进计划（ACS-NSQIP）开发了一个简单的髋部骨折后谵妄（PHFD）风险预测模型。基于20个术前风险因素中的9个风险评分可以相当准确地预测老年患者的PHFD[74]。

STERID研究是一项双盲随机临床试验，用于评估接受非择期髋部骨折修复术的老年患者的脊髓麻醉和异丙酚镇静效果。在初步分析中，限制镇静水平在减少意外谵妄[75]或在术后1年内恢复至骨折前步行能力[76]方面没有显著益处。然而，在一项对68 131名成年人进行的基于人群的队列研究中，增加手术持续时间与术后谵妄风险提高有显著的相关性（每增加半小时手术，谵妄风险增加6%）。在接受全身麻醉的患者中，这种风险更高[75]。

在围手术期，酒精戒断综合征（AWS）可以发生在任何情况下，尤其是在急性创伤手术中，这种情况通常被低估。在围手术期和重症监护环境中，全身麻醉常掩盖戒断症状，因此其他形式谵妄的重叠对诊断带来挑战。与谵妄的其他病因相比，AWS的病理生理学和治疗策略是不同的，因此医生必须具有较高的警惕度，尤其是对于有明确饮酒史、入院时血液酒精浓度升高以及AWS病史的患者。有严重AWS风险的患者，应在症状出现前服用预防性苯二氮䓬类药物。所有营养不良的酒精依赖患者都需要补充硫胺素。AWS 治疗的核心是当出现症状时，应用静脉注射苯二氮䓬类药物（BZO），并不断增加剂量，直到达到临床研究所修订的酒精戒断评估量表（CIWA Ar）的指导剂量。术后谵妄患者必须考虑 AWS，苯二氮䓬类药物是此时的一线药物，但它们不是其他病因导致谵妄的首选治疗药物，因此临床医生应具备敏锐性[77]。根据已有的证据，进行综合的老年护理及与骨科医生合作，可能会降低围手术期谵妄的发生率[78]。

胃肠道相关并发症

髋部骨折术后常见的胃肠道并发症包括消化不良、腹胀和便秘。胃肠道术后应激性溃疡和继发性出血是髋关节手术后的并发症，尤其是有胃十二指肠溃疡病史的患者。在这种情况下，使用质子泵抑制剂、抗酸剂等预防胃肠道出血非常重要，可以最大限度降低与之相关的发病率和死亡率[79]。吞咽障碍是吸入性肺炎的重要危险因素，应通过改变食物稠度降低风险。阿片类药物和卧床导致的便秘非常常见，必须积极解决[4]。对于术后卧床，及阿片类药物诱导的便秘，早期步行、使用聚乙二醇 3350 和谨慎使用溴化甲基纳曲酮是首选方案。便秘频繁发生是不适感的来源，是膀胱潴留的风险因素，并可能导致康复延迟和危及生命的并发症。

肾脏相关并发症

在接受股骨颈骨折关节置换术的老年患者中，急性肾损伤（AKI）的发生率在 16%~24.4%。术后 AKI 原因很多，常见的因素包括肾前、肾性、和（或）肾后原因，通常与围手术期内外科因素有关（年龄、急诊手术或更长的准备时间、脱水、营养不良、肾毒性药物使用，包括 NSAIDs、手术类型、充血性心力衰竭和先前存在的慢性肾病）。AKI 是髋部骨折手术后常见的并发症，住院时间较长，治疗费用较高，且死亡率较高。术前肾功能基线是 AKI 的独立预测因素[80]。

感染

尿路感染

最常见的感染性术后并发症是尿路感染[81]。留置导尿管每增加 48h，尿路感染的风险增加 5%~10%，当患者在留置导尿管的情况下，出院到专业护理机构时，再次因尿路感染入院的概率更大[82]。尿路感染是导致谵妄的重要风险因素，会延长住院时间，并增加死亡率。对照试验发现，术后立即安排间歇性导尿或术后第二天早上拔掉导尿管的患者尿潴留率较低[83]。留置导尿管是导致术后尿路感染的唯一最重要的相关风险因素。因此，留置导尿管最好在 24h 内拔出 [84]。

切口感染

急性髋部骨折患者切口感染的发生率为 2%~17% 不等。深部伤口感染会损害老年患者的肢体功能并增加死亡率 [85]。金黄色葡萄球菌是导致深部伤口感染最常见病原体，与其他细菌的感染相比，金黄色葡萄球菌感染 1 年死亡率增加 57%。对于口服类固醇和手术持续 4h 以上的患者，术后伤口感染的风险在统计学上最高。糖尿病和肾脏疾病患者的感染风险略有增加 [86]。

新型冠状病毒

2020 年，英国的一项多中心研究对 34 例冠状病毒病（COVID-19）阳性的髋部骨折患者的死亡率进行了预测研究。报告指出，12% 的髋部骨折患者为新冠病毒阳性，新冠病毒阳性患者的死亡率为 41.2%。这项研究表明，新冠病毒阳性患者髋部骨折手术后的死亡率非常高，并且与高龄和男性有关。采用髓内钉治疗的囊外骨折死亡率最高。在术后早期，胸部影像学的快速恶化、更高的吸氧需求，以及早期肺部并发症可作为更高死亡率的警告信号和预测因素 [87, 88]。

艰难梭状芽孢杆菌

老年髋部骨折患者术后发生艰难梭状芽孢杆菌性结肠炎的风险增高，并导致严重的发病率，且可造成 15% 的死亡率。对于高危患者应采取预防措施，如来自护理机构的患者、术前贫血和低蛋白血症的患者。标准措施包括合理地使用抗生素、保持手卫生，以及避免交叉感染。在未来，前瞻性研究应力求寻找最佳的预防性抗生素方案、益生菌配方和出院时间，从而最大限度地减少髋部骨折患者术后艰难梭状芽孢杆菌性结肠炎的发生 [89]。

血液系统并发症

女性血红蛋白 < 110g/L，男性血红蛋白 < 120g/L 被定义为贫血，是急性髋部骨折患者的常见并发症，是不良预后的显著标志物 [90]。严重贫血（血红蛋白 < 60g/L）与术后死亡率增加、身体机能低下和患肢功能恢复不良有关 [91]。在接受髋部骨折手术的患者中，围手术期贫血一直与不良预后有关，并与住院时间延长、再住院率和死亡率增加有关。围手术期贫血的发病率为 24%~44%，术后贫血的发病率甚至更高，为 51%~87% [90]。

近期研究证实了氨甲环酸在初次全髋关节置换术中的疗效，该药物可以减少失血量和异体输血次数。基于这项研究，髋关节置换翻修术前静脉注射氨甲环酸可减少异体输血和围手术期失血[92]。根据既往资料，同种异体输血一直是该患者群体贫血的主要治疗方法。影响围手术期输血的主要因素是年龄、骨折类型和入院血红蛋白[93]。FOCUS 试验是一项随机、非盲的多中心试验，旨在评估积极输血的治疗策略，能否改善合并心血管危险因素的髋部骨折患者的功能结果，并减少术后不良事件。研究人员将患者随机分为两组：10mg/dL 血红蛋白输注阈值组和仅以症状为评估组。有心血管危险因素的患者在较低的输血阈值组获益更大[94]。然而，大多数临床指南建议限制红细胞（RBC）输血阈值。髋部骨折患者的输血适应证仍然存在争议。一项大型 Meta 分析对 7 项合格的随机对照试验（Randomized Controlled Trials，RCTs）进行了研究，共纳入 3575 名髋部骨折手术的患者，结果发现，在谵妄、死亡率、全部感染发生率、肺炎、伤口感染、全部心血管事件、充血性心力衰竭、血栓栓塞事件、住院时长等方面，在限制性阈值和自由性阈值组间无显著差异（$P > 0.05$）。然而，他们发现使用限制性输血阈值与急性冠状动脉综合征的高发病率相关（$P < 0.05$），而自由输血阈值增加了脑血管意外的风险（$P < 0.05$）。最终，对于接受髋部骨折手术的患者，临床医生应该详细评估患者的病情，并根据患者的具体情况采取不同的输血策略，而不仅仅是使用某一特定的输血策略[95]。

内分泌相关并发症

尽管存在与糖尿病相关的风险认知，但在围手术期风险方面，非胰岛素依赖型或胰岛素依赖型糖尿病的老年髋部骨折患者与非糖尿病患者几乎没有差异[96]。然而，与仅服用口服降糖药和非糖尿病患者相比，需要胰岛素治疗的髋关节手术患者住院时间更长，术后 30 天和 90 天内并发症更多，1 年死亡率更高[97]。对于术前需要胰岛素的患者，及时进行内分泌科会诊尤为重要。请参阅第十一章，了解手术后的其他内分泌注意事项，及骨质疏松症的治疗。

营养相关并发症

人血白蛋白水平是营养不良最可靠的标志物之一，许多人认为人血白蛋白浓度 < 3.5g/dL 表明营养不良。在一项对 29 377 名髋部骨折手术老年患者的回顾性研究中，45.9% 的患者存在低白蛋白血症。与白蛋白浓度正常的患者相比，低白蛋白血症患者在死亡率（9.94% 比 5.53%）、败血症（1.19% 比 0.53%）和非计划插管（2.64% 比 1.47%）方面风险更高。低白蛋白血症是老年髋部骨折手术后死亡率升高的强独立危险因素。这些数据表明，有必要进一步对术后营养补充进行深入研究，以降低并发症的风险[98]。Myint 等最近观察到围手术期营养补充剂带来的临床益处（减轻体重、降低感染率和缩短住院时间），但不能显著改善的康复疗效，且所需的营养策略仍有待

精确确定 [99]。

褥疮

褥疮也是严重的术后并发症，是由皮肤和软组织上的外部机械力增加，导致脆弱组织分解而引起的。急性髋部骨折是引发褥疮的最常见原因之一。大约 35% 的褥疮发生在住院后第一周 [100]。褥疮的危险因素包括年龄、营养不良、吸烟史和全身疾病。使用泡沫或交替压力床垫、特殊的减压床、积极的皮肤护理、预防性护理和良好的营养有助于防止溃疡的发生 [101]。

围手术期的医学共同管理

人们提出了多种方法来整合髋部骨折老年患者的骨科治疗和老年护理，这一举措也被称为老年骨科学。其中的一些措施包括一个老年内科医生提供会诊的骨科单元、一个由老年内科医生和骨科医生共同管理的骨科单元，以及一个由骨科医生参与管理的老年专科护理单元。从那些类似年龄和伴随复杂病情且接受结直肠手术的患者结局来看，外科医生与内科医生共同管理，可以有效降低转科至重症监护病房（ICU）、缩短住院时间、减少医疗咨询和费用，但在内科并发症、患者满意度或 30 天再入院率等方面没有显著差异 [102]。虽然专科之间更紧密的合作似乎是改善护理的直观解决方案，但联合管理治疗髋部骨折患者的实际证据却并不一致。

对美国外科医师学会 – 国家外科质量改进计划（ACS–NSQIP）相关数据的回顾性分析发现，没有证据表明专职的医疗共同管理团队可以改善髋部骨折患者术后并发症或死亡率 [103]。然而，文章作者指出，患者个体层面的选择偏差可能会影响结果，因为病情更严重的患者被分配共管医疗服务的可能性更大。部分医院特有的一些变量可能会影响共同管理与结果之间的关系 [104]。事实上，部分医院和卫生系统在共同管理的模式下，已显示出更具前景的疗效。耶鲁纽黑文医院综合脆性髋部骨折项目的数据显示，在该项目实施的前 3 年，30 天死亡率从 8% 降至 2.8% [105]。

简单地实施共同管理并不一定能确保临床疗效的改善，因为成功的项目往往需要提前投入大量时间来制订标准化方案、组建团队，并根据医院的特定需求调整护理流程。一个大型医疗保健系统的共同管理项目实施，需要指导委员会来监督项目进程，需要标准化医嘱文件的集合，需要住院医生作为共同管理者的参与，需要开发并积极使用良好的数据表，确保广泛采用教育模块，以及采取积极措施促进多学科交流 [106]。其他联合管理项目，如美国老年医学会（AGS）CoCare: Ortho® 项目优化了老年人围手术期护理，且已证明临床效果改善。然而，在全国范围内，髋部骨折护理仍有很大差异，而且没有"一刀切"的方法。

一项 Meta 分析对涉及 35 800 名患者的 14 项研究（包括 1 项随机临床试验）进行了回顾，结果显示，住院时间与死亡率之间没有显著相关性，但多学科团队的参与与住院时间显著缩短（平均差异，–2.03 天；95% 可信区间，–4.05~–0.01 天；$P=0.05$）和死亡率下降［优势比（OR）为 0.67；95% 可信区间，0.51–0.88；$P=0.004$］有关。30 天再入院率无差异（优势比，0.89；95% 可信区间，0.68~1.16；$P=0.39$）。总体而言，证据质量较低，仍需进行精心设计的前瞻性研究[107]。Baroni 等在 2019 年比较了髋部骨折患者在老年骨科联合治疗（OGC）、老年咨询服务（GCS）支持下的骨科团队和常规骨科护理（UOC）下的临床结果。他们发现，与 UOC 患者相比，OGC 患者在 48h 内接受手术的概率更高（OR 2.62；95% CI，1.40~4.91）。此外，OGC 患者（β，–1.08；SE，0.54，$P=0.045$）与住院时间呈负相关。总体而言，与 UOC 患者相比，OGC 患者的 1 年死亡率显著降低（OR 0.31；95% CI，0.10~0.96）。所有分析均独立于其他混杂因素[108]。Swart 等进行了一项经济分析，以确定在中等容量的医院中，对患有骨质疏松性髋部骨折的老年患者实施共同管理模式是否具有成本效益。他们计算了共同管理项目实现"收支平衡"所需的年度病例数量，并评估了普遍或风险分层共同管理是否更具成本效益。Swart 等发现，与传统护理和风险分层共同管理相比，普遍共同管理更具成本效益（每个质量调整生命年的增量成本效益比分别为 41 100 美元和 81 900 美元）。只要每年的病例数量超过 54 例（根据敏感性分析，范围为 41~68 例），共同管理就比传统治疗更具成本效益，并且当每年的患者数量超过 318 例（范围为 238~397 例）时，可以节省成本。共同管理策略的最佳患者人数仍需界定[109]。

由住院医生共同管理的髋部骨折患者，其出院后 30 天再入院概率低于非住院医生管理的髋部骨折患者，这表明髋部骨折患者的住院医生共同管理是有收益的[110]。早期多学科日常老年护理可降低老年髋部骨折患者的住院死亡率和医疗并发症，但对住院时间或长期功能恢复无显著影响。住院医生可以帮助筛查痴呆症、谵妄，并进行药物调整，以帮助识别术前经常引起困惑的药物，特别是苯二氮䓬类、抗胆碱能药物和抗精神病药物。住院医生帮助避免不必要的诊治。最近的文献评估了术前专科咨询的使用，住院医生的共同管理通常被要求用于术前风险评估。有证据表明，在由住院医生共同管理的情况下，专科咨询不会对髋部骨折患者的治疗和预后产生有意义的影响，并且可能会因为推迟手术而增加发病率[111]。如果临床上存在急性冠状动脉综合征、急性充血性心力衰竭、严重瓣膜病或无法控制的心律失常的问题，应请心脏病专家进行会诊。当我们特别关注前文讨论过的术后谵妄时，在一家学术医院的骨科服务机构进行了一项随机试验，该研究探讨了积极进行老年医学会诊是否可以减少髋部骨折术后的谵妄，该研究发现，老年医学会诊可以减少 1/3 以上病例的谵妄发生，并将严重谵妄减少一半以上[73]。

警觉的骨科团队，可以在管理医疗条件和优化药物应用方面提供专业的知识。他们在特定人群的 VTE 预防、疼痛管理、误吸和抽搐的预防方面具有专业知识。他们将帮助治疗糖尿病和慢性阻塞性肺病，并改变髋部骨折后的预后和住院时间。尽管证据参差不齐，但有理由相信，一个强大、协作、资源充足的共同管理团队将改善患者的预后。

参考文献

[1] Boddaert J, Raux M, Khiami F, Riou B. Perioperative management of elderly patients with hip fracture. Anesthesiology. 2014;121(6):1336–1341. https://doi.org/10.1097/ALN.0000000000000478. PMID: 25299743.

[2] Brauer CA, Coca-Perraillon M, Cutler DM, Rosen AB. Incidence and mortality of hip fractures in the United States. JAMA. 2009;302(14):1573–1579. https://doi.org/10.1001/jama.2009.1462. PMID: 19826027; PMCID: PMC4410861.

[3] Papadimitriou N, Tsilidis KK, Orfanos P, Benetou V, Ntzani EE, Soerjomataram I, Künn-Nelen A, Pettersson-Kymmer U, Eriksson S, Brenner H, Schöttker B, Saum KU, HolleczekB, Grodstein FD, Feskanich D, Orsini N, Wolk A, Bellavia A, Wilsgaard T, Jørgensen L, Boffetta P, Trichopoulos D, Trichopoulou A. Burden of hip fracture using disability-adjusted life-years: a pooled analysis of prospective cohorts in the chances consortium. Lancet Public Health. 2017;2(5):e239–e246. https://doi.org/10.1016/S2468-2667(17)30046-4. Epub 2017 Apr 11. PMID: 29253489.

[4] Boddaert J, Cohen-Bittan J, Khiami F, Le Manach Y, Raux M, Beinis JY, Verny M, Riou B. Postoperative admission to a dedicated geriatric unit decreases mortality in elderly patients with hip fracture. PLoS One. 2014;9(1):e83795. https://doi.org/10.1371/journal. pone.0083795. PMID: 24454708; PMCID: PMC3893076.

[5] Cram P, Lu X, Kaboli PJ, Vaughan-Sarrazin MS, Cai X, Wolf BR, Li Y. Clinical characteristics and outcomes of Medicare patients undergoing total hip arthroplasty, 1991-2008. JAMA. 2011;305(15):1560–1567. https://doi.org/10.1001/jama.2011.478. PMID: 21505134; PMCID: PMC3108186.

[6] Kiriakopoulos E, McCormick F, Nwachukwu BU, Erickson BJ, Caravella J. In-hospital mortality risk of intertrochanteric hip fractures: a comprehensive review of the US Medicare database from 2005 to 2010. Musculoskelet Surg. 2017;101(3):213–218. https://doi.org/10.1007/s12306-017-0470-3. Epub 2017 Mar 2. PMID: 28255840.

[7] Swayambunathan J, Dasgupta A, Rosenberg PS, Hannan MT, Kiel DP, Bhattacharyya T. Incidence of hip fracture over 4 decades in the Framingham heart study. JAMA Intern Med. 2020;180(9):1225–1231. https://doi.org/10.1001/jamainternmed.2020.2975. PMID: 32730556; PMCID: PMC7385683.

[8] Penrod JD, Litke A, Hawkes WG, Magaziner J, Doucette JT, Koval KJ, Silberzweig SB, Egol KA, Siu AL. The association of race, gender, and comorbidity with mortality and function after hip fracture. J Gerontol A Biol Sci Med Sci. 2008;63(8):867–872. https://doi. org/10.1093/gerona/63.8.867. PMID: 18772476; PMCID: PMC3807236.

[9] Feely MA, Collins CS, Daniels PR, Kebede EB, Jatoi A, Mauck KF. Preoperative testing before noncardiac surgery: guidelines and recommendations. Am Fam Physician. 2013;87(6):414–418.

[10] National Institute for Clinical Excellence. Preoperative tests: the use of routine preoperative tests for elective surgery. https://www.nice.org.uk/guidance/ng45/chapter/Recommendations#table-2-intermediate-surgery. Accessed 12 Dec 2020.

[11] Duceppe E, Patel A, Chan MTV, Berwanger O, Ackland G, Kavsak PA, Rodseth R, Biccard B, Chow CK, Borges FK, Guyatt G, Pearse R, Sessler DI, Heels-Ansdell D, Kurz A, Wang CY, Szczeklik W, Srinathan S, Garg AX, Pettit S, Sloan EN, Januzzi JL Jr, McQueen M, Buse GL, Mills NL, Zhang L, Sapsford R, Paré G, Walsh M, Whitlock R, Lamy A, Hill S, Thabane L, Yusuf S, Devereaux PJ. Preoperative N-terminal pro-B-type natriuretic peptide and cardiovascular events after noncardiac surgery: a cohort study. Ann Intern Med. 2020;172(2):96–104. https://doi. org/10.7326/M19-2501. Epub 2019; Dec 24. PMID: 31869834.

[12] Ushirozako H, Ohishi T, Fujita T, et al. Does N-terminal pro-brain type natriuretic peptide predict cardiac

complications after hip fracture surgery? Clin Orthop Relat Res. 2017;475(6):1730–1736. https://doi.org/10.1007/s11999-017-5245-5.

[13] Botto F, Alonso-Coello P, Chan MT, Villar JC, Xavier D, Srinathan S, Guyatt G, Cruz P, Graham M, Wang CY, Berwanger O, Pearse RM, Biccard BM, Abraham V, Malaga G, Hillis GS, Rodseth RN, et al. Vascular events In noncardiac Surgery patIents cOhort evaluatioN (VISION) Writing Group, on behalf of The Vascular events In noncardiac Surgery patIents cOhort evaluatioN (VISION) Investigators; Appendix 1. The Vascular events In noncardiac Surgery patIents cOhort evaluatioN (VISION) Study Investigators Writing Group; Appendix 2. The Vascular events In noncardiac Surgery patIents cOhort evaluatioN Operations Committee; Vascular events In noncardiac Surgery patIents cOhort evaluatioN VISION Study Investigators. Myocardial injury after noncardiac surgery: a large, international, prospective cohort study establishing diagnostic criteria, characteristics, predictors, and 30-day outcomes. Anesthesiology. 2014;120(3):564–578. https://doi.org/10.1097/ALN.0000000000000113. PMID: 24534856.

[14] Brett AS. Reviewing writing committee for the VISION study investigators. JAMA. 2017; Apr 25.

[15] Fleisher LA, Beckman JA, Brown KA, et al. American College of Cardiology. American Heart Association Task Force on Practice Guidelines (writing committee to revise the 2002 guidelines on perioperative cardiovascular evaluation for noncardiac surgery); American Society of Echocardiography; American Society of Nuclear Cardiology; Heart Rhythm Society; Society of Cardiovascular Anesthesiologists; Society for Cardiovascular Angiography and Interventions; Society for Vascular Medicine and Biology; Society for Vascular Surgery. ACC/AHA 2007 guidelines on perioperative cardiovascular evaluation and care for noncardiac surgery [published corrections appear]. J Am Coll Cardiol. 2007;50(17):e242. J Am Coll Cardiol. 2008;52(9):793–794. J Am Coll Cardiol. 2007;50(17):e159–e241.

[16] Qaseem A, Snow V, Fitterman N, et al.; Clinical Efficacy Assessment Subcommittee of the American College of Physicians. Risk assessment for and strategies to reduce perioperative pulmonary complications for patients undergoing noncardiothoracic surgery. Ann Intern Med. 2006;144(8):575–580.

[17] Douglas PS, Garcia MJ, Haines DE, Lai WW, Manning WJ, Patel AR, Picard MH, Polk DM, Ragosta M, Ward RP, Weiner RB. ACCF/ASE/AHA/ASNC/HFSA/HRS/SCAI/SCCM/SCCT/SCMR 2011 appropriate use criteria for echocardiography: a report of the American College of Cardiology Foundation Appropriate Use Criteria Task Force, American Society of Echocardiography, American Heart Association, American Society of Nuclear Cardiology, Heart Failure Society of America, Heart Rhythm Society, Society for Cardiovascular Angiography and Interventions, Society of Critical Care Medicine, Society of Cardiovascular Computed Tomography, and Society for Cardiovascular Magnetic Resonance. J Am Soc Echocardiogr. 2011;24:229–267.

[18] Sinvani L, et al. Preoperative noninvasive cardiac testing in older adults with hip fracture: a multi-site study. J Am Geriatr Soc. 2020;68(8):1690–1697.

[19] Sugawara A, Hanada S, Hayashi K, Kurosawa A, Suno M, Kunisawa T. Anesthetic management using effect-site target-controlled infusion of dexmedetomidine. J Clin Anesth. 2019;55:42. https://doi.org/10.1016/j.jclinane.2018.12.022. Epub 2018 Dec 27. PMID: 30594679.

[20] McGee S. Etiology and diagnosis of systolic murmurs in adults. Am J Med. 2010;123(10):913–921.e1. https://doi.org/10.1016/j.amjmed.2010.04.027. PMID: 20920693.

[21] Park HY, Kim S, Sohn HS, Kwon JW. The association between polypharmacy and hip fracture in osteoporotic women: a nested case-control study in South Korea. Clin Drug Investig. 2019;39(1):63–71. https://doi.org/10.1007/s40261-018-0716-3. PMID: 30306340.

[22] Butt DA, Mamdani M, Austin PC, Tu K, Gomes T, Glazier RH. The risk of hip fracture after initiating antihypertensive drugs in the elderly. Arch Intern Med. 2012;172(22):1739–1744. https://doi.org/10.1001/2013.jamainternmed.469. PMID: 23165923.

[23] Brännström J, Lövheim H, Gustafson Y, Nordström P. Association between antidepressant drug use and hip fracture in older people before and after treatment initiation. JAMA Psychiat. 2019;76(2):172–179. https://doi.org/10.1001/jamapsychiatry.2018.3679. PMID: 30601883; PMCID: PMC6440395.

[24]   Roshanov PS, Rochwerg B, Patel A, Salehian O, Duceppe E, Belley-Côté EP, Guyatt GH, Sessler DI, Le Manach Y, Borges FK, Tandon V, Worster A, Thompson A, Koshy M, Devereaux B, Spencer FA, Sanders RD, Sloan EN, Morley EE, Paul J, Raymer KE, Punthakee Z, Devereaux PJ. Withholding versus continuing angiotensin-converting enzyme inhibitors or angiotensin II receptor blockers before noncardiac surgery: an analysis of the Vascular events In noncardiac Surgery patIents cOhort evaluatioN prospective cohort. Anesthesiology. 2017;126(1):16–27. https://doi.org/10.1097/ALN.0000000000001404. PMID: 27775997.

[25]   Fleisher LA, Fleischmann KE, Auerbach AD, Barnason SA, et al. ACC/AHA guideline on perioperative cardiovascular evaluation and management of patients undergoing noncardiac surgery: a report of the American College of Cardiology/American Heart Association Task Force on practice guidelines. J Am Coll Cardiol. 2014;64(22):e77–e137.

[26]   Kristensen SD, Knuuti J, Saraste A, Anker S, Bøtker HE, Hert SD, Ford I, Gonzalez-Juanatey JR, Gorenek B, Heyndrickx GR, Hoeft A, Huber K, Iung B, Kjeldsen KP, Longrois D, Lüscher TF, Pierard L, Pocock S, Price S, Roffi M, Sirnes PA, Sousa-Uva M, Voudris V, Funck-Brentano C, Authors/Task Force Members. 2014 ESC/ESA guidelines on non-cardiac surgery: cardiovascular assessment and management: the joint task force on non-cardiac surgery: cardiovascular assessment and management of the European Society of Cardiology (ESC) and the European Society of Anaesthesiology (ESA). Eur Heart J. 2014;35(35):2383–2431. https://doi.org/10.1093/eurheartj/ehu282. Epub 2014 Aug 1. PMID: 25086026.

[27]   Duceppe E, Parlow J, MacDonald P, Lyons K, McMullen M, Srinathan S, Graham M, Tandon V, Styles K, Bessissow A, Sessler DI, Bryson G, Devereaux PJ. Canadian Cardiovascular Society guidelines on perioperative cardiac risk assessment and management for patients who undergo noncardiac surgery. Can J Cardiol. 2017;33(1):17–32. https://doi.org/10.1016/j.cjca.2016.09.008. Epub 2016 Oct 4. Erratum in: Can J Cardiol. 2017 Dec;33(12):1735. PMID: 27865641.

[28]   American Society of Anesthesiologists Task Force on Perioperative Management of patients with obstructive sleep apnea. Practice guidelines for the perioperative management of patients with obstructive sleep apnea: an updated report by the American Society of Anesthesiologists Task Force on Perioperative Management of patients with obstructive sleep apnea. Anesthesiology. 2014;120(2):268–286. https://doi.org/10.1097/ALN.0000000000000053. PMID: 24346178.

[29]   Douketis JD, Spyropoulos AC, Spencer FA, Mayr M, Jaffer AK, Eckman MH, Dunn AS, Kunz R. Perioperative management of antithrombotic therapy: antithrombotic therapy and prevention of thrombosis, 9th ed: American College of chest physicians evidence-based clinical practice guidelines. Chest. 2012;141(2 Suppl):e326S–e350S. https://doi.org/10.1378/chest.11-2298. Erratum in: Chest. 2012 Apr;141(4):1129. PMID: 22315266; PMCID: PMC3278059.

[30]   Cohn SL, Fernandez Ros N. Comparison of 4 cardiac risk calculators in predicting postoperative cardiac complications after noncardiac operations. Am J Cardiol. 2018;121(1):125–130. https://doi.org/10.1016/j.amjcard.2017.09.031. Epub 2017 Oct 13. PMID: 29126584.

[31]   Alrezk R, Jackson N, Al Rezk M, Elashoff R, Weintraub N, Elashoff D, Fonarow GC. Derivation and validation of a geriatric-sensitive perioperative cardiac risk index. J Am Heart Assoc. https://doi.org/10.1161/JAHA.117.006648. Originally published15 Nov 2017.

[32]   Geriatric-Sensitive Perioperative Cardiac Risk Index | GSCRI | QxMD. Accessed 16 Jan 2021.

[33]   ACS Risk Calculator - Home Page (facs.org). Accessed 16 Jan 2021.

[34]   Wang X, Zhao BJ, Su Y. Can we predict postoperative complications in elderly Chinese patients with hip fractures using the surgical risk calculator? Clin Interv Aging. 2017;12:1515–1520. https://doi.org/10.2147/CIA.S142748. PMID: 29026289; PMCID: PMC5626238.

[35]   Gupta Postoperative Respiratory Failure Risk Calculator (mdapp.co). Accessed 16 Jan 2021.

[36]   Smetana GW, Lawrence VA, Cornell JE. Preoperative pulmonary risk stratification for noncardiothoracic surgery: systematic review for the American College of Physicians. Ann Intern Med. 2006;144:581–595. [Epub ahead of print 18 April 2006]. https://doi.org/10.732 6/0003-4819-144-8-200604180-00009.

[37] Sieber FE, Mears S, Lee H, Gottschalk A. Postoperative opioid consumption and its relationship to cognitive function in older adults with hip fracture. J Am Geriatr Soc. 2011;59(12):2256–2262. https://doi.org/10.1111/j.1532-5415.2011.03729. x. Epub 2011 Nov 7. PMID: 22092232; PMCID: PMC3245376.

[38] Dixon J, Ashton F, Baker P, Charlton K, Bates C, Eardley W. Assessment and early management of pain in hip fractures: the impact of paracetamol. Geriatr Orthop Surg Rehabil. 2018;9:2151459318806443. https://doi.org/10.1177/2151459318806443. PMID: 30377550; PMCID: PMC6202735.

[39] Handoll HH, Queally JM, Parker MJ. Pre-operative traction for hip fractures in adults. Cochrane Database Syst Rev. 2011;12:CD000168. https://doi.org/10.1002/14651858. CD000168.pub3. Affiliations expand.

[40] Southwell-Keely JP, Russo RR, March L, Cumming R, Cameron I, Brnabic AJ. Antibiotic prophylaxis in hip fracture surgery: a metaanalysis. Clin Orthop Relat Res. 2004;419:179–184. https://doi.org/10.1097/00003086-200402000-00029. PMID: 15021151.

[41] Southwell-Keely JP, Russo RR, March L, Cumming R, Cameron I, Brnabic AJM. Antibiotic prophylaxis in hip fracture surgery: a metaanalysis. Clin Orthop Relat Res. 2004;419:179–184.

[42] Antibiotic prophylaxis in patients with orthopedic implants undergoing dental procedures: a review of clinical effectiveness, safety, and guidelines [Internet]. Ottawa: Canadian Agency for Drugs and Technologies in Health; 2016. PMID: 27030856.

[43] Falck-Ytter Y, Francis CW, Johanson NA, et al. Prevention of VTE in orthopedic surgery patients: antithrombotic therapy and prevention of thrombosis, 9th ed: American College of Chest Physicians evidence-based clinical practice guidelines. Chest. 2012;141:e278S–e325S.

[44] British Orthopaedic Association. The care of patients with fragility fracture. http://www.fractures. com/pdf/BOA-BGS-Blue-Book. pdf. Last accessed 16 Jan 2021.

[45] National Institute for Health and Clinical Excellence. Venous thromboembolism in over 16s: reducing the risk of hospital-acquired deep vein thrombosis or pulmonary embolism. https://www.nice.org.uk/guidance/ng89. Last accessed 21 Jan 2021.

[46] Flevas DA, Megaloikonomos PD, Dimopoulos L, Mitsiokapa E, Koulouvaris P, Mavrogenis AF. Thromboembolism prophylaxis in orthopaedics: an update. EFORT Open Rev. 2018;3(4):136–148.

[47] Scottish Intercollegiate Guidelines Network (SIGN). Management of hip fractures in older people. Edinburgh: SIGN; 2009. http://www.sign.ac.uk/pdf/sign111.pdf. Last accessed Jan 2021.

[48] Shin WC, Woo SH, Lee SJ, Lee JS, Kim C, Suh KT. Preoperative prevalence of and risk factors for venous thromboembolism in patients with a hip fracture: an indirect multidetector CT venography study. J Bone Joint Surg Am. 2016;98(24):2089–2095. https://doi.org/10.2106/JBJS.15.01329. PMID: 28002372.

[49] Hung WW, Egol KA, Zuckerman JD, Siu AL. Hip fracture management: tailoring care for the older patient. JAMA. 2012;307(20):2185–2194. https://doi.org/10.1001/jama.2012.4842. PMID: 22618926.

[50] Chong CP, Savige JA, Lim WK. Medical problems in hip fracture patients. Arch Orthop Trauma Surg. 2010;130(11):1355–1361. https://doi.org/10.1007/s00402-009-1038-y. Epub 2010 Jan 5. PMID: 20049603.

[51] Goh EL, Lerner RG, Achten J, Parsons N, Griffin XL, Costa PML. Complications following hip fracture: results from the world hip trauma evaluation cohort study. Injury. 2020;51(6):1331–1336. https://doi.org/10.1016/j.injury.2020.03.031. Epub 2020 Mar 30. PMID: 32268962; PMCID: PMC7322551.

[52] McLaughlin MA, Orosz GM, Magaziner J, Hannan EL, McGinn T, Morrison RS, Hochman T, Koval K, Gilbert M, Siu AL. Preoperative status and risk of complications in patients with hip fracture. J Gen Intern Med. 2006;21(3):219–225. https://doi.org/10.1111/j.1525-1497.2006.00318. x. Epub 2005 Dec 22. PMID: 16390507; PMCID: PMC1828089.

[53] Orosz GM, Magaziner J, Hannan EL, Morrison RS, Koval K, Gilbert M, McLaughlin M, Halm EA, Wang JJ, Litke A, Silberzweig SB, Siu AL. Association of timing of surgery for hip fracture and patient outcomes. JAMA. 2004;291(14):1738–1743. https://doi.org/10.1001/jama.291.14.1738. PMID: 15082701; PMCID: PMC1454713.

[54] Vidán MT, Sánchez E, Gracia Y, Marañón E, Vaquero J, Serra JA. Causes and effects of surgical delay in patients with hip fracture: a cohort study. Ann Intern Med. 2011;155(4):226–233. https://doi.org/10.7326/0003-4819-155-4-

201108160-00006. PMID: 21844548.

[55] Fleisher LA, Beckman JA, Brown KA, Calkins H, Chaikof EL, Fleischmann KE, Freeman WK, Froehlich JB, Kasper EK, Kersten JR, Riegel B, Robb JF, Smith SC Jr, Jacobs AK, Adams CD, Anderson JL, Antman EM, Buller CE, Creager MA, Ettinger SM, Faxon DP, Fuster V, Halperin JL, Hiratzka LF, Hunt SA, Lytle BW, Nishimura R, Ornato JP, Page RL, Riegel B, Tarkington LG, Yancy CW. American College of Cardiology; American Heart Association task force on practice guidelines (writing committee to revise the 2002 guidelines on perioperative cardiovascular evaluation for noncardiac surgery); American Society of Echocardiography; American Society of Nuclear Cardiology; Heart Rhythm Society; Society of Cardiovascular Anesthesiologists; Society for Cardiovascular Angiography and Interventions; Society for Vascular Medicine and Biology; Society for Vascular Surgery. ACC/AHA 2007 guidelines on perioperative cardiovascular evaluation and care for noncardiac surgery: a report of the American College of Cardiology/American Heart Association task force on practice guidelines (writing committee to revise the 2002 guidelines on perioperative cardiovascular evaluation for noncardiac surgery) developed in collaboration with the American Society of Echocardiography, American Society of Nuclear Cardiology, Heart Rhythm Society, Society of Cardiovascular Anesthesiologists, Society for Cardiovascular Angiography and Interventions, Society for Vascular Medicine and Biology, and Society for Vascular Surgery. J Am Coll Cardiol. 2007;50(17):e159–e241. https://doi.org/10.1016/j.jacc.2007.09.003. Erratum in: J Am Coll Cardiol. 2007 Oct 23;50(17):e242. Erratum in: J Am Coll Cardiol. 2008 Aug 26;52(9):793–794. Chaikof, Elliott [corrected to Chaikof, Elliott L]. PMID: 17950140.

[56] Smeets SJ, Poeze M, Verbruggen JP. Preoperative cardiac evaluation of geriatric patients with hip fracture. Injury. 2012;43(12):2146–2151. https://doi.org/10.1016/j.injury.2012.08.007. Epub 2012 Sep 18. PMID: 22995981.

[57] Huddleston JM, Gullerud RE, Smither F, Huddleston PM, Larson DR, Phy MP, Melton LJ, Roger VL. Myocardial infarction after hip fracture repair: a population-based study. J Am Geriatr Soc. 2012;60:2020–2026.

[58] Vallet H, Breining A, Le Manach Y, et al. Isolated cardiac troponin rise does not modify the prognosis in elderly patients with hip fracture. Medicine. 2017;96(7):e6169. https://doi.org/10.1097/md.0000000000006169.

[59] Cullen MW, Gullerud RE, Larson DR, Melton LJ 3rd, Huddleston JM. Impact of heart failure on hip fracture outcomes: a population-based study. J Hosp Med. 2011;6(9):507–512. https://doi.org/10.1002/jhm.918. Epub 2011 Oct 31. PMID: 22042721; PMCID: PMC3230699.

[60] Xiang G, Dong X, Xu T, Feng Y, He Z, Ke C, Xiao J, Weng YM. A nomogram for prediction of postoperative pneumonia risk in elderly hip fracture patients. Risk Manag Healthc Policy. 2020;13:1603–1611. https://doi.org/10.2147/RMHP.S270326. PMID: 32982518; PMCID: PMC7502327.

[61] Chang SC, Lai JI, Lu MC, Lin KH, Wang WS, Lo SS, Lai YC. Reduction in the incidence of pneumonia in elderly patients after hip fracture surgery: an inpatient pulmonary rehabilitation program. Medicine (Baltimore). 2018;97(33):e11845. https://doi.org/10.1097/MD.0000000000011845. PMID: 30113476; PMCID: PMC6113002.

[62] Fabian TC, Hoots AV, Stanford DS, Patterson CR, Mangiante EC. Fat embolism syndrome: prospective evaluation in 92 fracture patients. Crit Care Med. 1990;18(1):42–46. PMID: 2293968.

[63] Shaikh N. Emergency management of fat embolism syndrome. J Emerg Trauma Shock. 2009;2(1):29–33. https://doi.org/10.4103/0974-2700.44680. PMID: 19561953; PMCID: PMC2700578.

[64] Li CT, Reddy YN, Bonnichsen CR. 62-year-old woman with acute hypotension and hypoxia after surgical repair of hip. Mayo Clin Proc. 2016;91(8):e111–e116. https://doi.org/10.1016/j.mayocp.2016.03.011. Epub 2016 May 26. PMID: 27236427.

[65] Miller TE, Myles PS. Perioperative fluid therapy for major surgery. Anesthesiology. 2019;130(5):825–832. https://doi.org/10.1097/ALN.0000000000002603. Erratum in: Anesthesiology. 2020 Feb;132(2):405. PMID: 30789364.

[66] Feldheiser A, Aziz O, Baldini G, Cox BP, Fearon KC, Feldman LS, Gan TJ, Kennedy RH, Ljungqvist O, Lobo DN, Miller T, Radtke FF, Ruiz Garces T, Schricker T, Scott MJ, Thacker JK, Ytrebø LM, Carli F. Enhanced Recovery After Surgery (ERAS) for gastrointestinal surgery, part 2: consensus statement for anaesthesia practice. Acta Anaesthesiol Scand. 2016;60:289–334.

[67] Varadhan KK, Lobo DN. A meta-analysis of randomised controlled trials of intravenous fluid therapy in major

elective open abdominal surgery: getting the balance right. Proc Nutr Soc. 2010;69:488–498.

[68] Brandstrup B, Svendsen PE, Rasmussen M, Belhage B, Rodt SA, Hansen B, Moller DR, Lundbech LB, Andersen N, Berg V, Thomassen N, Andersen ST, Simonsen L. Which goal for fluid therapy during colorectal surgery is followed by the best outcome: near-maximal stroke volume or zero fluid balance? Br J Anaesth. 2012;109:191–199.

[69] Kyziridis TC. Post-operative delirium after hip fracture treatment - a review of the current literature. Psychosoc Med. 2006;3:Doc01. PMID: 19742275; PMCID: PMC2736510.

[70] Robertson BD, Robertson TJ. Postoperative delirium after hip fracture. J Bone Joint Surg Am. 2006;88(9):2060–2068. https://doi.org/10.2106/JBJS.F.00049. PMID: 16951125.

[71] Furlaneto ME, Garcez-Leme LE. Delirium in elderly individuals with hip fracture: causes, incidence, prevalence, and risk factors. Clinics (Sao Paulo). 2006;61(1):35–40. https://doi. org/10.1590/s1807-59322006000100007. Epub 2006; Mar 10. PMID: 16532223.

[72] Lundström M, Olofsson B, Stenvall M, Karlsson S, Nyberg L, Englund U, Borssén B, Svensson O, Gustafson Y. Postoperative delirium in old patients with femoral neck fracture: a randomized intervention study. Aging Clin Exp Res. 2007;19(3):178–186. https://doi. org/10.1007/BF03324687. PMID: 17607084.

[73] Marcantonio ER, Flacker JM, Wright RJ, Resnick NM. Reducing delirium after hip fracture: a randomized trial. J Am Geriatr Soc. 2001;49(5):516–522. https://doi.org/10.1046/j.1532-5415.2001.49108.x.

[74] Kim EM, Li G, Kim M. Development of a risk score to predict postoperative delirium in patients with hip fracture. Anesth Analg. 2020;130(1):79–86. https://doi.org/10.1213/ANE.0000000000004386. PMID: 31478933; PMCID: PMC6917900.

[75] Sieber FE, Neufeld KJ, Gottschalk A, Bigelow GE, Oh ES, Rosenberg PB, Mears SC, Stewart KJ, Ouanes JP, Jaberi M, Hasenboehler EA, Li T, Wang NY. Effect of depth of sedation in older patients undergoing hip fracture repair on postoperative delirium: the STRIDE randomized clinical trial. JAMA Surg. 2018;153(11):987–995. https://doi. org/10.1001/jamasurg. 2018.2602. PMID: 30090923; PMCID: PMC6583071.

[76] Sieber F, Neufeld KJ, Gottschalk A, Bigelow GE, Oh ES, Rosenberg PB, Mears SC, Stewart KJ, Ouanes JP, Jaberi M, Hasenboehler EA, Wang NY. Depth of sedation as an interventional target to reduce postoperative delirium: mortality and functional outcomes of the strategy to reduce the incidence of postoperative delirium in elderly patients randomised clinical trial. Br J Anaesth. 2019;122(4):480–489. https://doi.org/10.1016/j.bja.2018.12.021. Epub 2019 Feb 4. PMID: 30857604; PMCID: PMC64359.

[77] Ungur AL, Neumann T, Borchers F, Spies C. Perioperative management of alcohol withdrawal syndrome. Visc Med. 2020;36(3):160–166. https://doi.org/10.1159/000507595. Epub 2020 Jun 9. PMID: 32775345; PMCID: PMC7383285.

[78] Wang Y, Tang J, Zhou F, Yang L, Wu J. Comprehensive geriatric care reduces acute perioperative delirium in elderly patients with hip fractures: a meta-analysis. Medicine (Baltimore). 2017;96(26):e7361. https://doi.org/10.1097/MD.0000000000007361. PMID: 28658156; PMCID: PMC5500078.

[79] Carpintero P, Caeiro JR, Carpintero R, Morales A, Silva S, Mesa M. Complications of hip fractures: a review. World J Orthop. 2014;5(4):402–411. https://doi.org/10.5312/wjo. v5.i4.402. PMID: 25232517; PMCID: PMC4133447.

[80] Ulucay C, Eren Z, Kaspar EC, Ozler T, Yuksel K, Kantarci G, Altintas F. Risk factors for acute kidney injury after hip fracture surgery in the elderly individuals. Geriatr Orthop Surg Rehabil. 2012;3(4):150–156. https://doi. org/10.1177/2151458512473827. PMID: 23569709; PMCID: PMC3598517.

[81] Merchant RA, Lui KL, Ismail NH, Wong HP, Sitoh YY. The relationship between postoperative complications and outcomes after hip fracture surgery. Ann Acad Med Singap. 2005;34(2):163–168. PMID: 15827663.

[82] Wald H, Epstein A, Kramer A. Extended use of indwelling urinary catheters in postoperative hip fracture patients. Med Care. 2005;43(10):1009–1017. https://doi.org/10.1097/01. mlr.0000178199.07789.32. PMID: 16166870.

[83] Schneider MA. Prevention of catheter-associated urinary tract infections in patients with hip fractures through education of nurses to specific catheter protocols. Orthop Nurs. 2012;31(1):12–18. https://doi.org/10.1097/NOR.0b013e3182419619. PMID: 22278644.

[84] Gould CV, Umscheid CA, Agarwal RK, Kuntz G, Pegues DA, Healthcare Infection Control Practices Advisory

Committee. Guideline for prevention of catheter-associated urinary tract infections 2009. Infect Control Hosp Epidemiol. 2010;31(4):319–326. https://doi. org/10.1086/651091. PMID: 20156062.

[85] Versluysen M. Pressure sores in elderly patients. The epidemiology related to hip operations. J Bone Joint Surg Br. 1985;67(1):10–13. https://doi.org/10.1302/0301-620X. 67B1.3968129. PMID: 3968129.

[86] Partanen J, Syrjälä H, Vähänikkilä H, Jalovaara P. Impact of deep infection after hip fracture surgery on function and mortality. J Hosp Infect. 2006;62(1):44–49. https://doi.org/10.1016/j. jhin.2005.04.020. Epub 2005 Oct 10. PMID: 16221508.

[87] Kayani B, Onochie E, Patil V, Begum F, Cuthbert R, Ferguson D, Bhamra J, Sharma A, Bates P, Haddad FS. Infographic: the effects of COVID-19 on perioperative morbidity and mortality in patients with hip fractures. Bone Joint J. 2020;102-B(10):1279–1280. https://doi. org/10.1302/0301-620X. 102B10.BJJ-2020-1774. PMID: 32993335.

[88] De C, Wignall A, Giannoudis V, Jimenez A, Sturdee S, Aderinto J, Pandit H, Palan J, Gulati A. Peri-operative outcomes and predictors of mortality in COVID-19 positive patients with hip fractures: a multicentre study in the UK. Indian J Orthop. 2020;54(Suppl 2):1–11. https://doi.org/10.1007/s43465-020-00272-7. Epub ahead of print. PMID: 33052147; PMCID: PMC7545153.

[89] Bovonratwet P, Bohl DD, Russo GS, Ondeck NT, Nam D, Della Valle CJ, Grauer JN. How common-and how serious- is Clostridium difficile colitis after geriatric hip fracture? Findings from the NSQIP dataset. Clin Orthop Relat Res. 2018;476(3):453–462. https://doi. org/10.1007/s11999.0000000000000099. PMID: 29443839; PMCID: PMC6260047.

[90] Spahn DR. Anemia and patient blood management in hip and knee surgery: a systematic review of the literature. Anesthesiology. 2010;113(2):482–495. https://doi.org/10.1097/ALN.0b013e3181e08e97. PMID: 20613475.

[91] Foss NB, Kristensen MT, Kehlet H. Anaemia impedes functional mobility after hip fracture surgery. Age Ageing. 2008;37(2):173–178. https://doi.org/10.1093/ageing/afm161. PMID: 18349013.

[92] Peck J, Kepecs DM, Mei B, et al. The effect of preoperative administration of intravenous tranexamic acid during revision hip arthroplasty: a retrospective study. J Bone Joint Surg Am. 2018;100(17):1509–1516. https://doi. org/10.2106/jbjs.17.01212.

[93] Dai CQ, Wang LH, Zhu YQ, Xu GH, Shan JB, Huang WC, Wei LH, Zhou FL, Li Y. Risk factors of perioperative blood transfusion in elderly patients with femoral intertrochanteric fracture. Medicine (Baltimore). 2020;99(15):e19726. https://doi.org/10.1097/MD.0000000000019726.

[94] Carson JL, Terrin ML, Magaziner J, Chaitman BR, Apple FS, Heck DA, Sanders D, FOCUS Investigators. Transfusion trigger trial for functional outcomes in cardiovascular patients undergoing surgical hip fracture repair (FOCUS). Transfusion. 2006;46(12):2192–2206. https://doi.org/10.1111/j.1537-2995.2006.01056. x. PMID: 17176334.

[95] Zhu C, Yin J, Wang B, Xue Q, Gao S, Xing L, Wang H, Liu W, Liu X. Restrictive versus liberal strategy for red blood-cell transfusion in hip fracture patients: a systematic review and meta-analysis. Medicine (Baltimore). 2019;98(32):e16795. https://doi.org/10.1097/MD.0000000000016795.

[96] Golinvaux NS, Bohl DD, Basques BA, Baumgaertner MR, Grauer JN. Diabetes confers little to no increased risk of postoperative complications after hip fracture surgery in geriatric patients. Clin Orthop Relat Res. 2015;473(3):1043–1051. https://doi.org/10.1007/s11999-014-3945-7. Epub 2014 Sep 20. PMID: 25238805; PMCID: PMC4317441.

[97] Lee T, Lee Y, Chen J, et al. Impact of type 2 diabetes on postoperative outcome after hip fracture: nationwide population-based study in Taiwan. BMJ Open Diabetes Res Care. 2020;8:e000843. https://doi.org/10.1136/bmjdrc-2019-000843.

[98] Bohl DD, Shen MR, Hannon CP, Fillingham YA, Darrith B, Della Valle CJ. Serum albumin predicts survival and postoperative course following surgery for geriatric hip fracture. J Bone Joint Surg Am. 2017;99(24):2110–2118. https://doi.org/10.2106/JBJS.16.01620. Erratum in: J Bone Joint Surg Am. 2018 Mar 21;100(6):e41. PMID: 29257017.

[99] Myint MW, Wu J, Wong E, Chan SP, To TS, Chau MW, Ting KH, Fung PM, Au KS. Clinical benefits of oral

nutritional supplementation for elderly hip fracture patients: a single blind randomised controlled trial. Age Ageing. 2013;42(1):39–45. https://doi.org/10.1093/ageing/afs078. Epub 2012 Jun 8. PMID: 22685164.

[100] Haleem S, Heinert G, Parker MJ. Pressure sores and hip fractures. Injury. 2008;39(2):219–223. https://doi.org/10.1016/j.injury.2007.08.030. Epub 2008 Jan 29. PMID: 18234201.

[101] Qaseem A, Humphrey LL, Forciea MA, Starkey M, Denberg TD, Clinical Guidelines Committee of the American College of Physicians. Treatment of pressure ulcers: a clinical practice guideline from the American College of Physicians. Ann Intern Med. 2015;162(5):370–379. https://doi.org/10.7326/M14-1568. PMID: 25732279.

[102] Rohatgi N, Wei PH, Grujic O, Ahuja N. Surgical comanagement by hospitalists in colorectal surgery. J Am Coll Surg. 2018;227(4):404–410.e5.

[103] Maxwell BG, Mirza A. Medical comanagement of hip fracture patients is not associated with superior perioperative outcomes: a propensity score-matched retrospective cohort analysis of the national surgical quality improvement project. J Hosp Med. 2020;15(8):468–474. https://doi.org/10.12788/jhm.3343. PMID: 31869291.

[104] Colwell J. Helping hip fractures: is comanagement the answer? ACP Hospitalist, December 2020, p. 8.

[105] Morris JC, Moore A, Kahan J, Shapiro M, Li J, Spadaccino B, Baumgaertner M, O'Connor MI. Integrated fragility hip fracture program: a model for high quality care. J Hosp Med. 2020;15(8):461–467. https://doi.org/10.12788/jhm.3365. PMID: 32118555.

[106] Sinvani L, Goldin M, Roofeh R, Idriss N, Goldman A, Klein Z, Mendelson DA, Carney MT. Implementation of hip fracture co-management program (AGS CoCare: Ortho®) in a large health system. J Am Geriatr Soc. 2020;68:1706–1713.

[107] Shaw M, Pelecanos AM, Mudge AM. Evaluation of internal medicine physician or multidisciplinary team comanagement of surgical patients and clinical outcomes: a systematic review and meta-analysis. JAMA Netw Open. 2020;3(5):e204088. https://doi.org/10.1001/jamanetworkopen.2020.4088. PMID: 32369179; PMCID: PMC7201311.

[108] Baroni M, Serra R, Boccardi V, Ercolani S, Zengarini E, Casucci P, Valecchi R, Rinonapoli G, Caraffa A, Mecocci P, Ruggiero C. The orthogeriatric comanagement improves clinical outcomes of hip fracture in older adults. Osteoporos Int. 2019;30(4):907–916. https://doi. org/10.1007/s00198-019-04858-2. Epub 2019 Feb 4. PMID: 30715561.

[109] Swart E, Vasudeva E, Makhni EC, Macaulay W, Bozic KJ. Dedicated perioperative hip fracture comanagement programs are cost-effective in high-volume centers: an economic analysis. Clin Orthop Relat Res. 2016;474(1):222–233. https://doi.org/10.1007/s11999-015-4494-4. Epub 2015 Aug 11.

[110] Stephens JR, Chang JW, Liles EA, Adem M, Moore C. Impact of hospitalist vs. non-hospitalist services on length of stay and 30-day readmission rate in hip fracture patients. Hosp Pract (1995). 2019;47(1):24–27. https://doi.org/10.1080/21548331.2019.1537850. Epub 2018 Oct 26. PMID: 30328742.

[111] Bellas N, Stohler S, Staff I, Majk K, Lewis C, Davis S, Kumar M. Impact of preoperative specialty consults on hospitalist comanagement of hip fracture patients. J Hosp Med. 2020;15(1):16–21. https://doi.org/10.12788/jhm.3264. Epub 2019. Aug 16. PMID: 31433780.

第四章　老年髋部骨折治疗的应用解剖学

Justin E. Hellwinkel, Austin C. Kaidi, H. John Cooper

岳家吉　孙　炜 / 译

概述

髋关节是股骨近端和骨盆之间的复杂关节，由一系列精巧的静态和动态稳定结构包绕，并通过下肢承担身体重量。在生命的早期，骨骼强度不断增加，韧带增厚以支撑关节，肌肉逐渐以协调的方式收缩，从而促成行走和运动。由于生理储备随着年龄的增长而逐渐下降，骨质量、韧带强度、肌肉协调性和愈合潜力会发生显著变化。老年人的髋部骨折是这些变化的常见后果。评估基线功能状态、身体需求和患者目标等因素，可以帮助指导治疗策略。骨折损伤的最佳外科治疗需要全面了解局部解剖结构，重建运动功能，并将患者的并发症降至最低。

第一部分：老年患者的解剖学特点

股骨近端骨骼和髋关节周围的软组织随着年龄的增加，会发生显著变化，从而影响老年髋部骨折的治疗。本章节将回顾以上变化。

与年龄相关的股骨近端骨质变化

股骨近端骨骼由 3 个不同的骨化中心组成，在 18 岁时与骨干的主要骨化中心结合[1]。股骨头、大转子和小转子内的 3 个骨化中心分别在 6 个月、4 岁和 14 岁时开始骨化。股骨近端的骨结构通过与髋臼的连接，对肌肉张力和负重产生影响。在早期，根据 Wolff 定律（图 4.1），板层骨的致密小梁网络沿着压应力和拉应力线发展[2]。内侧和外侧主小梁在 18 个月左右开始形成，均从股骨头延伸，以传递压力[2]。次级小梁网和大转子小梁约在 9 岁时形成。股骨距是一根密集的骨柱，位于股骨颈后内侧，是能够将承重力传递到股骨干的主要区域。

图 4.1 股骨近端主要骨小梁和次级骨小梁形成的抗压力和抗张力系统[98]

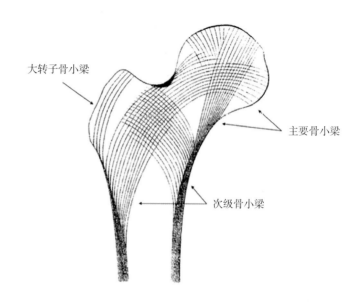

大转子骨小梁

主要骨小梁

次级骨小梁

股骨近端的骨骼在其整个生命期经历动态变形和重塑，老龄化对其的影响已得到了充分研究[3-5]。成年后，随着负重增加，股骨头上部软骨下骨密度持续增加[6]。男性和女性大约在 30 岁时，骨皮质的强度都达到最大值，并在 60 岁时逐步下降，然后在 70~90 岁时迅速地恶化[7, 8]。衰老的自然进程导致骨密度（BMD）降低，尤其是绝经后女性，在很大程度上增加了脆性骨折的风险[9]。力学研究表明，老年女性骨骼的皮质变薄，抵抗压缩和弯曲的能力降低[8]。随着年龄的增长，在 80~90 岁时，这些结构的脆弱性变得更加明显。股骨近端骨骼随着年龄的增长而重塑，并不断向主要骨小梁压缩线和皮质聚集，从而最大限度地增加强度[10]。因此，老年人的骨小梁最终只占股骨颈强度的 10% 左右[10]。在老年人群中，上述各种骨质变化都会增加股骨近端骨折的风险。随着年龄的增长，股骨远端股骨干的前弓增大，这也增加了股骨粗隆下骨折的风险[11, 12]。

年龄相关的骨质变化不仅影响骨折易感性，还影响骨愈合能力，因此对治疗策略产生决定性作用。与年轻患者相比，患有髋部骨折的老年患者股骨头内骨细胞的存活率显著降低，一些区域可能不含存活的骨细胞[13, 14]。骨细胞存活率在 30 岁后开始下降，并在未来的几年中急剧下降。骨细胞的缺乏延缓了正常骨的愈合过程，这也是老年患者，尤其是女性患者髋部骨折后骨坏死率相对较高的原因。动物研究表明，在雌激素缺乏模型中，骨细胞凋亡增加了 4~7 倍[15]。负重运动可增加骨强度，因为骨细胞对机械负荷的反应呈 U 形曲线。在骨完全无负重或过量负重时，皮质骨细胞和小梁骨细胞都会发生凋亡。间歇性机械负荷有助于减少骨细胞凋亡，提高骨代谢率[16]。然而，老化的骨骼对机械刺激的反应较低，年轻人骨骼中所见的强健重塑较少在老年人身上发生[17, 18]。骨折预防及股骨近端骨折内固定术后康复都应考虑这些因素。

与年龄有关的肌肉变化

肌肉质量随着年龄的增长而显著降低[19, 20]。这种"衰老引起的肌肉减少症"是一种公认的现象，可以通过社会、营养和代谢因素来解释[21, 25]。尽管不可逆，但充足的营养和定期的阻力训练可以减缓或防止肌肉减少症的进展[26, 29]。年龄相关的肌肉减少症可能是潜在的骨健康指标，因为下肢肌肉质量的减少与股骨颈骨密度的降低有关[30]。

尽管衰老导致的肌肉减少会影响身体的各个部位，但对下肢的影响更为显著[22, 31, 32]。这并非人类独有的，在所有哺乳动物，包括四足行走的动物中都可以看到[33-35]。下肢肌肉减少症以及由此产生的虚弱与老年人跌倒风险增加有关[36-38]。由于肌肉的动态稳定效率降低，导致平衡感和恢复能力下降。与年龄相关的髋内收肌和外展肌力量减弱，与行走时保持平衡和恢复行走有关[39, 40]。在老年髋部骨折患者中，髋部的臀中肌和臀小肌的横截面积较低，脂肪渗入比例较高[41]。约20%的老年患者存在外展肌肌腱退行性变，这可能也是导致老年人侧方失衡的原因，并增加跌倒和骨折的风险[42]。因此，老年髋部骨折患者的术后康复方案不应低估内收肌－外展肌力量训练的重要性，该类训练方法也适用于择期全髋关节置换术的患者[43, 44]。除了内收肌和外展肌，随着患者年龄的增长，股四头肌的大小和力量也会减少，也应该成为术后康复的关注重点[45, 46]。

第二部分：髋关节的应用外科解剖

髋关节解剖中影响老年髋部骨折治疗的重要因素包括，股骨近端的血管解剖、髋关节囊解剖以及股骨近端周围软组织附着点解剖。

血管供应与骨坏死风险

股骨近端的血管解剖在髋部骨折的治疗中起着关键作用。成人股骨近端的主要血液供应来自股动脉，始于腹股沟韧带下方，穿过缝匠肌和长收肌之间的股骨三角。股动脉在股骨近端内侧走行，其深支股深动脉分为3~4条贯穿动脉，沿走行方向穿过大收肌近端。在大约50%的标本中，旋股内侧动脉（Medial Femoral Circumflex Artery，MFCA）和旋股外侧动脉（Lateral Femoral Circumflex Artery，LFCA）来源于股深动脉，约30%的MFCA分支来自股总动脉（图4.2）[47, 48]。MFCA在髂腰肌和耻骨肌之间走行，然后沿股骨近端向后下降至股骨粗隆间嵴，在穿过闭孔外肌连接囊周动脉环之前向大转子发出一个分支[48]。LFCA起源于股深动脉，并向前移动以连接MFCA的关节囊环状动脉。

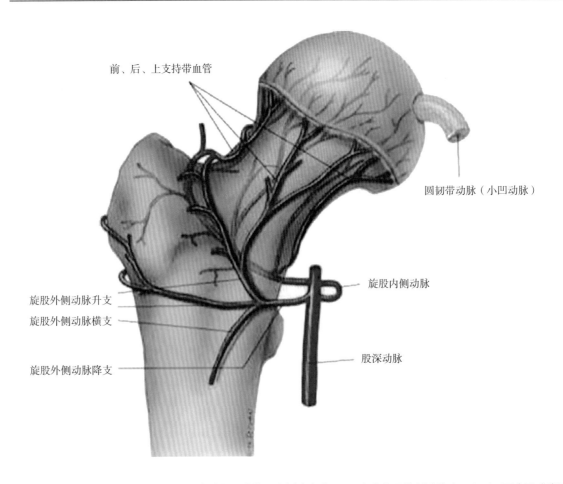

前、后、上支持带血管

圆韧带动脉（小凹动脉）

旋股内侧动脉

股深动脉

旋股外侧动脉升支
旋股外侧动脉横支

旋股外侧动脉降支

图 4.2 股骨近端的血管解剖。股深动脉分支形成旋股内侧动脉（MFCA）和旋股外侧动脉（LFCA），两者形成囊周吻合环。由该血管环发出血管网穿过关节囊，供应股骨颈并终止于头部区域。[感谢 ALPF Medical Research 提供图片，作者添加了注释。(https://www.alpfmedical.info/femoralhead/vascular-supply-to-the-femoral-head. html)]

在早期发育过程中，MFCA 和 LFCA 对股骨近端的供血具有同等作用，随后 MFCA 逐步成为股骨头的主要血供，而 LFCA 逐渐退化[49]。在成人中，MFCA 对股骨头和股骨颈的血流贡献率分别为 82% 和 67%，而 LFCA 对头部和颈部的血流贡献率分别为 18% 和 33%，且主要沿颈部向前下方向走行[50]。MFCA 和 LCFA 在股骨颈底部形成一个环状血管网，它接受来自臀上动脉和臀下动脉的额外微小血流[51]。股骨深部第一穿支和臀下动脉为血管网提供侧支循环，并在股骨颈的后部形成了一个交叉吻合网。颈升支起源于囊外动脉环，沿股骨颈走行并滋养干骺端。共有 4 个初级分支穿过关节囊，在关节软骨边缘形成关节内吻合动脉环。骨骺动脉分支从关节内动脉环发出，进入股骨头。MFCA 的深支在后上方分支为外侧骺动脉，这是股骨头负重部分的主要血液供应来源[48, 52]。

圆韧带动脉位于髋臼内，是闭孔动脉的终末支，位于圆韧带内并通过圆韧带与股骨头凹相连。在发育过程中，圆韧带动脉是股骨头骨骺的主要血液供应，最终在骨骺闭合后与远端干骺动脉形成吻合。在成年人中，该血管对股骨头的滋养作用非常微小。股骨头血液供应中最小部分来自骨内小梁窦的供应。当髋部骨折时，其提供的血运，以及它促进愈合的能力，都会受到损害。

大约一半的髋部骨折是囊内骨折，血液供应薄弱，导致骨坏死发生的风险相当大，愈合的可能性降低。如上所述，囊外髋部骨折的血管供应更为强健，即使在老年人中也很少导致股骨头坏死（Osteonecrosis of the Femoral Head，ONFH）[53]。

从理论上讲，骨折时关节周围穿支血管或 MFCA 深支受到剪切力的破坏是造成 ONFH 的原因。骨折血肿和 MFCA 扭结引发的囊内压升高可能加剧亚急性期的血管压迫并导致损伤[54]。外科治疗过程中，内固定的质量对骨坏死和骨不连的风险也起到重要的作用[55]。所有年龄组非移位性囊内股骨颈骨折的 ONFH 总发生率约为 4%，但移位性股骨颈骨折的 ONFH 总发生率增加至9%~16%[56]。随着年龄的增长，发生骨坏死的风险降低，这可能是因为老年患者股骨颈骨折发生时，承受的能量相对较低。60 岁以下移位的股骨颈骨折患者，骨坏死发生率为 20%。在接受内固定治疗的，伴有移位的股骨颈骨折老年患者中，这一比例下降至约 12%；然而，由于骨不连的高发生率，该治疗方案的再次手术率高达 35%[57-59]。在对 1023 名患者的亚组分析中，手术固定的时机对老年患者的 ONFH 发展没有影响[56]。老年人骨不连率增加与局部血供密切相关，是内固定术后高翻修率的主要原因。尽管股骨颈骨折后出现 ONFH 的情况相对常见，但许多患者仍获得可接受的临床疗效，但在老年患者中，翻修手术率可能高达 30%[60]。

早期发现或预测股骨颈骨折后发生 ONFH，并对患者提供适当的治疗方案，可以降低术后股骨头塌陷和翻修手术的风险。许多影像学方法都试图量化股骨颈骨折发生骨坏死的风险。早期人们对磁共振成像较为关注，但这些研究费用昂贵，且不易开展[61]。在老年髋部骨折患者中，Park 等证明了单光子发射计算机断层扫描 / 计算机断层扫描（SPECT/CT）可预测股骨头坏死，且具有100% 敏感性和 63.6% 特异性[62]。

使用专业的术中器械，也可以在术中评估 ONFH 的风险。Wantaabe 等利用内固定时的髓内氧浓度梯度预测骨坏死，其敏感性为 100%，特异性为 82%[63]。

髋关节囊

具备滑膜内衬的髋关节囊是一种复杂的复合结构，主要由沿股骨颈纵向排列的支持带中的 I型胶原组成[64]。髋关节囊起源于髋臼边缘的近端，其纤维束与髋臼骨膜相连。在远端，前方关节囊附着于股骨粗隆间线，而下方关节囊仅附着于小转子的近端。在上方，关节囊附着在大转子底部与侧颈相接的鞍点上（图 4.3）。关节囊的后部纤维束与轮匝带融合，轮匝带是一系列垂直于股骨颈并插入股骨粗隆间嵴内侧的纤维束。轮匝带支持后囊附着，并形成环状机制，以提供关节囊稳定性，维持股骨头位于髋臼的中心点。3 条囊外韧带呈螺旋状排列，有助于支撑关节，并在 3

图 4.3 髋关节关节囊及周围韧带。髂股韧带、坐股韧带和耻股韧带呈螺旋状排列，允许髋关节在所有平面上保持运动和稳定

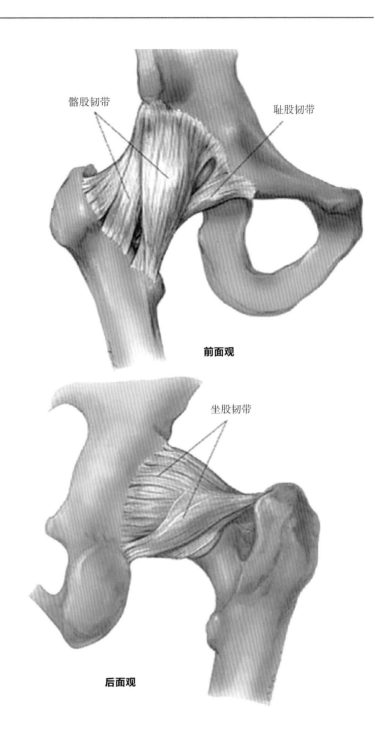

髂股韧带

耻股韧带

前面观

坐股韧带

后面观

个运动平面上提供稳定性。这些韧带（髂股韧带、坐股韧带、耻股韧带）包裹并与髋关节囊融合，每个韧带在维持髋关节稳定性方面具有独特的生物力学作用（图 4.3）。髂股韧带由上下两束组成，两条韧带均起源于髂前下棘和髋臼缘下方，分别沿股骨粗隆间的上下线广泛分布。该韧带在髋关节伸展和外旋时张力最大，为前方关节囊提供强大的支撑。在后方，坐股韧带由上下两束组成，这两束均起源于髋臼后缘，分别附着在上、下轮匝带纤维上，以抵抗髋关节的内旋[65]。耻股韧带起源自髋臼的下半部，附着于小转子附近，外展时张力最大。

髋关节囊前方和上方较厚，且包含多层结构；而后方和下方较薄，构成较为简单。前方韧带在生物力学上能够承受比后方韧带更大的张力，能为髋关节前方稳定提供作用[66]。在髋关节骨折人工股骨头置换中，后侧入路与前侧入路相比，脱位的概率更高[67]。随着年龄的增长，关节囊韧带不断发生生化和功能变化，导致组织强度逐渐降低，造成纤维组织丢失，细胞衰老加剧。Schleifenbaum 等对尸体标本中髋关节的 3 条主要韧带进行了生物力学研究，结果表明，在 55 岁以上的标本中，髂股韧带和耻股韧带的应力最大。按年龄分层时，耻股韧带的弹性模量也显著降低，因此硬度更大。下面将更详细地讨论软组织平衡的手术注意事项。

关节囊周围解剖

髋关节和髋关节囊周围的软组织结构在老年髋关节稳定及骨折治疗中也起着关键作用[68]。虽然髋关节囊韧带在髋关节的静态稳定中起着关键作用，但股骨近端的肌肉也提供了重要的动态稳定。此外，它们也是治疗髋部骨折时必须考虑的重要因素[69-71]。

维持髋关节稳定的主要结构起源于骨盆，并终止于股骨大转子的各个部位，包括臀中肌、臀小肌和髋关节的短外旋肌（梨状肌、闭孔内肌、上下孖肌和闭孔外肌）。大转子也是股外侧肌和股内侧肌的起点。其他终止于股骨近端的肌肉包括髂腰肌（终止于股骨小转子），股方肌（终止于股骨粗隆间嵴），以及臀大肌（部分终止于臀粗隆）。远端的内收肌（长收肌、短收肌和大收肌）沿股骨粗隆线附着。髂腰肌在稳定髋关节方面起着特别重要的作用，因为它覆盖着前方关节囊的绝大部分[70]。

股骨近端的肌肉附着，是髋部骨折患者查体特征的基础，并给予治疗一定的指导。由于骨折线的位置差异，肌肉牵拉的力量会导致典型畸形，畸形也可以预测骨折线位置。由于短外旋肌和外展肌（臀肌）无相应的对抗肌，股骨近端骨折患者常出现腿部缩短和外旋畸形[72]。股骨转子下骨折通常很难复位，因为近端骨折块可以分别因髂腰肌、臀中肌、臀小肌和短外旋肌牵引，而处于相对弯曲、外展和外旋的位置。内收肌也可以外旋腿部，内收肌沿粗隆线广泛且不连续地分布于股骨，会使股骨粗隆间和粗隆下骨折的复位变得困难，并导致内侧明显的粉碎骨折[73]。由于髂腰肌产生前向的牵拉力，伴有小转子骨折的粉碎性骨折在也难以做到解剖复位。研究表明，小转子骨折并不降低患者的功能恢复；然而，尚未对这些患者的长期髋关节稳定性进行研究（图 4.4 和图 4.5）[74, 75]。

第三部分：手术决策

了解上述相关的解剖关键将使外科医生为患者选择最合适的治疗方法，并了解手术技术的细

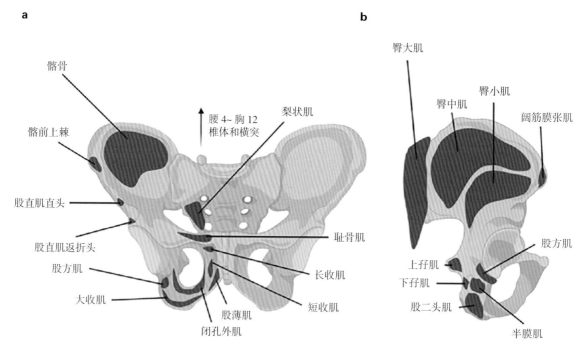

图 4.4　骨盆和骶骨肌肉附着点，这些肌肉维持髋关节的动态平衡

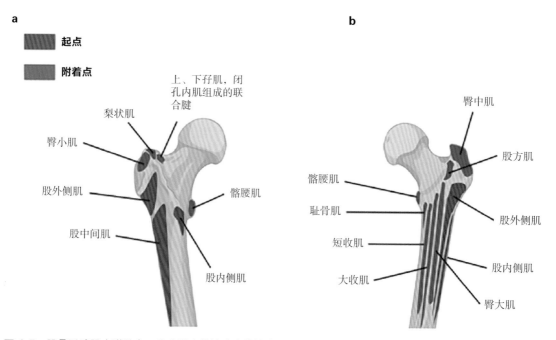

图 4.5　股骨近端肌肉附着点，这些肌肉维持髋关节的动态稳定

节。在需要手术的情况下，髋部骨折的处理要根据患者的生理和年龄、生活方式和基础疾病，选择能够稳定固定或替换骨折碎片的方式，所有这些因素都会导致骨质量的变化。

囊内骨折与囊外骨折

骨折位置与髋关节囊的关系是决定治疗方案的首要因素。如上所述，囊外骨折，包括股骨转子下、转子间和股骨颈基底部骨折，骨折部位都有弥漫且丰富的血管供应。因其具有可靠的愈合能力，通常采用骨折复位内固定治疗，常规使用固定角度的内固定设备，如髓内钉、滑动髋螺钉和螺旋刀片。囊内骨折由于骨折线位于关节滑膜液中，血液供应稀缺，显著影响骨愈合能力 [76]。因此，老年有位移的囊内骨折患者，典型的手术方式是关节置换。

微小移位的囊内骨折

对于髋关节囊内骨折，下一个相关的解剖学考量是移位程度。髋关节囊内微小移位和外翻嵌顿性股骨颈骨折通常可以通过内固定治疗获得成果，通常使用原位空心螺钉或动力髋螺钉（DHS）。在对老年非位移股骨颈骨折内固定治疗的回顾研究中，Conn 等指出，术后 1 年整体骨不连率为 4.3%，骨坏死率为 2.2% [77]。内固定装置的最佳放置位置应最大限度地沿着坚固的皮质骨，从而提供有力支撑。如前文所述，老年人剩余骨的重塑倾向于优先远离小梁，而集中于股骨颈皮质。股骨颈的后部和下部（股骨距）含有最坚固的骨质，是理想的植入物放置位置，从而最大限度地提高承重强度。生物力学上，倒三角形结构的空心螺钉能提供最强的支撑 [78]。采用菱形结构，增加第 4 枚螺钉对降低并发症、改善临床疗效或临床预后没有额外的益处 [79]。近期数据表明，与内固定相比，使用关节置换术治疗老年股骨颈外翻嵌顿性骨折或轻微移位骨折，可将再次手术的风险降低 60%~70%，且在死亡率方面比内固定更有优势 [80, 81]。两种治疗模式的患者满意度和患者报告疗效的结果相似 [82]。

移位囊内骨折

由于骨不连和骨坏死的风险过高而无法接受，老年移位的囊内股骨颈骨折患者，应采用人工关节置换术治疗，为患者重建稳定的负重结构，使其恢复活动功能 [83]。移位的股骨颈骨折行股骨头置换术和全髋关节置换术，均可获得优于内固定的良好疗效。这些手术的风险和受益共存，将在第六章（股骨颈骨折的手术治疗）中深入探讨 [71, 84]。关节置换手术治疗的主要解剖学考虑因素包括手术入路、软组织张力、关节囊处理和骨水泥的使用。

髋关节置换术是老年髋部骨折患者的一项至关重要手术，患者在手术时通常生理储备很少。到目前为止，已经有许多手术入路可供采用，其中后外侧入路一直是使用最广泛的。这反映了手术医生的训练模式，以及该入路髋关节相对容易暴露的本质。然而，对于老年患者，使用相对广泛的术野暴露、增加术中失血和增加手术时间，会显著增加手术风险并延长康复时间，且老年患者往往合并有其他复杂的合并症。较小切口的手术方法可以减少肌肉和关节囊的剥离，更适用于老年患者。保留肌肉的手术切口，对伴有年龄相关性肌减少症的老年患者有益，可以最大限度地保留肌肉储备，减少术后出血和疼痛[85]。Mueller 等利用磁共振成像（MRI）发现，直接外侧入路行髋关节置换术时，老年患者术后 3 个月和 12 个月时，臀中肌脂肪肌萎缩较年轻患者显著增加[86]。在该人群中，肌肉萎缩与更差的临床评分相关。老年患者采用微创的外侧入路，其临床疗效评分显著提高，可以减轻疼痛，减少脂肪萎缩，且与年轻患者无明显差异。Bel 等进一步指出，采用直接外侧入路的 7cm 或更小的切口，可以减少失血，减少术后镇痛需求，缩短行走时间，同时不会增加任何额外的手术并发症或影响植入物的放置[85]。作者指出，微创手术技术对外科医生的临床经验，以及对髋关节解剖的掌握有更高的要求。许多病源较多的医学中心，励志于让接受过髋关节置换专业培训的外科医生治疗这些患者。对后外侧入路进行创新改良，可以通过小切口保留外旋肌群，从而减少失血，减少住院时间和费用，加快功能恢复[87]。

近几年来，直接前（DA）入路通过保留肌肉，在骨折治疗中得到了广泛应用。在 DA 入路中使用肌间隙平面治疗老年髋部骨折，可以在 3 个月内完全恢复髋关节屈曲力量，并在 6 周内恢复髋关节外展力量[88]。与后外侧入路相比，DA 入路治疗老年患者股骨颈骨折的手术时间更短，输血风险更低，术后疼痛更少，住院时间更短[89]。此外，与外侧（Hardinge）入路相比，DA 入路在促进早期活动、减少输血次数和减少疼痛方面更有优势[90]。在一项将 DA 入路与其他髋部骨折治疗入路进行比较的 Meta 分析中，DA 入路的脱位率在统计学上更低[91]。DA 组患者功能恢复的总体趋势更强，而在并发症、术中骨折、感染、再手术率和围手术期失血方面没有差异。

髋关节的关节囊、韧带和肌肉为关节提供稳定性，在移位的股骨颈骨折行关节置换术中尤其重要。在选择关节置换植入物的类型、大小和位置时，重建软组织平衡对髋关节稳定性至关重要。手术入路在很大程度上决定了关节囊最易被破坏的部分。尸体研究表明，与前方关节囊切开和修复相比，后方关节囊切开和修复导致髋关节深屈曲时活动范围增加，这说明后入路会增加不稳定[92]。轮匝带有助于后方稳定性，应尽可能保留。人工关节球头的大小和颈部长度对于维持关节囊长度 – 张力关系，从而最大限度地提高活动度并降低脱位风险也非常重要。球头尺寸越小，关节囊越松弛，尤其是后侧[93]。对于术后脱位风险较高的患者，如痴呆或帕金森病患者，人工股骨头置换术提供了相对较大的头部尺寸，以维持关节内的稳定性。更先进的假体设计，包括双极人工股骨头置换术和双动衬垫，都有助于提高稳定性。关节置换术后股骨的稳定性在很大程度上取决于骨和植入物之间的界面。

对于老年患者，当患有本章前述的与年龄相关的骨质变化时，通常建议使用骨水泥来降低假体周围骨折和再次手术的风险 [94, 95]。当患者骨量充足时，植入物设计和患者因素则是影响骨水泥使用的决定性因素。

囊外骨折

股骨近端的肌肉牵拉，是产生股骨粗隆周围骨折的特征性畸形的主要原因。骨折线的位置决定了肌肉牵拉对骨折块位移的影响程度。连接在大转子处的短外旋肌群使骨折近端外旋，髋外展肌群使大转子骨折块外展，髂腰肌将通过牵拉小转子使骨折块向屈曲侧位移。每一块肌肉的牵拉都导致骨折块发生位移，根据骨折块的数量和位置，以及损伤能量的变化而出现不同的骨折类型。老年患者的骨折通常可预测性较低，而粉碎程度更高；然而，老年患者的骨折稳定性并不取决于年龄、性别或 BMI[96]。囊外骨折通常可以在保持腿部位置的情况下，在牵引台或术中助手的帮助下成功复位。复位操作的目的应该是根据需要对抗肌肉牵拉力，从而操纵近端移位的骨折断端。这些骨折的内固定最常用滑动髋螺钉和髓内钉。根据特定的解剖学特点，某些器械可能比另一种器械临床疗效更好，我们将在第五章（股骨转子间骨折的手术治疗）中详细讨论。

切开复位技术

当需要进行囊外骨折切开复位时，应尽量减小切口和组织剥离，以减少失血、疼痛和医源性肌肉损伤。在进行股骨近端内固定时，维持股骨头的血液供应至关重要。MFCA 和吻合支，尤其在切开复位术中应予以保护。在切开复位过程中，沿股骨干内侧（略低于小转子）和沿股骨颈后部（MFCA 深支穿过关节囊）的血液供应受到的风险最大 [48, 97]。通过直接外侧入路的切开复位技术应在获得复位的情况下尽可能少的暴露股骨，避免过度的内侧或后侧探查，避免在非直视的情况下器械与骨面的直接接触。对于皮质骨密度较低的老年患者，常规用于复位的复位夹和锋利的骨钩，有导致皮质穿孔或粉碎的风险，应谨慎使用。替代性复位器械和环扎线缆有助于避免这些并发症。

结论

髋关节的应用外科解剖学知识，可以使外科医生为老年髋部骨折患者提供更好的治疗。结合骨、肌肉、韧带和血管结构随着年龄的增长而发生的生理特点，可以指导治疗策略的选择，降低这些损伤导致的严重并发症，提高风险人群的临床疗效。骨折类型和位置的特征，尤其是与关节囊和血液供应有关的特征，对于降低股骨头坏死的风险非常重要。合适的手术入路，如直接前入路，应遵循解剖间隔，减少对软组织的损伤，以便更快地恢复功能和行走。

参考文献

[1]   Baumgart M, Wisniewski M, Grzonkowska M, Badura M, Malkowski B, Szpinda M. Quantitative anatomy of the primary ossification center of the femoral shaft in human fetuses. Surg Radiol Anat. 2017;39(11):1235–1242. https://doi.org/10.1007/s00276-017-1861-8.

[2]   Osborne D, Effmann E, Broda K, Harrelson J. The development of the upper end of the femur, with special reference to its internal architecture. Radiology. 1980;137(1 Pt 1):71–76. https://doi.org/10.1148/radiology.137.1.7422864.

[3]   Kaptoge S, Dalzell N, Loveridge N, Beck TJ, Khaw KT, Reeve J. Effects of gender, anthropometric variables, and aging on the evolution of hip strength in men and women aged over 65. Bone. 2003;32(5):561–570. https://doi.org/10.1016/s8756-3282(03)00055-3.

[4]   Russo CR, Lauretani F, Seeman E, Bartali B, Bandinelli S, Di Iorio A, et al. Structural adaptations to bone loss in aging men and women. Bone. 2006;38(1):112–118. https://doi.org/10.1016/j. bone.2005.07.025.

[5]   Szulc P, Duboeuf F, Schott AM, Dargent-Molina P, Meunier PJ, Delmas PD. Structural determinants of hip fracture in elderly women: re-analysis of the data from the EPIDOS study. Osteoporos Int. 2006;17(2):231–236. https://doi.org/10.1007/s00198-005-1980-7.

[6]   Wright D, Whyne C, Hardisty M, Kreder HJ, Lubovsky O. Functional and anatomic orientation of the femoral head. Clin Orthop Relat Res. 2011;469(9):2583–2589. https://doi.org/10.1007/s11999-010-1754-1.

[7]   Tommasini SM, Nasser P, Jepsen KJ. Sexual dimorphism affects tibia size and shape but not tissue-level mechanical properties. Bone. 2007;40(2):498–505. https://doi.org/10.1016/j. bone.2006.08.012.

[8]   Yates LB, Karasik D, Beck TJ, Cupples LA, Kiel DP. Hip structural geometry in old and old-old age: similarities and differences between men and women. Bone. 2007;41(4):722–732. https://doi.org/10.1016/j.bone.2007.06.001.

[9]   Tarantino U, Rao C, Tempesta V, Gasbarra E, Feola M. Hip fractures in the elderly: the role of cortical bone. Injury. 2016;47(Suppl 4):S107–S111. https://doi.org/10.1016/j. injury.2016.07.058.

[10]   Holzer G, von Skrbensky G, Holzer LA, Pichl W. Hip fractures and the contribution of cortical versus trabecular bone to femoral neck strength. J Bone Miner Res. 2009;24(3):468–474. https://doi.org/10.1359/jbmr.081108.

[11]   Zhang JZ, Zhao K, Li JY, Zhu YB, Zhang YZ. Age-related dynamic deformation of the femoral shaft and associated osteoporotic factors: a retrospective study in Chinese adults. Arch Osteoporos. 2020;15(1):157. https://doi.org/10.1007/s11657-020-00834-0.

[12]   Papaioannou I, Pantazidou G, Baikousis A, Korovessis P. Femoral bowing and femoral neck-shaft angle evaluation can reduce atypical femoral fractures in osteoporotic patients: a scientific report. Cureus. 2020;12(10):e10771. https://doi.org/10.7759/cureus.10771.

[13]   Dunstan CR, Evans RA, Hills E, Wong SY, Higgs RJ. Bone death in hip fracture in the elderly. Calcif Tissue Int. 1990;47(5):270–275. https://doi.org/10.1007/BF02555908.

[14]   Wong SY, Kariks J, Evans RA, Dunstan CR, Hills E. The effect of age on bone composition and viability in the femoral head. J Bone Joint Surg Am. 1985;67(2):274–283.

[15]   Emerton KB, Hu B, Woo AA, Sinofsky A, Hernandez C, Majeska RJ, et al. Osteocyte apoptosis and control of bone resorption following ovariectomy in mice. Bone. 2010;46(3):577–583. https://doi.org/10.1016/j.bone.2009.11.006.

[16]   Jilka RL, Noble B, Weinstein RS. Osteocyte apoptosis. Bone. 2013;54(2):264–271. https://doi. org/10.1016/j.bone.2012.11.038.

[17]   Noble BS, Peet N, Stevens HY, Brabbs A, Mosley JR, Reilly GC, et al. Mechanical loading: biphasic osteocyte survival and targeting of osteoclasts for bone destruction in rat cortical bone. Am J Physiol Cell Physiol.

2003;284(4):C934–C943. https://doi.org/10.1152/ajpcell.00234.2002.

[18] Javaheri B, Pitsillides AA. Aging and mechanoadaptive responsiveness of bone. Curr Osteoporos Rep. 2019;17(6):560–569. https://doi.org/10.1007/s11914-019-00553-7.

[19] Baumgartner RN, Koehler KM, Gallagher D, Romero L, Heymsfield SB, Ross RR, et al. Epidemiology of sarcopenia among the elderly in New Mexico. Am J Epidemiol. 1998;147(8):755–763. https://doi.org/10.1093/oxfordjournals. aje.a009520.

[20] Gallagher D, Ruts E, Visser M, Heshka S, Baumgartner RN, Wang J, et al. Weight stability masks sarcopenia in elderly men and women. Am J Physiol Endocrinol Metab. 2000;279(2):E366–E375. https://doi.org/10.1152/ajpendo.2000.279.2.E366.

[21] Volpi E, Sheffield-Moore M, Rasmussen BB, Wolfe RR. Basal muscle amino acid kinetics and protein synthesis in healthy young and older men. JAMA. 2001;286(10):1206–1212. https://doi. org/10.1001/jama.286.10.1206.

[22] Larsson L, Degens H, Li M, Salviati L, Lee YI, Thompson W, et al. Sarcopenia: aging-related loss of muscle mass and function. Physiol Rev. 2019;99(1):427–511. https://doi.org/10.1152/physrev.00061.2017.

[23] Verlaan S, Maier A, Cederholm T. Re: Letter to the editor – comment on: 'Sufficient levels of 25-hydroxyvitamin D and protein intake required to increase muscle mass in sarcopenic older adults – the PROVIDE study'. Clin Nutr. 2018;37(6 Pt A):2300. https://doi.org/10.1016/j. clnu.2018.08.026.

[24] Evans WJ, Campbell WW. Sarcopenia and age-related changes in body composition and functional capacity. J Nutr. 1993;123(2 Suppl):465–468. https://doi.org/10.1093/jn/123.suppl_2.465.

[25] Roubenoff R, Castaneda C. Sarcopenia-understanding the dynamics of aging muscle. JAMA. 2001;286(10):1230–1231. https://doi.org/10.1001/jama.286.10.1230.

[26] Fiatarone MA, Marks EC, Ryan ND, Meredith CN, Lipsitz LA, Evans WJ. High-intensity strength training in nonagenarians. Effects on skeletal muscle. JAMA. 1990;263(22):3029–3034.

[27] Fiatarone MA, O'Neill EF, Ryan ND, Clements KM, Solares GR, Nelson ME, et al. Exercise training and nutritional supplementation for physical frailty in very elderly people. N Engl J Med. 1994;330(25):1769–1775. https://doi.org/10.1056/NEJM199406233302501.

[28] Danneskiold-Samsoe B, Kofod V, Munter J, Grimby G, Schnohr P, Jensen G. Muscle strength and functional capacity in 78-81-year-old men and women. Eur J Appl Physiol Occup Physiol. 1984;52(3):310–314. https://doi.org/10.1007/BF01015216.

[29] Bamman MM, Clarke MS, Feeback DL, Talmadge RJ, Stevens BR, Lieberman SA, et al. Impact of resistance exercise during bed rest on skeletal muscle sarcopenia and myosin isoform distribution. J Appl Physiol. 1985;1998;84(1):157–163. https://doi.org/10.1152/jappl.1998.84.1.157.

[30] Gentil P, Lima RM, Jaco de Oliveira R, Pereira RW, Reis VM. Association between femoral neck bone mineral density and lower limb fat-free mass in postmenopausal women. J Clin Densitom. 2007;10(2):174–178. https://doi.org/10.1016/j.jocd.2007.01.004.

[31] Stalberg E, Fawcett PR. Macro EMG in healthy subjects of different ages. J Neurol Neurosurg Psychiatry. 1982;45(10):870–878. https://doi.org/10.1136/jnnp.45.10.870.

[32] Oertel G. Changes in human skeletal muscles due to ageing. Histological and histochemical observations on autopsy material. Acta Neuropathol. 1986;69(3–4):309–313. https://doi. org/10.1007/BF00688309.

[33] Fujisawa K. Some observations on the skeletal musculature of aged rats. Part 2. Fine morphology of diseased muscle fibres. J Neurol Sci. 1975;24(4):447–469. https://doi. org/10.1016/0022-510x(75)90170-7.

[34] Hashizume K, Kanda K. Differential effects of aging on motoneurons and peripheral nerves innervating the hindlimb and forelimb muscles of rats. Neurosci Res. 1995;22(2):189–196. https://doi.org/10.1016/0168-0102(95)00889-3.

[35] McDonagh MJ. Mechanical properties of muscles from Xenopus borealis following maintenance in organ culture. Comp Biochem Physiol A Comp Physiol. 1984;77(2):377–382. https://doi.org/10.1016/0300-9629(84)90077-x.

[36] Blake AJ, Morgan K, Bendall MJ, Dallosso H, Ebrahim SB, Arie TH, et al. Falls by elderly people at home: prevalence and associated factors. Age Ageing. 1988;17(6):365–372. https://doi.org/10.1093/ageing/17.6.365.

[37] Mahoney J, Sager M, Dunham NC, Johnson J. Risk of falls after hospital discharge. J Am Geriatr Soc.

1994;42(3):269–274. https://doi.org/10.1111/j.1532-5415.1994. tb01750.x.

[38] Luke E, Norton W, Denbigh K. Medical and social factors associated with psychological distress in a sample of community aged. Can J Psychiatr. 1981;26(4):244–250. https://doi. org/10.1177/070674378102600409.

[39] Inacio M, Creath R, Rogers MW. Effects of aging on hip abductor-adductor neuromuscular and mechanical performance during the weight transfer phase of lateral protective stepping. J Biomech. 2019;82:244–250. https://doi.org/10.1016/j.jbiomech.2018.10.040.

[40] Johnson ME, Mille ML, Martinez KM, Crombie G, Rogers MW. Age-related changes in hip abductor and adductor joint torques. Arch Phys Med Rehabil. 2004;85(4):593–597. https://doi. org/10.1016/j.apmr.2003.07.022.

[41] Erinc S, Bozca MA, Bankaoglu M, Cakirturk S, Yahsi Y, Ozdemir HM. Association of abductor hip muscle atrophy with fall-related proximal femur fractures in the elderly. Injury. 2020;51(7):1626–1633. https://doi.org/10.1016/ j.injury.2020.04.054.

[42] Howell GE, Biggs RE, Bourne RB. Prevalence of abductor mechanism tears of the hips in patients with osteoarthritis. J Arthroplast. 2001;16(1):121–123. https://doi.org/10.1054/arth.2001.19158.

[43] Di Monaco M, Vallero F, Tappero R, Cavanna A. Rehabilitation after total hip arthroplasty: a systematic review of controlled trials on physical exercise programs. Eur J Phys Rehabil Med. 2009;45(3):303–317.

[44] Messier SP, Mihalko SL, Beavers DP, Nicklas BJ, DeVita P, Carr JJ, et al. Strength training for arthritis trial (START): design and rationale. BMC Musculoskelet Disord. 2013;14:208. https://doi.org/10.1186/1471-2474-14-208.

[45] Letocart AJ, Mabesoone F, Charleux F, Couppe C, Svensson RB, Marin F, et al. Muscles adaptation to aging and training: architectural changes - a randomised trial. BMC Geriatr. 2021;21(1):48. https://doi.org/10.1186/s12877-020-02000-0.

[46] Marshall RN, Morgan PT, Martinez-Valdes E, Breen L. Quadriceps muscle electromyography activity during physical activities and resistance exercise modes in younger and older adults. Exp Gerontol. 2020;136:110965. https://doi.org/10.1016/j.exger.2020.110965.

[47] Zlotorowicz M, Czubak-Wrzosek M, Wrzosek P, Czubak J. The origin of the medial femoral circumflex artery, lateral femoral circumflex artery and obturator artery. Surg Radiol Anat. 2018;40(5):515–520. https://doi.org/10.1007/s00276-018-2012-6.

[48] Lazaro LE, Klinger CE, Sculco PK, Helfet DL, Lorich DG. The terminal branches of the medial femoral circumflex artery: the arterial supply of the femoral head. Bone Joint J. 2015;97-B(9):1204–1213. https://doi.org/10.1302/0301-620X. 97B9.34704.

[49] Ogden JA. Changing patterns of proximal femoral vascularity. J Bone Joint Surg Am. 1974;56(5):941–950.

[50] Dewar DC, Lazaro LE, Klinger CE, Sculco PK, Dyke JP, Ni AY, et al. The relative contribution of the medial and lateral femoral circumflex arteries to the vascularity of the head and neck of the femur: a quantitative MRI-based assessment. Bone Joint J. 2016;98-B(12):1582–1588. https://doi.org/10.1302/0301-620X. 98B12.BJJ-2016-0251. R1.

[51] Grose AW, Gardner MJ, Sussmann PS, Helfet DL, Lorich DG. The surgical anatomy of the blood supply to the femoral head: description of the anastomosis between the medial femoral circumflex and inferior gluteal arteries at the hip. J Bone Joint Surg Br. 2008;90(10):1298–1303. https://doi.org/10.1302/0301-620X. 90B10.20983.

[52] Boraiah S, Dyke JP, Hettrich C, Parker RJ, Miller A, Helfet D, et al. Assessment of vascularity of the femoral head using gadolinium (Gd-DTPA)-enhanced magnetic resonance imaging: a cadaver study. J Bone Joint Surg Br. 2009;91(1):131–137. https://doi.org/10.1302/0301-620X.91B1.21275.

[53] Mallina R, Dinah F. Avascular necrosis of femoral head: a rare complication of a common fracture in an octogenarian. Geriatr Orthop Surg Rehabil. 2013;4(3):74–77. https://doi. org/10.1177/2151458513507771.

[54] Crawfurd EJ, Emery RJ, Hansell DM, Phelan M, Andrews BG. Capsular distension and intracapsular pressure in subcapital fractures of the femur. J Bone Joint Surg Br. 1988;70(2):195–198. https://doi.org/10.1302/0301-620X. 70B2.3279041.

[55] Barnes R, Brown JT, Garden RS, Nicoll EA. Subcapital fractures of the femur. A prospective review. J Bone Joint

Surg Br. 1976;58(1):2–24. https://doi.org/10.1302/0301-620X.58B1.1270491.

[56] Loizou CL, Parker MJ. Avascular necrosis after internal fixation of intracapsular hip fractures; a study of the outcome for 1023 patients. Injury. 2009;40(11):1143–1146. https://doi. org/10.1016/j.injury.2008.11.003.

[57] Gregersen M, Krogshede A, Brink O, Damsgaard EM. Prediction of reoperation of femoral neck fractures treated with cannulated screws in elderly patients. Geriatr Orthop Surg Rehabil. 2015;6(4):322–327. https://doi. org/10.1177/2151458515614369.

[58] Rogmark C, Johnell O. Primary arthroplasty is better than internal fixation of displaced femoral neck fractures: a meta-analysis of 14 randomized studies with 2,289 patients. Acta Orthop. 2006;77(3):359–367. https://doi. org/10.1080/17453670610046262.

[59] Parker MJ, Pryor G, Gurusamy K. Hemiarthroplasty versus internal fixation for displaced intracapsular hip fractures: a long-term follow-up of a randomised trial. Injury. 2010;41(4):370–373. https://doi.org/10.1016/j.injury.2009.10.003.

[60] Han SK, Song HS, Kim R, Kang SH. Clinical results of treatment of garden type 1 and 2 femoral neck fractures in patients over 70-year old. Eur J Trauma Emerg Surg. 2016;42(2):191–196. https://doi.org/10.1007/s00068-015-0528-6.

[61] Mitchell MD, Kundel HL, Steinberg ME, Kressel HY, Alavi A, Axel L. Avascular necrosis of the hip: comparison of MR, CT, and scintigraphy. AJR Am J Roentgenol. 1986;147(1):67–71. https://doi.org/10.2214/ajr.147.1.67.

[62] Park SJ, Ko BS, Moon KH, Lee M. Prediction value of SPECT/CT in avascular necrosis of femoral head after femur neck fracture. Geriatr Orthop Surg Rehabil. 2019;10:2151459319872943. https://doi. org/10.1177/2151459319872943.

[63] Watanabe Y, Terashima Y, Takenaka N, Kobayashi M, Matsushita T. Prediction of avascular necrosis of the femoral head by measuring intramedullary oxygen tension after femoral neck fracture. J Orthop Trauma. 2007;21(7):456–461. https://doi.org/10.1097/BOT.0b013e318126bb56.

[64] Buckwalter J, Woo SY. Age-related changes in ligaments and joint capsules implications for participation in sports. Sports Med Arthrosc Rev. 1996;4(3):250–262.

[65] Martin HD, Savage A, Braly BA, Palmer IJ, Beall DP, Kelly B. The function of the hip capsular ligaments: a quantitative report. Arthroscopy. 2008;24(2):188–195. https://doi.org/10.1016/j. arthro.2007.08.024.

[66] Hewitt JD, Glisson RR, Guilak F, Vail TP. The mechanical properties of the human hip capsule ligaments. J Arthroplast. 2002;17(1):82–89. https://doi.org/10.1054/arth.2002.27674.

[67] van der Sijp MPL, van Delft D, Krijnen P, Niggebrugge AHP, Schipper IB. Surgical approaches and Hemiarthroplasty outcomes for femoral neck fractures: a meta-analysis. J Arthroplast. 2018;33(5):1617–1627. e9. https://doi.org/10.1016/j.arth.2017.12.029.

[68] Shindle MK, Ranawat AS, Kelly BT. Diagnosis and management of traumatic and atraumatic hip instability in the athletic patient. Clin Sports Med. 2006;25(2):309–326., ix-x. https://doi. org/10.1016/j.csm.2005.12.003.

[69] Ng KCG, Jeffers JRT, Beaule PE. Hip joint capsular anatomy, mechanics, and surgical management. J Bone Joint Surg Am. 2019;101(23):2141–2151. https://doi.org/10.2106/JBJS.19.00346.

[70] Shahrdar C, Smidt KP. Hip Arthroplasty instability after implantation of a spinal cord stimulator. J Am Acad Orthop Surg Glob Res Rev. 2020;4(7):e2000004. https://doi.org/10.5435/JAAOSGlobal-D-20-00004.

[71] Investigators H, Bhandari M, Einhorn TA, Guyatt G, Schemitsch EH, Zura RD, et al. Total hip Arthroplasty or Hemiarthroplasty for hip fracture. N Engl J Med. 2019;381(23):2199–2208. https://doi.org/10.1056/NEJMoa1906190.

[72] Lu Y, Uppal HS. Hip fractures: relevant anatomy, classification, and biomechanics of fracture and fixation. Geriatr Orthop Surg Rehabil. 2019;10:2151459319859139. https://doi. org/10.1177/2151459319859139.

[73] Rizkalla JM, Nimmons SJB, Jones AL. Classifications in brief: the Russell-Taylor classification of subtrochanteric hip fracture. Clin Orthop Relat Res. 2019;477(1):257–261. https://doi. org/10.1097/CORR.0000000000000505.

[74] Schenkel M, Kaniewska M, Buhler T, Anderson S, Eid K. No difference in flexion power despite iliopsoas fatty degeneration in healed hip fractures with large lesser trochanter displacement. Eur J Orthop Surg Traumatol.

2018;28(7):1313–1319. https://doi.org/10.1007/s00590-018-2200-4.

[75] Xiong WF, Zhang YQ, Chang SM, Hu SJ, Lesser Trochanteric DSC. Fragments in unstable Pertrochanteric hip fractures: a morphological study using three-dimensional computed tomography (3-D CT) reconstruction. Med Sci Monit. 2019;25:2049–2057. https://doi.org/10.12659/MSM.913593.

[76] Mirhadi S, Ashwood N, Karagkevrekis B. Factors influencing fracture healing. Trauma. 2013;15(2):140–55.

[77] Conn KS, Parker MJ. Undisplaced intracapsular hip fractures: results of internal fixation in 375 patients. Clin Orthop Relat Res. 2004;421:249–254.

[78] Selvan VT, Oakley MJ, Rangan A, Al-Lami MK. Optimum configuration of cannulated hip screws for the fixation of intracapsular hip fractures: a biomechanical study. Injury. 2004;35(2):136–141. https://doi.org/10.1016/s0020-1383(03)00059-7.

[79] Guo J, Dong W, Yin Y, Zhang R, Hou Z, Zhang Y. The effect of configuration of rhombic cannulated screws on internal fixation of femoral neck fractures. Orthopedics. 2020;43(2):e72–e78. https://doi.org/10.3928/01477447-20191212-03.

[80] Afaq S, O'Hara NN, Schemitsch EH, Bzovsky S, Sprague S, Poolman RW, et al. Arthroplasty versus internal fixation for the treatment of undisplaced femoral neck fractures: a retrospective cohort study. J Orthop Trauma. 2020;34(Suppl 3):S9–S14. https://doi.org/10.1097/BOT.0000000000001940.

[81] Richards JT, Overmann AL, O'Hara NN, D'Alleyrand JC, Slobogean GP. Internal fixation versus arthroplasty for the treatment of nondisplaced femoral neck fractures in the elderly: a systematic review and meta-analysis. J Orthop Trauma. 2020;34(1):42–48. https://doi.org/10.1097/BOT.0000000000001656.

[82] Mukka S, Sjoholm P, Aziz A, Eisler T, Kadum B, Krupic F, et al. A cohort study comparing internal fixation for undisplaced versus hip arthroplasty for displaced femoral neck fracture in the elderly: a pilot study for a clinical trial. Pilot Feasibility Stud. 2020;6:98. https://doi. org/10.1186/s40814-020-00642-w.

[83] Gao H, Liu Z, Xing D, Gong M. Which is the best alternative for displaced femoral neck fractures in the elderly?: a meta-analysis. Clin Orthop Relat Res. 2012;470(6):1782–1791. https://doi.org/10.1007/s11999-012-2250-6.

[84] Tang X, Wang D, Liu Y, Chen J, Zhou Z, Li P, et al. The comparison between total hip arthroplasty and hemiarthroplasty in patients with femoral neck fractures: a systematic review and meta-analysis based on 25 randomized controlled trials. J Orthop Surg Res. 2020;15(1):596. https://doi.org/10.1186/s13018-020-02122-6.

[85] Bel JC, Carret JP. Total hip arthroplasty with minimal invasive surgery in elderly patients with neck of femur fractures: our institutional experience. Injury. 2015;46(Suppl 1):S13–S17. https:// doi.org/10.1016/S0020-1383(15)70005-7.

[86] Muller M, Tohtz S, Dewey M, Springer I, Perka C. Age-related appearance of muscle trauma in primary total hip arthroplasty and the benefit of a minimally invasive approach for patients older than 70 years. Int Orthop. 2011;35(2):165–171. https://doi.org/10.1007/s00264-010-1166-6.

[87] Wang XD, Lan H, Hu ZX, Li KN, Wang ZH, Luo J, et al. SuperPATH minimally invasive approach to total hip arthroplasty of femoral neck fractures in the elderly: preliminary clinical results. Orthop Surg. 2020;12(1):74–85. https://doi.org/10.1111/os.12584.

[88] Chulsomlee K, Sa-Ngasoongsong P, Kulachote N, Sirisreetreerux N, Tuntiyatorn P, Vasaruchapong S, et al. Hip muscle power recovery after hip replacement using anterior-based muscle-sparing approach in elderly femoral neck fracture: a prospective study in 40 patients. Orthop Res Rev. 2018;10:31–39. https://doi.org/10.2147/ORR.S153451.

[89] Neyisci C, Erdem Y, Bilekli AB, Bek D. Direct anterior approach versus posterolateral approach for hemiarthroplasty in the treatment of displaced femoral neck fractures in geriatric patients. Med Sci Monit. 2020;26:e919993. https:// doi.org/10.12659/MSM.919993.

[90] Saxer F, Studer P, Jakob M, Suhm N, Rosenthal R, Dell-Kuster S, et al. Minimally invasive anterior muscle-sparing versus a transgluteal approach for hemiarthroplasty in femoral neck fractures-a prospective randomised controlled trial including 190 elderly patients. BMC Geriatr. 2018;18(1):222. https://doi.org/10.1186/s12877-018-0898-9.

[91] Kunkel ST, Sabatino MJ, Kang R, Jevsevar DS, Moschetti WE. A systematic review and meta-analysis of the direct anterior approach for hemiarthroplasty for femoral neck fracture. Eur J Orthop Surg Traumatol. 2018;28(2):217–232.

https://doi.org/10.1007/s00590-017-2033-6.

[92] Logishetty K, van Arkel RJ, Ng KCG, Muirhead-Allwood SK, Cobb JP, Jeffers JRT. Hip capsule biomechanics after arthroplasty: the effect of implant, approach, and surgical repair. Bone Joint J. 2019;101-B(4):426–434. https://doi.org/10.1302/0301-620X. 101B4.BJJ-2018-1321. R1.

[93] van Arkel RJ, Ng KCG, Muirhead-Allwood SK, Jeffers JRT. Capsular ligament function after Total hip Arthroplasty. J Bone Joint Surg Am. 2018;100(14):e94. https://doi.org/10.2106/JBJS.17.00251.

[94] Kristensen TB, Dybvik E, Kristoffersen M, Dale H, Engesaeter LB, Furnes O, et al. Cemented or uncemented hemiarthroplasty for femoral neck fracture? Data from the Norwegian hip fracture register. Clin Orthop Relat Res. 2020;478(1):90–100. https://doi.org/10.1097/CORR.0000000000000826.

[95] Veldman HD, Heyligers IC, Grimm B, Boymans TA. Cemented versus cementless hemiarthroplasty for a displaced fracture of the femoral neck: a systematic review and meta-analysis of current generation hip stems. Bone Joint J. 2017;99-B(4):421–431. https://doi. org/10.1302/0301-620X. 99B4.BJJ-2016-0758. R1.

[96] Chen PH, Wu CC, Chen WJ. Factors affect stability of intertrochanteric fractures when elderly patients fall. Biom J. 2016;39(1):67–71. https://doi.org/10.1016/j.bj.2015.08.007.

[97] Gautier E, Ganz K, Krugel N, Gill T, Ganz R. Anatomy of the medial femoral circumflex artery and its surgical implications. J Bone Joint Surg Br. 2000;82(5):679–683. https://doi.org/1 0.1302/0301-620x. 82b5.10426.

[98] Hammer A. The calcar femorale: a new perspective. J Orthop Surg (Hong Kong). 2019;27(2):2309499019848778. https://doi.org/10.1177/2309499019848778.

第五章　股骨转子间骨折的手术治疗

Stephane Owusu-Sarpong, Kenneth A. Egol

贺敬龙　孙　炜 / 译

在目前的临床实践中，外科手术是股骨转子间骨折的主要治疗方法，有利于患者完全负重和早期活动。即使是对于行动不便的患者，手术治疗也可以起到控制疼痛、便于护理的目的 [1]。

手术时机

大量研究表明，经过适当的医学判断后，应在合理的时间范围（36~48h 内）尽快实施手术 [2-4]。因进行过度医疗检查而导致手术延误会增加患者 30 天内和 1 年内的病死率、延长住院时间、增加由于卧床导致的并发症（如静脉血栓栓塞、肺不张、肺炎、压疮和尿路感染）发生率 [4-7]。

髋部骨折的内科疾病管理

髋部骨折患者的内科疾病管理通常包括 3 种形式 [8]：第一种形式是常规的老年医学会诊，患者在骨科病房接受治疗，内科或老年科医学专家进行会诊。第二种形式是开设老年病房，患者接受药物治疗或老年医学服务，由骨科医生担任顾问。第三种形式是共同管理模式，是一种更加综合的医疗模式：患者在骨科接受医疗服务，而骨科团队和内科团队都对患者负有责任。虽然目前提出的大多数管理模式都能改善患者预后，但老年 / 内科和骨科共同管理模式是最新的趋势，尤其是可以显著缩短住院时间、降低住院期间和长期病死率 [8-10]。

植入物选择

用于股骨转子间骨折手术治疗的植入物包括内固定物［髓内钉（IM）或钢板螺钉］、髋关节人工假体（半髋关节和全髋关节人工假体），而较少用到外固定装置。总的来说，目前支持使用其中一种植入物而不是另一种植入物的证据相当薄弱，而且都是基于较早的文献[11]。早期的随机试验和 Meta 分析显示，与动力髋螺钉相比，短髓内钉可能增加植入物周围股骨干骨折的风险。但最近越来越多的研究表明，两种植入物的选择在植入物周围骨折的风险上没有显著差异，这在很大程度上归功于植入物设计和学习曲线方面的改进[12]。动力髋螺钉成本比头髓钉更低，但需要手术切开且预计失血较多，因此其成本效益比受到质疑。在某些类型的骨折（如逆转子间骨折）中，使用动力髋螺钉可能会导致骨折部位过度滑动，减少加压效果。这可能导致股骨干相对于股骨颈更偏内侧（股骨近端骨块偏外侧），进而导致内翻塌陷，最终造成肢体短缩。综上所述，稳定性转子间骨折可采用动力髋螺钉或头髓钉治疗，这取决于医生的个人偏好和能力，而不稳定性转子间骨折则应采用头髓钉进行治疗以防止畸形。

钢板与螺钉

固定角度钢板

通常已不再将角钢板或 95° 髁钢板作为髋部骨折的首选固定装置。因为它们虽然能提供坚强固定，但不能控制骨折部位塌陷[13]。这些钢板通常用于特殊的骨折类型（如逆转子间骨折）、一些转子下骨折或是固定失败病例的翻修[13, 14]。因为从理论上讲，与其他装置相比，这些钢板能提供对抗骨折近端旋转和外侧滑动的阻力。另一种角度固定装置，股骨近端锁定钢板，可用于年轻患者的复杂骨折，因为这类骨折通常有足够的骨量保留，而且更易实现解剖复位。可以在股骨近端周围的不同角度放置锁定螺钉，而无须控制骨折塌陷问题。然而，放置这类植入物需要进行更广泛的剥离，并可能增加钢板断裂、骨不连、畸形愈合和内翻塌陷的风险[15-18]。

动力髋螺钉

用于治疗股骨转子间骨折的动力髋螺钉（图 5.1）起源于 1950 年，并被广泛认为是治疗这类骨折的金标准。这类植入物可以促进骨折块间的动态加压，可供使用的钢板角度范围为 130° ~ 150°。角度越大，滑动性越好；角度越小，则越接近解剖形态。因此，大多数外科医生倾向于选择 130° 或 135° 侧钢板。最近的文献显示，与头髓钉相比，使用动力髋螺钉治疗稳定型转子间骨折的效果差别不大[19-22]。虽然该手术方法需要切开并可能导致较高的失血量，但该手术入路可以避

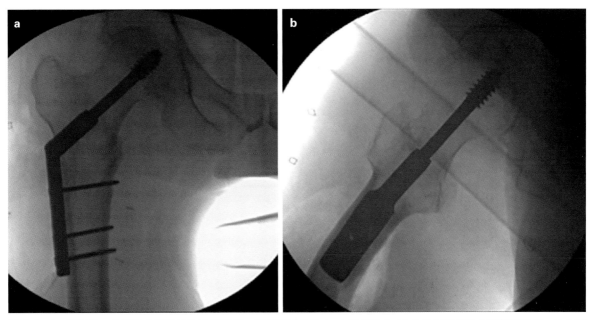

图 5.1　80 岁男性，右侧稳定型股骨转子间骨折。髋关节正位片（a）和侧位片（b）显示采用动力髋螺钉治疗，拉力螺钉置于股骨头中心深处

免损伤髋关节外展肌群，而且在治疗稳定型转子间骨折的植入物中成本最低。因此，动力髋螺钉作为一种节省成本的治疗手段目前仍然被用于稳定型骨折。

Medoff 滑动钢板

Medoff 滑动钢板是对动力髋螺钉的改良，由两块交叉的股骨钢板和一枚拉力螺钉组成 [23]。这种钢板可用于不稳定型转子间骨折的治疗 [23, 24]。除了可以促进沿股骨颈轴线的动态加压外，Medoff 滑动钢板还可以提供沿股骨干轴线的动态加压。在不稳定型骨折的治疗中，这种内固定方式已逐渐被髓内钉所取代。

股骨转子间外侧稳定型钢板

转子间外侧稳定型钢板（图 5.2）是对动力髋螺钉的另一种改良，能为断裂的股骨外侧壁提供额外支撑 [25-27]。它由一块外侧钢板固定在标准动力髋螺钉上，能为不完整的外侧壁和大转子提供支撑。通过提供一层"金属外侧壁"，有助于减少不稳定型骨折中的过度滑动。这种钢板也可作为大转子骨折重建的辅助装置。

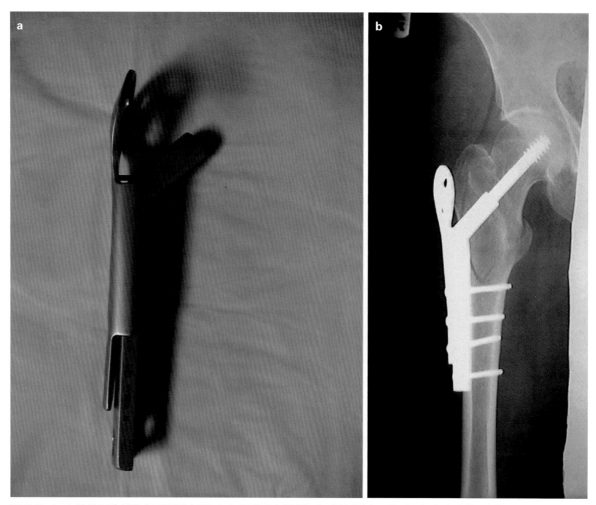

图 5.2 （a）转子间外侧稳定型钢板（TSP）与标准动力髋螺钉相连接的侧面观。（b）右髋关节正侧位 X 线片显示股骨转子间骨折伴外侧壁不全采用 TSP 治疗

股骨髓内钉

头髓钉

头髓钉（图 5.3）在 20 世纪 80 年代被广泛使用，并自那时起经历了大量设计改良。早期头髓钉的设计主要针对螺钉尖部股骨骨折、远端交锁螺钉插入点周围股骨骨折、头部螺钉挤压（螺钉切出）和植入物断裂等问题。在过去的 15 年里，头髓钉的使用有了显著的增长 [28]。与动力髋螺钉相比，现代设计的头髓钉在治疗稳定型转子间骨折时疗效相当 [19-22, 29]。头髓钉装置在螺钉长度和直径、远端静态或动态锁定、近端单轴或双轴固定等方面可以有不同选择。一般来说，短钉常用于稳定型骨折，长钉多用于不稳定型骨折。与动力髋螺钉相比，头髓钉可以经皮置入，因此术中预计出血量较低。但头髓钉价格更贵，而且手术入路存在损伤髋关节外展肌群的风险。

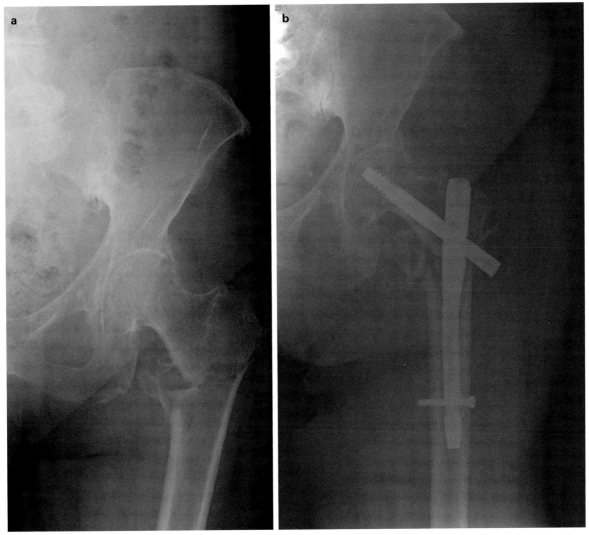

图 5.3 （a）左髋关节正位 X 线片显示不稳定型股骨转子间骨折，后内侧骨皮质呈粉碎性。（b）经短髓内钉治疗后的正位 X 线片。应注意这类不稳定型骨折的骨折端嵌插或"滑动"的程度

短钉

一般来说，短髓内钉的适应证是股骨转子间骨折和股骨颈基底部骨折（在第六章中讨论）。长髓内钉则适用于病理性骨折、代谢性骨病以及延伸超过小转子下 3cm 的骨折。既往研究认为短钉对骨干的固定作用不如长钉充分（如在转子下骨折向远端延伸的病例中）；此外，短钉尖端存在的应力集中现象可能导致后期发生应力性骨折的风险[30, 31]，特别是在骨质疏松的患者中。相对而言，长钉价格更昂贵，需要手术时间更长（插入长钉需要进行远端髓腔内扩髓，而插入短钉则不需要）[30, 32]。有大量的研究将短钉和长钉进行比较，一致认为短钉和长钉在并发症（例如钉尖部假体周围骨折）或功能结局上没有显著差异[33-36]。

其他选择

外固定装置

这种治疗方法有人提到过，但是由于包括原部位二次骨折风险在内的许多原因，这种技术在美国没有被广泛使用。但这种技术可以作为其他较贫困地区的一种治疗选择。转子外固定装置包括4根骨针，其中2根穿过转子间骨折部位进入股骨头松质骨，另外2根连接远端的皮质骨。4根骨针通过一个外固定框架连接到一起，保持固定位置3个月。虽然这种治疗方法手术创伤小、失血少、手术次数少 [24, 37, 38]，但由于外固定器使用不便和存在针道感染的风险，因此接受程度不高，目前较少使用。此外，在取出外固定骨针后，由于没有后期的保护措施，患者可能会发生再次骨折。在临床实践中，应该使用羟基磷灰石涂层骨针，因为最近的研究结果显示使用这种材料能获得更好的结局 [39]。

髋关节置换

由于股骨转子间骨折（囊外骨折）往往累及大转子和小转子，因此髋关节置换术通常只适用于骨折同时合并有症状严重的髋关节骨性关节炎，或是作为内固定失败的补救措施，抑或是在伴有严重骨质疏松的情况下使用 [11, 39]。既往最常用的手术方式是长柄骨水泥型半髋关节置换术（与股骨近端钢丝环扎联合使用）。鉴于这些骨折的部位通常累及股骨矩，因此需要使用股骨矩替代型假体。随着现代关节置换设计的改良，当前转子间骨折更常采用远端带有凹槽的长锥形假体柄，从而促进股骨干的固定（图 5.4）。人工关节置换术会增加失血量和输血量 [40, 41]，还可能造成术后人工髋关节假体脱位的风险。

术前准备

股骨转子间骨折内固定手术的术前准备事项通常包括：骨折牵引床、带图像增强装置的术中X线透视机和标准的骨折手术器械（如复位钳）。一些外科医生更喜欢使用标准透视手术床（如Jackson Flat Top）。此外，我们推荐进行术前规划，包括进行髓腔峡部测量，利用预计置入的假体进行建模，并确保手术特殊器械（如铰刀）、手术室人员和供应商代表均准备就绪。

图 5.4　右髋关节正位 X 线片，显示全髋关节置换术中使用长的锥形柄，股骨干固定充分

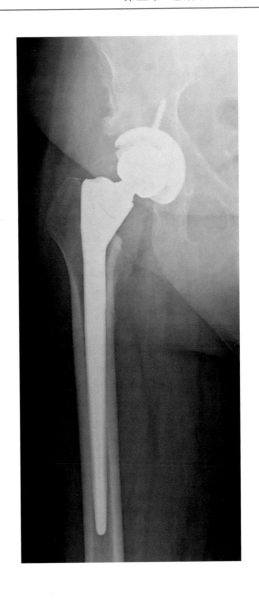

体位

　　患者应仰卧于手术床上，腹股沟处由立柱固定，用牵引靴固定患侧足部，并用绷带加压捆缚固定在手术床上（图 5.5）。健侧肢体放置在不妨碍手术操作的地方，可以用马镫或剪形托架固定。按照经验，健侧肢体可以保持在半截石位（髋关节和膝关节屈曲，髋关节外展、外旋位），不过也有报道显示采用这种体位会导致健腿骨筋膜室综合征（The Well Leg Compartment Syndrome，WLCS），因而限制了这种体位的使用[42, 43]。另一种体位固定方法是将手术台的远端分离，用枕头和加压绷带（如 Coban 绷带）将健侧肢体固定到手术台的支撑杆上，形成"枕形吊带"结构。透视机影像增强装置应置于患者健侧。

图5.5 患者在骨折手术台上的体位。健侧下肢呈剪刀形展开，通过"枕形吊带"固定在手术台上

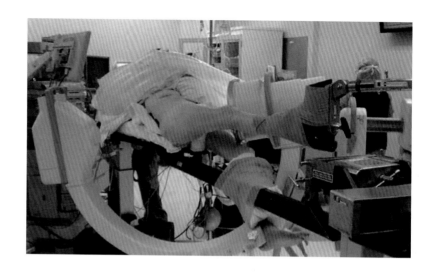

骨折复位

在消毒铺巾之前，应先进行骨折复位。恰当的骨折复位是转子间骨折手术治疗中最重要的步骤之一。骨折复位须保证皮质骨对线良好，以防止因骨折部位过度塌陷而导致骨折延迟愈合和畸形愈合。骨折复位不充分（以内翻最常见）会导致机械性不稳，出现塌陷、螺钉切出和肢体短缩。复位可通过对患肢纵向牵引、内收（特别是对于头髓钉装置）和轻微内旋完成。髌骨一般应面朝天花板，以避免旋转畸形。如果在正位X线片上显示复位充分（解剖复位或保留轻微外翻），再在侧位片上检查复位情况，理想情况下侧位片上股骨头、股骨颈和转子区域应在一条直线上（图5.6）。股骨颈不能有后沉或成角。复位中保留适当外翻引起螺钉切出的风险最低，并可降低术后植入物短缩的风险[26, 44]。如果通过如上所述的标准复位手法未能充分复位骨折，可使用各种复位辅助器械在骨折部位施加向上的应力。可以通过使用后方复位辅助器械（有些器械可以直接连接到手术台上）、使用一个垂直支架在骨折部位提供向上的应力、在骨折部位放置骨撬，或者是通过复位钳在骨折凹陷处抬高股骨等方式进行辅助复位。一般来说，股骨转子间骨折很少需要真正切开复位。

拉力螺钉定位

拉力螺钉的正确定位非常重要，而且应当在骨折达到充分复位后再进行。例如，复位后骨折处于内翻状态将导致拉力螺钉在股骨头内的位置更偏上方。随着骨折进一步偏向内翻，会导致螺钉切出的风险增加。因此，最好在骨折部位内侧上方开一个小口，以确保骨折复位后处于轻度外翻状态。拉力螺钉的理想位置是：在正位片上位于中偏下，在侧位片居于正中，并放置在软骨下

图 5.6　髋关节侧位片显示骨折复位情况。骨折侧方复位角度应在股骨颈和股骨干之间大约 180°

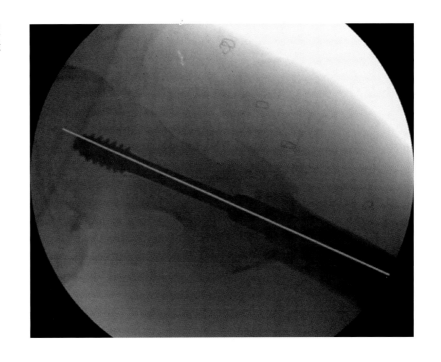

骨 1cm 以内[45-48]。尖顶距（TAD）（图 5.7）是指在正位片和侧位片上拉力螺钉尖端到股骨头顶端的距离之和，单位为 mm。TAD 用于评估拉力螺钉的放置位置是否恰当，在正位和侧位片上的 TAD 之和应小于 25mm[45、49]，且须考虑到影像增强装置的放大倍数。TAD 之和大于 25mm 会导致拉力螺钉切出的风险增加[49、50]。

手术技术

动力髋螺钉

患者卧于牵引台上，在透视机下进行适当的骨折复位，然后进行标准的消毒铺巾。在股肌嵴远端沿股骨干轴线做一 5~7cm 外侧皮肤切口。如果要使用较长的钢板，切口可以进一步延伸。切开皮下脂肪，显露阔筋膜。然后沿与皮肤切口一致的方向切开阔筋膜，保持位于肌纤维后方。分离至阔筋膜深部，暴露股外侧肌并向前方牵开以显露股骨外侧。在股肌嵴下约 5cm 处可能会遇到第一穿支血管，注意不要损伤[51]。应避免劈开股肌，因为这将导致出血增多。

将牵开器置于前方，使用骨膜剥离器暴露股骨干外侧，小心地将股外侧肌从肌间隔处分离。在 X 线透视下将导针沿着平行于股骨颈轴线的位置放置在前方。该导针作为"前倾导针"，可根据股骨颈前倾角、颈干角和动力髋螺钉角度进行调整，以确定导针的最终放置位置。将导针放

图 5.7 尖顶距（TAD）指的是在正位片和侧位片上拉力螺钉尖端到股骨头顶端的距离之和，单位为 mm

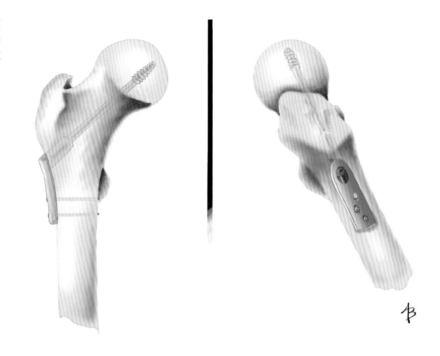

到正确位置后，选择能使螺钉处于中心位置的最大角度的动力髋螺钉角度导向器，并将角度导向器沿着股骨干轴线放置。然后，沿着角度导向器放置一根导针，该导针应与"前倾导针"平行，在正位片和侧位片上均沿股骨颈轴线位置，并朝向股骨头中心。如上所述，导针的理想位置应该是：在正位片上位于中偏下，在侧位片居中[45-48]。导针距关节面应不小于 5mm，以避免穿透髋关节[49, 50]。放置好导针后，用测深器进行测量，确定拉力螺钉的合适长度。

在确定螺钉的长度后，用三径铰刀（含螺钉内、外径和筒身径）进行钻孔。然后将螺钉插入到导针上，并推进到恰当的位置。可以用丝锥先进行螺钉螺纹的攻丝，以在螺钉推进时减小扭转力，避免骨折近端的旋转。这点对于骨量较好的年轻患者尤为重要。

拉力螺钉置入后，然后应用进行钢板置入。将角度适当的钢板滑过螺钉放置。根据生物力学和临床研究的证据，对于稳定型转子间骨折，一般选择 2~4 孔钢板即可[52-54]。然后通过标准钻孔和放置皮质骨螺钉将钢板固定在股骨干上。最后拆除导针，在正位和侧位片透视下确认钢板和螺钉的最终位置，并充分冲洗切口。切口的关闭将在后文进行讨论。

头髓钉

患者体位摆放和骨折复位方式与螺钉和侧钢板手术时相似。术前应确定髓内钉的直径和长度，以确保其固定有效。髓内钉的直径是通过测量髓腔最狭窄段（峡部）的直径来确定的，髓内钉长度的选择通常是根据特定厂商型号确定。患者仰卧于手术台上，在透视下进行适当的骨折复位，然后进行标准的消毒铺巾。

在股骨大转子尖端近端约 5cm 处，沿股骨干轴线做一 2~3cm 的皮肤切口。切开臀筋膜，剥离皮下组织，显露大转子。导针的入针点可能因植入物的不同而有所不同，但总的来说，入针点应位于大转子尖端稍偏内侧。导丝通过股骨大转子尖端插入，沿着股骨颈中心轴线（位于股骨干前方）和股骨干解剖轴线稍偏外侧。透视下行正侧位片检查导针位置。

导针定位满意后，使用软组织保护袖套，用铰刀开口扩开股骨近端和转子区。扩髓可以选择手动扩髓（如对于老年患者）或电动扩髓（如对于年轻患者）。根据事先确定的髓内钉直径，可能需要进一步对股骨扩髓以确保髓内钉的置入。一般建议扩髓至比预定髓内钉直径大 1~1.5mm。在扩髓时，助手可从大腿近侧外侧施以向内的应力，以防止骨折移位并维持复位位置。有时导针可能正好位于骨折部位，在这种情况下，在缓慢扩髓的同时施加侧方应力很重要，这样可以避免铰刀穿过骨折部位从而产生新的钉道。如果不能做到这一点，髓内钉的推进可能会受到影响。

将直径和长度合适的髓内钉安装在插入装置上，手动缓慢推进到合适深度，使拉力螺钉可以放置在股骨颈中心。在放置好髓内钉之后，安装调准架，并做一小的皮肤切口来放置金属导针。将导针置入正位片中偏下的位置和侧位片居中位置，距关节线约 5mm。然后用测深器测量螺钉长度。

用双径铰刀（仅含螺钉内、外径）通过导针进行钻孔，钻通外侧骨皮质和螺钉通路，为拉力螺钉置入做好准备。透视下将拉力螺钉通过导针，置入到适当的位置。拉力螺钉应该稍微突出外侧骨皮质，以避免"卡住"。拔出导针。如果需要进行远端锁定，在合适位置作一小切口，用钻头（在袖套保护下）穿过预留孔（用于短髓内钉）在骨上进行钻孔。一般进行双层骨皮质钻孔，以标准方式放置远端螺钉。一般而言，静态锁定对于转子间骨折已经足够。在正位和侧位片上确认髓内钉和拉力螺钉的位置，并充分冲洗伤口。

长髓内钉可用于不稳定型骨折（如骨折向转子下延伸）。技术操作亦如上所述，但导针尖端需推进到股骨髁水平，且远端应扩髓至适当直径。远端锁定是徒手进行的，而且是采用 2 颗螺钉而非 1 颗。

切口闭合

在用大量生理盐水冲洗和电凝止血后，再开始闭合伤口。阔筋膜和髂胫束采用 0 号 vicryl 线闭合。在软组织过多的肥胖患者中，用 1-0 或 2-0 vicryl 线缝合皮下脂肪层可使无效腔最小化。皮下层采用 2-0 vicryl 线缝合，皮肤采用丝线或皮肤钉等无张力的方式缝合。应注意避免任何组织从伤口中突出来。使用无菌敷料覆盖伤口，术后最好放置敷料在位至少 5 天以避免伤口污染。

术后注意事项

手术后，患者均应在可耐受范围内进行负重锻炼。静脉血栓栓塞的预防应采取机械（如序贯性压迫装置）和药物（如皮下注射依诺肝素）两种方法来实施。应制订标准的术后治疗方案，包括多模式镇痛方案、饮食方案和骨科 – 内科共同管理团队认为有必要的实验室检查方案（如血红蛋白）。早期康复极其重要，应该与物理治疗和职业治疗等目标一起推进。优质的术后护理和康复需要多学科的团队协作，包括骨科团队、老年医学或内科医生团队、社会工作者和病房协调管理人员、物理治疗师和职业治疗师等共同参与。出院 2 周后应安排随访，进行手术切口检查；出院 6 周时应安排随访，并进行影像学评估。

血红蛋白 / 红细胞压积监测和输血阈值

对于接受髋部骨折手术治疗的老年患者，应特别注意术前和术后血红蛋白（Hgb）的水平。尽管现代技术采用经皮置入头髓钉，但考虑到由于术中扩髓可造成大量失血而且在术中出血表现可能不明显，因此这类手术的失血量可能被低估。因此，必须至少在术后检查一次 Hgb，并将其与患者的基线水平进行比较。尤其对于那些因体位不稳或贫血症状而导致活动困难的患者，在输血时应设定一个最低阈值，即血红蛋白应达到 > 7g/dL 的目标。对于有潜在心脏病史的患者，建议术后血红蛋白应保持在 8g/dL 以上。

股骨转子下骨折

相对于股骨转子间骨折而言，股骨转子下骨折在手术治疗上提出了更高的挑战，因为这类骨折更容易发生复位不良（如内翻和屈曲畸形）。手术治疗可采用头髓钉或固定角度钢板。头髓钉的优点在于保留血液供应（由于减少手术剥离）和植入物可分担负荷的特性，患者术后可立即负重。头髓钉内固定的缺点是难以实现完美的复位；而相比之下，钢板需要更广泛的手术剥离，因而会破坏骨折块的血液供应，但可以更好地控制内翻畸形。在髓内钉治疗骨折时需要在髓内钉置入前取得充分复位，因此经皮（间接）复位和切开（直接）复位技术（如上所述）可能更为需要。

并发症

拉力螺钉切出

拉力螺钉切出是股骨转子间骨折手术治疗后最常见的并发症，通常发生在术后 3 个月内[39]，发生率为 1%~3%[55]。拉力螺钉切出有两种形式：螺钉向上切出（图 5.8）或螺钉向内移位。螺钉向上切出是由于骨折复位不充分，导致拉力螺钉位置不良（螺钉偏心，例如位于股骨头上方），以及 TAD > 25mm[45, 49, 50]。其他影响因素包括术中扩髓不当造成二重通道，或是螺杆套筒之间啮合不足，影响滑动。螺钉向内移位是由于在骨质严重不良的情况下出现骨折内翻塌陷、重复轴向负荷，导致股骨髓内钉受到应力所引起的[56, 57]。骨质疏松患者更容易出现螺钉穿透股骨头、穿出到骨盆的情况。如果患者没有明显症状，骨折可以愈合，对这种并发症可以随访观察处理。但如果螺钉切出现象很明显和（或）患者有症状，则需要对植入物进行翻修、移除，或改行关节置换术。翻修植入物的选择取决于股骨头中骨量情况和股骨干髓腔的状态。

骨不连

股骨转子间骨折后骨不连（图 5.9）与股骨干或股骨转子下骨折相比较为少见，发生率约为

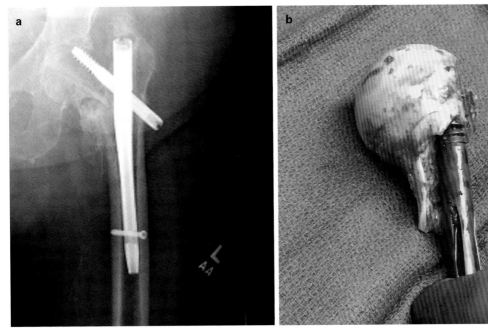

图 5.8 （a）左髋关节正位片显示股骨转子间骨折采用短髓内钉治疗后出现拉力螺钉向上方切出。（b）同一患者拉力螺钉向上方切出的术中标本

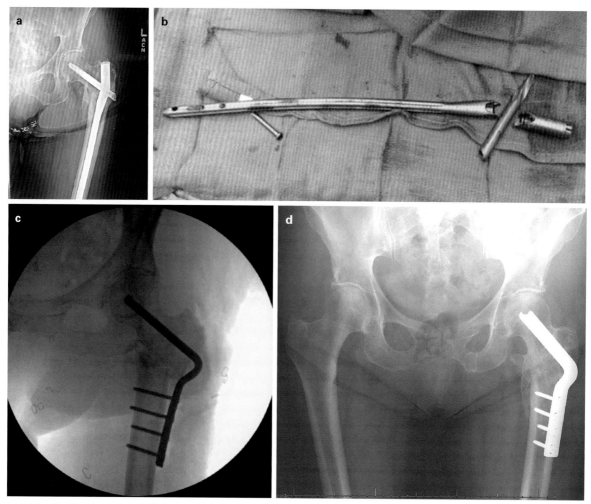

图 5.9 80 岁女性，股骨转子间骨折采用长髓内钉治疗 1 年后。(a) 正位片显示骨不连伴内固定失效。(b) 术中照片显示髓内钉在拉力螺钉孔处失效。(c) 截骨及采用角钢板治疗骨不连，术中正位 X 线片。(d) 骨不连治疗后 1 年随访时骨盆正位 X 线片提示骨折完全愈合，临床效果良好

2%[20, 21]。手术固定后 4~7 个月时若出现髋关节持续疼痛和 X 线上骨折部位透光区，则应警惕可能有骨不连。对于骨不连的初步治疗，可以通过拆除远端锁定螺钉和髓内钉动力化，促进骨折愈合。如果骨不连持续存在，则应通过内固定翻修 + 骨移植（在有足够骨量的年轻患者中）或改行关节置换术（在骨质疏松的老年患者中）来解决。

骨折相关感染

股骨转子间骨折术后切口感染的发生率约为 1%[24]。围手术期应始终采用标准无菌技术，以尽量减少切口感染并发症。如前文所述，细致、分层进行切口闭合也能降低感染风险。在手术切皮

之前预防性使用抗生素是目前的标准治疗，也有助于降低感染风险。关于局部应用万古霉素对骨折相关感染发生率的影响，目前的文献主要集中在关节置换治疗股骨转子间骨折中，结果显示在降低感染发生率方面没有明显优势[58]。既往人们一直关注在骨折手术中局部应用万古霉素粉剂所引起的血清万古霉素水平升高和继发肾毒性；但最近的研究表明，术后血清万古霉素水平相对较低，肾毒性总体风险也较低[59, 60]。虽然这些发现可能有助于为今后在骨折手术中局部使用万古霉素的研究打好基础，但目前尚无支持该治疗方法的明确益处[60, 61]。因此，总而言之在手术治疗股骨转子间骨折时不建议局部应用万古霉素。

再骨折

动力髋螺钉导致植入物周围迟发性骨折的发生率大约为0.1%[21]，头髓钉为0.5%~1%[62, 63]。早期头髓钉的设计不良导致钉尖部骨折发生率较高（高达10%），但设计的不断进步已经显著降低了这一并发症的发生率，特别是与动力髋螺钉相比[12, 64]。植入物周围骨折可通过换用长钉固定（如对于短钉周围发生的骨折）或联合使用钢板固定进行治疗。

股骨远端前方穿孔是植入物周围骨折的另一种形式，特别是发生于长髓内钉。既往由于股骨的曲率半径（曲率半径较短）和植入物（曲率半径较长）之间不匹配，导致股骨前方皮质的撞击或穿孔[39]。新型设计通过减小植入物的曲率半径，使其与股骨非常接近，从而减少了这种潜在并发症的发生[65]。

植入物断裂

现代设计的植入物断裂（图5.9b）发生率约为1%[66]。植入物断裂通常与骨不连或延迟愈合有关。治疗方法包括移除植入物、内固定翻修或改行关节置换术（例如在合并有严重髋关节骨关节炎的情况下）。

股骨头缺血性坏死

考虑到股骨转子区域位于髋关节囊外，股骨转子间骨折后股骨头缺血性坏死的发生率远低于股骨颈骨折，为1%~2%[67]。如果患者没有明显症状，可以随访观察，否则应进行关节置换手术。

血管损伤

血管损伤发生率较低，一般是由于手术入路（对于头髓钉装置）中损伤臀上动脉或形成假性动脉瘤[39, 68]。治疗方法是手术修复损伤血管或对假性动脉瘤进行栓塞治疗。

结论

大多数股骨转子间骨折患者应尽早行手术治疗，以防止长期制动和卧位相关并发症的发生。医疗管理团队应密切关注髋部骨折患者的术前全身情况，并进行围手术期密切监测。手术方式包括用于稳定型骨折的动力髋螺钉或短髓内钉，以及用于不稳定型骨折的短 / 长髓内钉装置。在严重骨质疏松或合并有症状的严重骨关节炎的情况下，可以进行关节置换手术。细致的术前计划、充分的骨折复位（对于内固定手术）以及确保植入物位置良好是实现固定稳定和防止并发症的最重要因素，而手术最常见的并发症是植入物失败和拉力螺钉切出。在过去的几十年里，植入物设计的重大改进和微创技术的不断进步，减少了手术并发症，缩短了手术时间。随着人口老龄化，老年虚弱患者人数将不断增加，可以预期未来髋部骨折的总数也会持续增加，这将带来新的挑战。因此，未来应开展更多专注于临床结局的高质量随机对照研究。

参考文献

[1] Hay D, Parker MJ. Hip fracture in the immobile patient. J Bone J Surg Br. 2003;85:1037–1039.

[2] Bretherton CP, Parker MJ. Early surgery for patients with a fracture of the hip decreases 30-day mortality. Bone Joint J. 2015;97:104–108.

[3] Khan SK, Kalra S, Khanna A, et al. Timing of surgery for a hip fracture; a systematic review of 52 published studies involving 291,413 patients. Injury. 2009;40:692–697.

[4] Shiga T, Wajima Z, Ohe Y. Is operative delay associated with increased mortality of hip fracture patients? Systematic review, meta-analysis, and meta-regression. Can J Anaesth. 2008;55:146–154.

[5] Siegmeth AW, Gurusamy K, Parker MJ. Delay to surgery prolongs hospital stay in patients with fracture of the proximal femur. J Bone Joint Surg Br. 2005;87:1123–116.

[6] Simunovic N, Devereaux PJ, Sprague S, et al. Effects of early surgery after hip fracture on mortality and complications: systematic review and meta-analysis. CMAJ. 2010;182:1609–1616.

[7] Zuckerman JD, Skovron ML, Koval KJ, Aharonoff G, Frankel VH. Postoperative complications and mortality associated with operative delay in older patients who have a fracture of the hip. J Bone Joint Surg Am. 1995;77:1551–1556.

[8] Grigoryan KV, Javedan H, Rudolph JL. Orthogeriatric care models and outcomes in hip fracture patients: a systematic review and meta-analysis. J Orthop Trauma. 2014;28:49–55.

[9] Vidan M, Serra JA, Moreno C, Riquelme G, Ortiz J. Efficacy of a comprehensive geriatric intervention in older patients hospitalized for hip fracture: a randomized, controlled trial. J Am Geriatr Soc. 2005;53:1476–1482.

[10] Gonzalez-Montalvo JI, Alarcon T, Gil-Garay E, Gotor P, Martin-Vega A, Mauleon JL. The orthogeriatric unit for acute patients: a new model of care that improves efficiency in the management of patients with hip fracture. Hip Int. 2010;20:229–235.

[11] Rockwood CA, Green DP, Bucholz RW. Rockwood and green's fractures in adults. 6th ed. Philadelphia: Lippincott Williams & Wilkins; 2006. p. 2284–2317.

[12] Bhandari M, Schemitsch E, Jonsson A, Zlowodzki M, Haidukewych GJ. Gamma nails revisted: gamma nails versus compression hip screws in the management of intertrochanteric fractures of the hip: a meta-analysis. J Orthop Trauma. 2009;23:460–464.

[13] Pelet S, Arlettaz Y, Chevalley F. Osteosynthesis of per- and subtrochanteric fractures by blade plate versus gamma nail: a randomized prospective study. Swiss Surg. 2001;7:126–133.

[14] Sadowski C, Lubbeke A, Saudan M, et al. Treatment of reverse oblique and transverse intertrochanteric fractures with use of an intramedullary nail or a 95 degree screw-plate. J Bone Joint Surg Am. 2002;84:371–381.

[15] Haq RU, Manhas V, Pankaj A, et al. Proximal femoral nails compared with reverse distal locking plates in intertrochanteric fractures with a compromised lateral wall: a randomized controlled trial. Int Orthop. 2014;38:1443–1449.

[16] Streubel PN, Moustoukas MJ, Obremskey WT. Mechanical failure after locking plate fixation of unstable intertrochanteric femur fractures. J Orthop Trauma. 2013;27:22–28.

[17] Wirtz C, Abbassi F, Evangelopoulos DS, et al. High failure rate of trochanteric fracture osteosynthesis with proximal femoral locking compression plate. Injury. 2013;44:751–756.

[18] Glassner PJ, Tejwani NC. Failure of proximal femoral locking compression plate: a case series. J Orthop Trauma. 2011;25:76–83.

[19] Liu M, Yang Z, Pel F, et al. A meta-analysis of the Gamma nail and dynamic hip screw in treating peritrochanteric fractures. Int Orthop. 2010;34:323–328.

[20] Parker MJ, Bowers TR, Pryor GA. Sliding hip screw versus the Targon PF nail in the treatment of trochanteric fractures of the hip: a randomised trial of 600 fractures. J Bone Joint Surg Br. 2012;94:391–397.

[21] Parker MJ, Handoll HH. Gamma and other cephalocondylic intramedullary nails versus extramedullary implants for extracapsular hip fractures in adults. Cochrane Database Syst Rev. 2010;9.

[22] Yu J, Zhang C, Li L, et al. Internal fixation treatment for intertrochanteric fractures: a systematic review an meta-analysis of randomized evidence. Sci Rep. 2015;5:1–11.

[23] Lunsjo K, Ceder L, Thorngren KG, et al. Extramedullary fixation of 569 unstable intertrochanteric fractures: a randomized multicenter trial of the Medoff sliding plate versus three other screw-plate systems. Acta Orthop Scand. 2001;72:133–140.

[24] Parker MJ, Das A. Extramedullary fixation implants and external fixators for extracapsular hip fractures in adults. Cochrane Database Syst Rev. 2013.

[25] Babst R, Renner N, Biedermann M, et al. Clinical results using the trochanter stabilizing plate (TSP): the modular extension of the dynamic hip screw (DHS) for internal fixation of selected unstable intertrochanteric fractures. J Orthop Trauma. 1998;12:392–399.

[26] Hsu CE, Chiu YC, Tsai SH, et al. Trochanter stabilizing plate improves treatment outcomes in AO/OTA 31-A2 intertrochanteric fractures with critical thin femoral lateral walls. Injury. 2015;46:1047–1053.

[27] Madsen JE, Næss L, Aune AK, et al. Dynamic hip screw with trochanteric stabilizing plate in the treatment of unstable proximal femoral fractures: a comparative study with the Gamma nail and compression hip screw. J Orthop Trauma. 1998;12:241–248.

[28] Anglen JO, Weinstein JN. Nail or plate fixation of intertrochanteric hip fractures: changing pattern of practice. A review of the American Board of Orthopaedic Surgery Database. J Bone Joint Surg Am. 2008;90:700–707.

[29] Wynne Jones H, Johnston P, Parker M. Are short femoral nails superior to the sliding hip screw? A meta-analysis of 24 studies involving 3,279 fractures. Int Orthop. 2006;30:69–78.

[30] Haidukewych GJ. Intertrochanteric fractures: ten tips to improve results. J Bone Joint Surg Am. 2009;91:712–719.

[31] Kanis JA, Melton LJ, Christiansen C 3rd, Johnston CC, Khaltaev N. The diagnosis of osteoporosis. J Bone Miner Res. 1994;9:1137–1141.

[32] Hou Z, Bowen TR, Irgit KS, et al. Treatment of pertrochanteric fractures (OTA 31-A1 and A2): long versus short cephalomedullary nailing. J Orthop Trauma. 2013;27:318–324.

[33] Bellabarba C, Herscovici D, Jr Ricci WM. Percutaneous treatment of peritrochanteric fractures using the Gamma nail. Clin Orthop Relat Res. 2000;375:30–42.

[34] Bojan AJ, Beimel C, Speitling A, et al. 3066 consecutive Gamma Nails. 12 years experience at a single centre. BMC Musculoskelet Disord. 2010;11:133.

[35] Calvert PT. The Gamma nail--a significant advance or a passing fashion? J Bone Joint Surg Br. 1992;74:329–331.

[36] Kukla C, Heinz T, Gaebler C, Heinze G, Vécsei V. The standard Gamma nail: a critical analysis of 1,000 cases. J Trauma. 2001;51:77–83.

[37] Kazemian GH, Manafi AR, Najafi F, et al. Treatment of intertrochanteric fractures in elderly high risk patients: dynamic hip screw vs external fixation. Injury. 2014;45:568–572.

[38] Moroni A, Faldini C, Pegreffi F, et al. Dynamic hip screw compared with external fixation for treatment of osteoporotic pertrochanteric fractures: a prospective, randomized study. J Bone Joint Surg Am. 2005;87:753–759.

[39] Egol KA, Koval KJ, Zuckerman JD. Handbook of fractures. Lippincott Williams & Wilkins; 6th edition. USA. p. 395–405.

[40] Ozkan N, Okcu G, Aktuglu K. Intertrochanteric femur fractures in the elderly treated with either proximal femur nailing or hemiarthroplasty: a prospective randomised clinical study. Injury. 2015;46:3–8.

[41] Parker MJ, Handoll HH. Replacement arthroplasty versus internal fixation for extracapsular hip fractures in adults. Cochrane Database Syst Rev. 2006.

[42] Anglen J, Banovetz J. Compartment syndrome in the well leg resulting from fracture-table positioning. Clin Orthop Relat Res. 1994;301:239–242.

[43] Dugdale TW, Schutzer SF, Deafenbaugh MK, Bartosh RA. Compartment syndrome complicating use of the hemi-lithotomy position during femoral nailing. A report of two cases. J Bone Joint Surg Am. 1989;71:1556–1557.

[44] Parker MJ. Valgus reduction of trochanteric fractures. Injury. 1993;24:313–316.

[45] Hsu CE, Huand KC, Lin TC, et al. Intergraded risk scoring model for predicting dynamic hip screw treatment outcome of intertrochanteric fracture. Injury. 2016;47:2501–2506.

[46] Kyle RF, Gustilo RB, Premer RF. Analysis of six hundred and twenty-two intertrochanteric hip fractures. J Bone Joint Surg Am. 1979;61:216–221.

[47] Parker MJ. Cutting-out of the dynamic hip screw related to its position. J Bone Joint Surg Br. 1992;74:625.

[48] Pervez H, Parker MJ, Pryor GA, et al. Classification of trochanteric fracture of the proximal femur; a study of the reliability of current systems. Injury. 2002;33:713–715.

[49] Baumgaertner MR, Curtin SL, Lindskog DM, et al. The value of the tip-apex distance in predicting failure of fixation of pertrochanteric fractures of the hip. J Bone Joint Surg Am. 1995;77:1058–1064.

[50] Baumgaertner MR, Solberg BD. Awareness of tip-apex distance reduces failure of fixation of pertrochanteric fractures of the hip. J Bone Joint Surg Br. 1997;79:969–971.

[51] Hoppenfeld S, Buckley R. Surgical exposures in orthopaedics: the anatomic approach. Lippincott Williams & Wilkins; 4th edition. USA. 2017.

[52] Davey MS, Flynn SO, Hayes J, et al. Two-hole versus four-hole plate dynamic hip screw: a systematic review of current evidence. Ir J Med Sci. 2020;189:1317–1322.

[53] Rog D, Grigsby P, Hill Z, Pinette W, Inceoglu S, Zuckerman L. A biomechanical comparison of the two- and four-hole side-plate dynamic hip screw in an osteoporotic composite femur model. J Orthop Surg. 2017;25:2309499017717199.

[54] McLoughlin SW, Wheeler DL, Rider J, Bolhofner B. Biomechanical evaluation of the dynamic hip screw with two- and four-hole side plates. J Orthop Trauma. 2000;14:318–323.

[55] Chirodian N, Arch B, Parker MJ. Sliding hip screw fixation of trochanteric hip fractures: outcome of 1024

procedures. Injury. 2005;36:793–800.

[56] Weil Y, Gardner M, Mikhail G. Medial migration of intramedullary hip fixation devices: a biomechanical analysis. Arch Orthop Trauma Surg. 2008;128:227–234.

[57] Strauss E, Kummer F, Koval K. The "Z-effect" phenomenon defined: a laboratory study. J Orthop Res. 2007;25:1568–1573.

[58] Erken HY, Nusran G, Karagüven D, Yilmaz O, Kuru T. No decrease in infection rate with the use of local vancomycin powder after partial hip replacement in elderly patients with comorbidities. Cureus. 2020;12:e10296.

[59] O'Toole R, Degani Y, Carlini AR, Castillo R, O'Hara N, Joshi M, METRC. Systemic absorption and nephrotoxicity associated with topical vancomycin powder for fracture surgery. J Orthop Trauma. 2021;35:29–34.

[60] Metsemakers WJ, Fragomen AT, Moriarty TF, Morgenstern M, Egol KA, Zalavras C, Obremskey WT, Raschke M, McNally MA. Evidence-based recommendations for local antimicrobial strategies and dead space management in fracture-related infection. J Orthop Trauma. 2020;34:18–29.

[61] Hanada M, Nishikino S, Hotta K, et al. Intrawound vancomycin powder increases post-operative wound complications and does not decrease periprosthetic joint infection in primary total and unicompartmental knee arthroplasties. Knee Surg Sports Traumatol Arthrosc. 2019;27:2322–2327.

[62] Dunn J, Kusnezov N, Bader J, et al. Long versus short cephalomedullary nail for trochanteric femur fractures (OTA 31-A1, A2 and A3): a systematic review. J Orthop Traumatol. 2016;17:361–367.

[63] Norris R, Bhattacharjee D, Parker MJ. Occurrence of secondary fracture around intramedullary nails used for trochanteric hip fractures: a systematic review of 13,568 patients. Injury. 2012;43:706–711.

[64] Queally JM, Harris E, Handoll HH, et al. Intramedullary nails for extracapsular hip fractures in adults. Cochrane Database Syst Rev. 2014.

[65] Shetty A, Shenoy PM, Swaminathan R. Mismatch of long Gamma intramedullary nail with bow of the femur: does radius of curvature of the nail increase risk of distal femoral complications? J Clin Orthop Trauma. 2019;10:302–304.

[66] Cruz-Sanchez M, Torres-Claramunt RT, Alier-Fabrego A, et al. Salvage for nail breakage in femoral intramedullary nailing. Injury. 2015;46:729–733.

[67] Barquet A, Ayora G, Guimaraes JM, et al. Avascular necrosis of the femoral head following trochanteric fractures in adults: a systematic review. Injury. 2014;45:1848–1858.

[68] Kakarala GK, Van Rensburg L, Parker M. Pseudo-aneurysm of the lateral circumflex femoral artery. Eur J Trauma. 2006;32:480–481.

第六章　股骨颈骨折的手术治疗

Michael B. Held, William K. Crockatt, Kyle L. McCormick, Jeffrey A. Geller

贺敬龙　孙　炜 / 译

老年股骨颈骨折的流行病学

经济因素与发病率

股骨颈骨折占所有髋部骨折的 50% 以上，对医疗卫生系统造成了巨大的经济负担 [2]。随着老年人口的增加，预计股骨颈骨折的数量和相关的医疗费用在未来几十年将大幅上升。在 2010 年，全世界治疗老年髋部骨折的直接医疗费用估计为 170 亿 ~200 亿美元（1 美元 ≈ 6.86 人民币）；预计到 2050 年，这一费用将增加到 4463 亿美元。患者在髋部骨折后的第一年通常需花费 4 万美元，其中主要部分用于医疗和康复费用，此后每年仍需花费近 5000 美元 [3-5]。

尽管预测情况如上述所言，但超过 65 岁患者股骨颈骨折的实际发生率近年来却有所下降。在一项全国范围内对老年股骨颈骨折患者的分析中，骨折总例数（2003 年为 86 978 例，2013 年为 65 130 例）以及全国范围内股骨颈骨折年龄调整发病率（2003 年为每 10 万美国成年人 242 例，2013 年为每 10 万美国成年人 146 例）均稳步下降，与文献中报道的趋势一致。此外，患者的手术率从 2003 年的 89.2% 稳步上升到 2013 年的 92.1%，其中全髋关节置换术越来越受到欢迎 [6, 7]。

年龄分布

髋部骨折的类型根据受伤年龄的不同而有所不同。青壮年患者的骨密度通常优于老年人，更容易发生因高能量损伤机制所导致的基底型或垂直方向的股骨颈远端骨折。另一方面，老年人则更容易发生因低能量损伤机制所导致的头下型或经颈型股骨颈骨折，如站立时摔倒 [8]。2013 年统计数字表明，美国股骨颈骨折并进行手术治疗的 65 岁及以上患者人群中，65~79 岁的有 20 945 人（34.9%），超过 80 岁的有 39 020 人（65.1%）[6]。

危险因素

老年人群股骨颈骨折的危险因素包括但不限于：骨质疏松症，家庭安全或监护不足，可能增加跌倒发生率的相关基础疾病（如糖尿病、视力受损、身体功能或平衡受损等），以及神经系统疾病（如帕金森病、神经病变、椎管狭窄症或阿尔茨海默病等）[5]。对股骨颈骨折起到保护作用的因素包括：双膦酸盐的使用、降低吸烟率、骨密度筛查、补充营养和适当负重下运动 [3, 6]。

并发症和病死率

股骨颈骨折是引起老年人群相关并发症和因病致死的一项主要病因，老年股骨颈骨折患者出现短期和长期并发症的风险均明显增加。围手术期患者存在手术部位感染、静脉血栓栓塞、急性肾损伤或肾功能不全、尿路感染（特别是留置导尿的患者）、周围神经损伤、植入物失效、术后30天内再次手术、死亡等各类并发症风险 [4, 9]。最近的一项多因素分析对美国外科医师学会 – 国家外科质量改进计划（ACS-NSQIP）数据库进行分析，对围手术期不良事件风险进行预测，结果显示相关风险预测因素包括：美国麻醉医师学会（ASA）分级3级或4级、高龄、依赖性功能状态、手术时间较长、高血压、糖尿病等合并症，以及急诊手术 [4]。但与之（急诊手术）相反，延迟手术时间超过48h也会增加股骨颈骨折的并发症发生率 [4]。

此外，无论是在围手术期还是术后1年内，老年患者股骨颈骨折后的死亡风险均明显高于同龄的未骨折患者。在2019年一项评估老年髋部骨折患者病死率预测因素的多中心研究中，约5%的患者在入院后30天内死亡 [10]。此类患者术后1年内的病死率仍然很高，高达18%~33%。这表明与同龄人相比，老年髋部骨折患者因遭受持续并发症和其他基础疾病困扰，导致健康状况相较于同龄人明显下降 [11, 12]。导致患者病死率增加的重要危险因素包括：白蛋白 < 3.5g/dL［风险率（HR）0.36］、［尿潴留（HR）0.4］、对日常生活能力（ADLs）的依赖状态（HR 0.65）[10]。此外，骨折前有新近住院记录的患者也存在出现功能结局不良和病死率增加的高风险 [13]。

对生活质量的影响

股骨颈骨折后，老年患者的身体、心理和社会性结局往往较差。这些患者往往无法恢复到骨折前的活动状态，需要更高质量的照护，而且与健康相关的生活质量和功能结局指标均较低。平均而言，只有40%~60%的术后患者能恢复到骨折前的活动水平，而近35%的患者甚至无法独立行走 [1, 12]。大约70%的患者能恢复基本的ADLs，而大约一半的患者能恢复骨折前的ADLs水平。

一般而言，康复可能需要 1 年左右的时间，但大多数患者基本 ADLs 的改善是在受伤后 6 个月内实现的[1]。此外，20% 的患者在骨折后的一年内会进入长期护理机构[12]。

与老年患者股骨颈骨折后功能结局恶劣相关的因素包括：骨折前的 ADLs、骨折初始移位情况、术前认知状态下降和伴随的精神障碍等。骨折前 ADLs 依赖情况已被证明是出院时 EuroQol-5D（EQ-5D）评分的重要决定因素，依赖性增加与 EQ-5D 评分较低相关。一般来说，EQ-5D 评分越高，表明患者在行动功能、自我护理、日常活动能力、疼痛/不适和焦虑/抑郁这 5 个方面自我报告的总体健康状况越好[2]。无论是采用滑动髋螺钉还是松质骨螺钉治疗，老年移位型股骨颈骨折患者在损伤后 26 个月的 EQ-5D 评分均明显低于未移位型股骨颈骨折患者[2]。中度认知功能受损，即小型精神状态检查（MMSE）评分在 10~19 分，也与出院时 EQ-5D 评分较低和住院期间 EQ-5D 评分明显下降有关[14]。由于在老年人群中普遍存在对于抑郁症诊断和治疗不足的问题，因此所有老年髋部骨折患者都应例行进行精神状况筛查。在住院期间，未接受抗抑郁药物治疗的抑郁患者的 EQ-5D 评分下降幅度比接受药物治疗的患者更大[14]。

采用老年骨科管理模式可能有助于优化老年股骨颈骨折患者的功能结局。这一模式强调对患者健康的全面评估、与医生团队共同管理、用药审查和监督、适当镇痛、补充足够营养、进行抑郁状况筛查、预防谵妄、恢复患者行走能力和 ADLs、注意居家安全和预防跌倒等综合措施。通过构建一个由内科、骨科和康复科医生组成的大型多学科团队，老年骨科管理模式在以下方面均展现出积极成效：患者出院时直接回家的比例；术后 4 个月和 12 个月时的 ADLs、跌倒情况以及生活质量；12 个月时的行走能力和认知能力；患者总体病死率等[12]。

股骨近端相关解剖

股骨颈骨骼结构

股骨颈由致密皮质骨和松质骨小梁共同组成，其骨质结构由正常负重和行走时产生的应力所决定。应力诱导的骨重塑导致股骨颈内部受压力区和受张力区的骨小梁增厚（图 6.1）。股骨颈偏内下侧有一块骨密度相对较低的薄弱区域，称为 Ward 三角，位于主要和次要受压力区之间[8, 15, 16]。在内侧壁受压处则有明显的内下侧骨皮质增厚区。与之相邻的，在股骨颈后内侧也有一块致密的皮质骨嵴，称为股骨矩，深达小转子区，并从外上方向大转子投射[8, 15, 16]。股骨矩是一个重要的支撑结构，可以通过髋关节将应力分散到股骨近端，因此是否累及股骨矩对于手术方式和植入物的选择有重要影响[15]。

股骨颈结构随着年龄的不断变化在老年骨折的发生机制中起到了重要作用。随着时间推移，

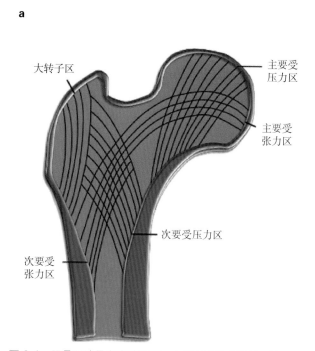
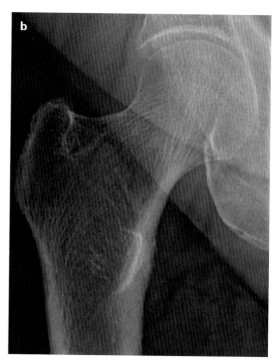

图 6.1 股骨近端骨密度情况。（a）股骨颈骨小梁受压缩和拉伸的情况。（b）髋关节正位片可见骨小梁分布

股骨颈上方比下方承受的负荷少，骨皮质变薄，从而增加发生骨折的风险。随着年龄的增长，皮质骨的孔隙率也在增加，从年轻人的 4% 增加到老年人的近 50%。此外，与年龄相关的非酶性胶原交联作用也会降低皮质骨的弹性、负荷和能量，导致骨折发生[15]。

除了与年龄相关的皮质骨改变外，由于骨小梁尤其是在 Ward 三角区域的进一步流失，老年骨质疏松患者发生脆性骨折的风险增加[8]。多探头 CT 证实，股骨颈骨折的发生与骨小梁的压缩和拉伸变性相关[8, 15]。股骨颈的骨密度下降 1 个标准差，髋部骨折风险的比值比为 4.5[17]。

股骨近端血流供应

供应股骨颈和股骨头的主要血管包括旋股内侧动脉、旋股外侧动脉以及臀下动脉。这些血管一起构成关节囊外动脉环，并由此发出颈升动脉分支（图 6.2）[8, 15]。这些分支在转子间线前方和转子间嵴后方进入股骨颈，然后进入股骨头。关节囊内动脉环由支持带动脉和骨骺动脉构成，位于股骨头和股骨颈关节面的交界处[8]。另外还有小部分血流来自臀上动脉、闭孔动脉和圆韧带内的闭孔动脉髋臼支[15]。

移位型股骨颈骨折后，由于关节囊内和骨内血管的改变，股骨头发生血管损伤和缺血性坏死（AVN）的风险很高。在头下型和经颈型骨折中，关节囊内的颈升动脉分支和囊内动脉环受损的风

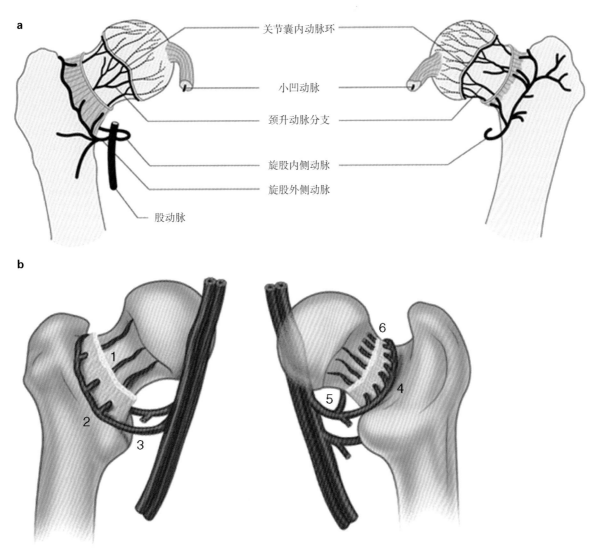

图 6.2 股骨近端血管情况

险尤其高。因此，骨科医生必须进行充分考虑后选择适当的治疗方案，或是通过内固定方式维持或恢复血液供应，或是选择人工关节置换作为彻底的治疗方法[8]。此外，对于后内侧粉碎性骨折或骨折线通过股骨头颈部向外侧延伸的骨折，患者往往存在更高的血管损伤风险。相反，基底型骨折和转子间骨折引起血流供应受损和 AVN 的风险相对较小[8]。

髋关节手术入路

直接前入路

直接前入路，或称 Smith–Petersen 入路，已在选择性人工髋关节置换术中逐渐流行起来，并被越来越多地用于股骨颈骨折的治疗。该入路利用了缝匠肌和阔筋膜张肌之间的神经间浅平面，以及股直肌和臀中肌之间的深间隙（图 6.3）。经该入路手术时要注意对旋股外侧动脉升支进行结扎和保护好浅平面的股外侧皮神经。直接前入路具有脱位风险低、恢复快、疼痛少、手术并发症少等潜在优点。但研究表明，该入路学习曲线较长，对于肥胖患者的皮肤愈合较差，并可能出现一些其他入路不常见的并发症，如股管破裂和术中假体周围骨折[18]。

前外侧入路

前外侧入路，或称 Watson-Jones 入路，可在仰卧位或侧卧位下进行。最新研究进展支持采用保留外展肌的入路方式，因为其在恢复情况和疼痛效果等方面与直接前入路相同。皮肤切口位于髂前上棘远端后方 2.5cm，向远端越过股骨大转子。该入路利用阔筋膜张肌和臀中肌之间的肌肉

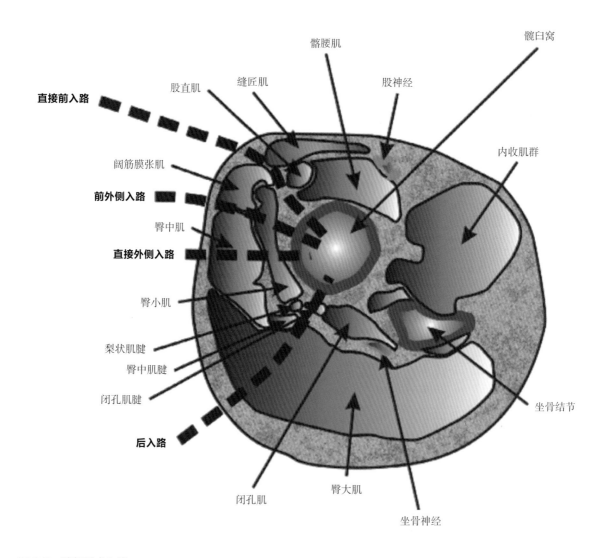

图 6.3 髋部手术入路

间平面（图 6.3）。同直接前入路一样，在放置牵开器的过程中可能损伤股神经、股动脉和股静脉，因此在手术中必须特别注意保护好这些神经和血管[18]。

直接外侧入路

直接外侧入路，也称 Hardinge 或经臀入路，可在患者仰卧位或侧卧位下进行，这一点与前外侧入路相似。在大转子尖端近端 5cm 处做切口，并沿股骨长轴向远端延伸。由于该入路没有真正的神经间平面，因此需切开臀中肌和股外侧肌、松解臀小肌附着点，从而暴露前方关节囊（图 6.3）。在臀中肌向近端切开时可能发生臀上神经损伤，导致术后出现 Trendelenburg 步态[18, 19]。

后入路

后入路是在患者侧卧位下进行的，术侧髋关节朝上。在大转子上约 7cm 偏后方处做皮肤切口，切口在大转子后方转弯，并沿股骨长轴向下延伸。该入路利用臀大肌的肌间和血管平面，在臀上动脉和臀下动脉之间进行分离，在肌肉表面有一条脂肪带作为标志（图 6.3）。后入路不损伤髋关节外展肌群，但在深层剥离过程中，短外旋肌群会被剥离。坐骨神经位于外旋肌表面，牵拉时动作轻柔、让患者处于伸髋屈膝体位可以减少对神经的牵拉，降低神经损伤的风险[18]。

各入路比较

每一种主要的手术入路都可以安全有效地应用于股骨颈骨折的髋关节置换手术，但也各有其优缺点。对于半髋关节置换术，这些手术入路在手术时间、术后疼痛、出血量、住院时间等方面没有统计学差异[20]。在全髋关节置换术中，直接前入路和后入路在感染率、术后假体周围骨折发生率和翻修率方面也相似[21]。但不同的入路在脱位、早期功能锻炼和对各自入路的熟悉程度方面确实存在差异。目前的证据显示，与后入路相比，直接外侧入路和直接前入路的脱位率相对较低[5, 18, 20]。直接前入路不仅在半髋关节置换术后早期随访中显示出功能结局指标的改善，也能降低全髋关节置换术后 1 年内死亡率[18, 20, 21]。最后需要注意的是，股骨颈骨折行髋关节置换术时必须考虑到患者的具体情况和外科医生对各种入路的经验水平。

临床表现与初步处理

病史与体格检查

在老年人群中，股骨颈骨折最常见的原因是无力性跌倒。损伤机制可能是由于髋部直接着地、蹬脚时旋转性损伤或不全性骨折的继续进展。应在了解病史时充分评估患者跌倒的原因（如晕厥、机械性等），并对患者其他部位的合并损伤进行评估和处理。

在体格检查中，移位型股骨颈骨折患者易出现患肢外旋、外展、短缩等畸形，而非移位型骨折患者可能没有肉眼可见的畸形。直接触诊大转子、髋关节内旋或外旋等运动可引起疼痛。由于疼痛，患者的活动范围通常会受到严重限制，而且患者通常不能进行直腿抬高运动。在初步评估时，还应进行彻底的神经血管检查并予以记录。另外，如果需要手术，也应对局部软组织情况进行评估，因为这可能会影响外科医生手术入路的选择。最后，应该对所有部位的瘀斑、畸形或疼痛进行全面检查，因为对于老年髋部骨折这类较为虚弱的人群，继发性损伤的发生并不少见，而且可能会被髋部损伤导致的疼痛所掩盖。

影像学评估

X 线平片

老年股骨颈骨折的初步影像学检查应包括骨盆正位片、患侧髋关节的正位片和侧位片，以及股骨全长片。理想情况下，进行 X 线照射时，标记球在正位片上应定位在两大腿之间或大转子处，在侧位上应定位在大腿中部股骨干水平，以便为关节置换术做好手术规划。股骨颈骨折的典型 X 线征象包括骨皮质断裂、骨嵌插部位硬化、Shenton 线轮廓不连续、骨小梁结构紊乱以及股骨头 – 颈交界处外翻或内翻成角[16]。阅片时也应评估是否伴有股骨干或股骨远端骨折，以及是非合并髋关节骨性关节炎。

股骨颈骨折时，髋关节牵引位 X 线片可用于关节囊内骨折和囊外骨折的准确区分。行牵引位检查时患者仰卧，对足部和踝关节施加一个温和、可控的牵引力，最大可达 98~147N。在牵引位时下肢呈轻微内旋状态。成像结束后应缓慢解除牵引力，以避免造成额外疼痛或损伤[22]。

其他高级检查

对于老年股骨颈骨折，X 线片在多达 10% 的病例中可能表现假阴性结果，部分原因是患者年龄和骨密度[9, 16]。对于 X 线片上不明显的隐匿性股骨颈骨折，AAOS 老年髋部骨折管理临床实践指南支持将 MRI 作为诊断骨折的高级检查方式[5, 8]。在 MRI 上，隐匿性骨折在 T1 加权像上表现为低信号线伴周围高信号水肿，这对评估髋关节疼痛的其他潜在原因有一定优势[8, 16]。对于存在 MRI 禁忌的患者，薄层多探头 CT 在评估隐匿性股骨颈骨折方面与 MRI 具有相似的敏感性和特异性[23]。骨扫描不再作为检测隐匿性股骨颈骨折的一种选择。

骨折分型

关节囊内和关节囊外骨折

股骨颈骨折的位置位于关节囊内还是囊外对手术方式的选择有重要意义。股骨颈头下型和经颈型骨折被认为是囊内骨折，如果骨折没有移位，可采用切开复位内固定或闭合复位经皮空心螺钉内固定治疗，如果有移位则应采用关节置换术治疗。股骨颈基底型骨折发生在股骨颈基底部与转子间嵴的交界处。虽然股骨颈基底型骨折可能是囊内骨折，但发生血管损伤的风险较低，可以类似囊外骨折一样治疗，也具有较好的愈合能力。股骨转子间骨折本质上是囊外骨折，因此治疗方法也有所不同[2, 8]。

Garden 分型

Garden 分型是老年股骨颈骨折最常用的分型方法。根据正位 X 线片上骨折移位情况，将股骨颈骨折分为 4 型（图 6.4）。Garden 1 型骨折为不完全型、外翻嵌插骨折，Garden 2 型骨折为完全型、无移位骨折，Garden 3 型骨折为完全型、部分移位骨折，Garden 4 型骨折为完全型、完全移位骨折[8, 15]。因为 Garden 1 型外翻嵌插型骨折的皮质断裂和骨折成角程度较轻微，在 X 线片上容易被忽略。当需要对股骨颈骨折进行鉴别诊断时，对外侧皮质骨嵌插硬化三角区的评估很重要，因为这一征象可能提示存在 Garden 1 型骨折。改良 Garden 分型将股骨颈骨折简单地分为非移位型或移位型，经证明其比原始分型系统的观察者间可靠性更高[15]。

Pauwels 分型

Pauwels 分型系统通常用于对年轻人群中高能股骨颈骨折进行分型，而在老年人群中使用较少。这一分型系统基于骨折线的垂直成角，即骨折线和股骨头上表面切线之间所成的角度，又称 Pauwels 角。Ⅰ型骨折 Pauwels 角小于 30°，Ⅱ型骨折 Pauwels 角为 30°~50°，Ⅲ型骨折 Pauwels 角大于 50°[8, 15]。Pauwels 角增大会导致经骨折部位的剪切力增加，可能影响骨折稳定性，引起内翻塌陷风险。

AO/OTA 分型

AO/OTA 分型系统是一种字母数字系统，根据骨、节段、受累关节、骨折类型和几何形状等对骨折进行分型。在该系统中股骨颈骨折被归类为 31-B，并可进一步分为头下型骨折（31B1）、经颈型骨折（31B2）或基底型骨折（31B3）。头下型骨折可分为外翻嵌插型（31B1.1）、无移位型

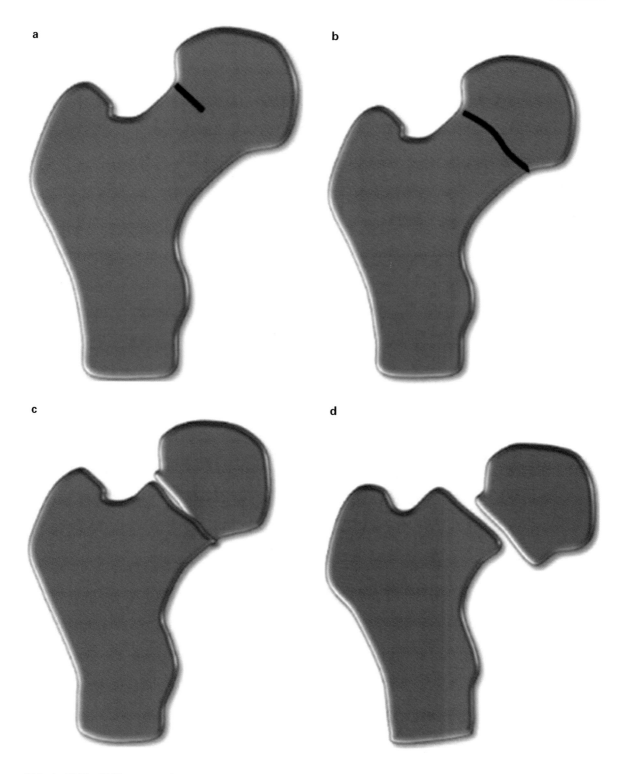

图 6.4 股骨颈骨折 Garden 分型。（a）Garden 1 型，不完全型骨折，外翻嵌插。（b）Garden 2 型，完全型骨折，无移位。（c）Garden 3 型，完全型骨折，部分移位。（d）Garden 4 型，完全型骨折，完全移位

（31B1.2）和移位型（31B1.3），而经颈型骨折可分为简单型（31B2.1）、粉碎型（31B2.2）或剪切型（31B2.3）[15]。

股骨颈骨折的非手术治疗

非手术治疗适应证

尽管绝大多数老年股骨颈骨折患者接受了手术治疗，但也有一小部分患者可能接受非手术治疗。手术治疗无法保证患者一定能恢复术前的功能和（或）生活质量。即使进行手术治疗，老年患者能恢复术前功能和活动能力的概率也只有 46%[24]，15%~20% 的患者在股骨颈骨折后无法回归原来的住所 [25, 26]。考虑到这一情况，在外科医生、老年科医生和患者及其医疗代理人（如果患者本人缺乏决策能力）之间进行充分讨论及意见交换后可以选择非手术治疗。加拿大的一项大型注册研究发现，髋部骨折的非手术治疗率随着时间推移明显下降，从 1990—1994 年的 8.3% 下降到 2010—2014 年的 5.1%（$P < 0.001$）[27]。

股骨颈骨折非手术姑息性治疗的适应证包括：患者基础活动能力没有或极弱，预期生存时间较差的临终关怀患者，无法接受手术风险，以及自身决定不进行手术的患者等。如果患者在受伤前就卧床不起、不能走动，通过手术改变这种情况的可能性极低。此外，Hossain 等的研究已经证实，对于全身状况不佳的患者，手术治疗和非手术治疗在功能和死亡率方面没有显著差异[28]。然而，对于姑息性手术应该谨慎考虑，因为这种手术可能减少疼痛、提高生活质量，无论是对于患者还是其护理人员而言。

非手术治疗相对适应证

- 伤前已卧床的患者。
- 基础活动能力较弱。
- 临终关怀的患者。
- 全身状况不佳的患者。
- 患者 / 家属已决定不进行手术。
- 老年患者无移位型骨折。

非手术治疗并发症

即使进行了恰当的医疗和护理，股骨颈骨折非手术治疗仍会导致一系列并发症的发生，这主要是由于长时间卧床制动所引起的。相关并发症包括腰骶部和足跟部的压疮，由于误吸和（或）

肺炎引起的呼吸系统损伤，深静脉血栓（Deep Vein Thrombosis，DVT）和肺栓塞（Pulmonary Embolus，PE），尿路感染（Urinary Tract Infection，UTI），以及翻身活动时引起疼痛[29]。尽管如此，手术也并不代表能预防上述所有并发症。

非手术治疗并发症

- DVT。

- PE。

- 肺炎。

- 误吸。

- 翻身活动时引起疼痛。

- 腰骶部压疮。

- 足跟部压疮。

- 尿路感染。

非手术并发症的预防

加强护理对于预防股骨颈骨折非手术治疗后并发症的发生至关重要。为了防止局部压力引起的皮肤坏死，需要帮患者反复翻身、改变体位。使用特殊床垫、将足跟部垫起或抬高，以及供给充足营养也有助于防止远期的压疮和皮肤破损[31]。联合应用机械和药物预防 DVT 对于降低 PE 风险具有关键作用。鼓励排痰和抬高床头有助于预防误吸和肺炎的发生。此外，通过与姑息治疗医生和老年科医生进行多学科管理，采用多模式镇痛技术，可以最大限度地减少阿片类药物的使用及其潜在并发症的发生，并改善患者的疼痛状况。

闭合复位经皮螺钉内固定

一般原则和适应证

闭合复位经皮螺钉内固定（Closed Reduction Percutaneous Pinning，CRPP）是治疗老年患者非移位、外翻嵌插型股骨颈骨折的重要手术方式。CRPP 的目标是使患者恢复其基础活动水平，并防止股骨头畸形愈合和缺血性坏死（Avascular Necrosis，AVN）。CRPP 是一种微创手术技术，利用空心螺钉（部分螺纹或全螺纹）对骨折进行固定，适合于 AVN 风险较低的稳定骨折，只需进行最低限度的骨折复位。适合进行 CRPP 的理想骨折类型是 Garden 1 型股骨颈骨折和外翻嵌插、长度稳定型骨折（图 6.5）。除了正位 X 线片以外，还必须对侧位 X 线片进行仔细的评估，以确认骨折在侧位片上同样没有明显移位。

在老年人群中，完全移位或内翻型骨折不适合进行 CRPP。这些骨折类型如果采用闭合或开放复位内固定手术会导致较高的畸形愈合、骨不连和 AVN 发生率，因此应选择关节置换术。对于预期寿命有限的老年患者更应如此，因为可以避免二次手术。在 Tidermark 等的一项随机对照试验中，对于移位型股骨颈骨折，关节置换术的并发症和再手术率均远低于 CRPP（分别为 4% 比 36% 和 4% 比 42%；$P < 0.001$）[32]。因此，必须选择最适合的患者进行 CRPP 或关节置换术。

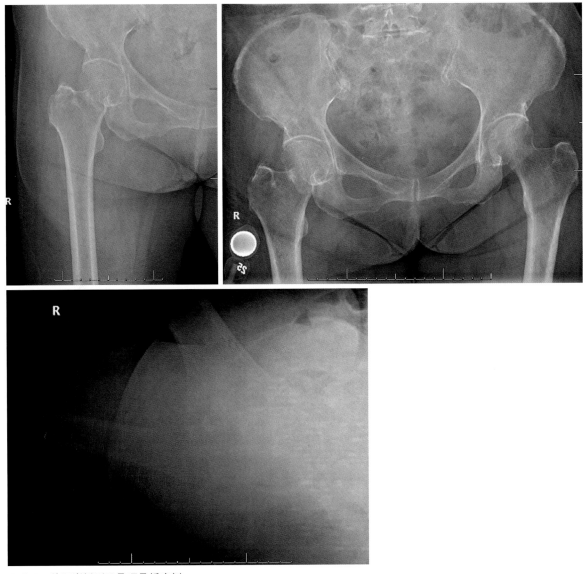

图 6.5　外翻嵌插型股骨颈骨折病例

手术技术

空心螺钉 CRPP 手术可在常规透视手术台或特殊骨折手术台上进行。编者倾向于在骨折手术台上进行股骨近端 CRPP，大腿可以呈剪形展开（对侧髋关节伸直），或是保持对侧大腿在髋部屈曲，以便为侧位透视腾出空间。在手术开始前，必须进行 X 线透视以确保髋部正位和侧位透视效果良好。应常规备好关节置换器械，以防患者在转运到手术室的过程中发生骨折移位而需改行关节置换。

老年非移位型和外翻嵌插型骨折一般不需要过多复位，这类骨折大多数可以在原位进行螺钉固定。如果确实需要进行复位，可以在骨折台上应用 Whitman 技术。将髋关节轻度伸展，通过足部外旋大腿，外展大约 20°。然后进行牵引，根据髌骨位置判断，将大腿内旋 20° ~30°。行透视检查复位情况，根据需要进一步调整。

根据透视情况标出股骨颈的前、后、上、下各部位。一个重要的解剖标志是小转子。最下一枚螺钉的起始点不能在小转子远端，这一点非常重要，因为可能会引起应力集中，从而导致后期发生转子下骨折。在透视下将克氏针经皮打入，可以采用或不采用有限皮肤切口，使 3 枚克氏针呈倒三角形排列方式（图 6.6）。先打入最下面的克氏针，这可以为老年骨质疏松患者提供坚固的骨性固定。编者建议将该枚螺钉置于股骨矩前上方，确保螺纹与皮质骨相接触，防止后期塌陷。其余的克氏针可以通过导向器辅助打入或根据倒三角或菱形排列方式徒手打入。

使克氏针逆行进入软骨下骨，并确保不穿透关节间隙。通过皮肤和筋膜做一小切口，利用已校准的测深装置确定螺钉长度。确保测深装置到达正确位置，以防止测量误差。一般将测量结果

图 6.6　推荐的空心螺钉排列方式

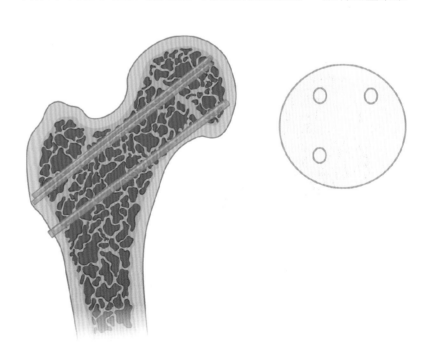

减去 5mm，以确保螺钉不穿透关节面。用空心钻头钻开外侧骨皮质，然后将螺钉通过克氏针置入。这类螺钉通常是自攻的，所以一般不需要用丝锥来攻丝，特别是在骨质疏松的骨骼中。

　　有多种不同尺寸的螺丝；不过，按照我们的临床经验，根据患者的股骨颈解剖结构及内部尺寸一般可使用 6.5mm 或 7.3mm 半螺纹螺钉。如果使用半螺纹螺钉，重要的是要使螺纹完全穿过骨折部位，以起到轻度辅助加压作用。可以在所有或部分螺钉上使用垫圈，以防止螺钉头穿透。在股骨颈过度外翻的情况下，可以联合使用半螺纹螺钉和全螺纹螺钉辅助复位。最下一枚螺钉应选择半螺纹螺钉，且应首先置入。该枚螺钉可以提供加压以使股骨颈部倾斜，避免外翻。接下来在上面再打入 1~2 枚全螺纹螺钉以辅助固定。如图 6.7 所示，3 枚半螺纹螺钉呈倒三角形结构置入。重要的是保证螺钉不要交锁在一起，这样才有助于实现机械稳定性。

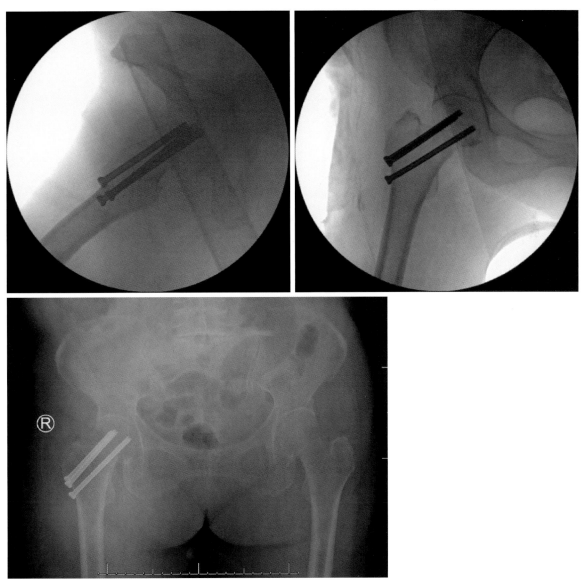

图 6.7　闭合复位经皮螺钉内固定术后 X 线片

CRPP 技术要点

· 在切开前一定要确保的正位和侧位 X 线透视情况良好。

· 常规备好关节置换器械。

· 确保螺钉的起点不在小转子远端，以防止远期发生应力集中。

· 首先放置最靠下、后的那枚螺钉，以确保老年人群中螺钉与骨的良好固定。

· 螺钉采用倒三角形结构。

· 确保螺钉不要交锁。

围手术期管理

CRPP 术后，我们一般在麻醉恢复室拍摄术后 X 线片。术后 24h 给予围手术期抗生素治疗。患者一般都能在没有任何限制下进行负重。我们的目标是让患者早期活动，鼓励尽早拔除导尿管，通过联合使用机械和药物预防 DVT，并减少卧床相关并发症的风险。我们预防 VTE 并发症的术后方案包括：住院期间使用序贯加压装置；服用阿司匹林 81mg，每日 2 次，持续 28 天。对于高风险患者，皮下注射伊诺肝素 40mg，每日 1 次；或服用阿哌沙班 2.5mg，每日 2 次，持续 28 天。与内科医生共同管理患者，并采用多模式镇痛方案以减少阿片类药物使用量。患者在术后（POD）当天接受物理治疗，并评估能否安全出院。一般情况下，老年患者住院 1~2 天，然后进行 1~2 周的亚急性康复治疗，但这还需取决于患者的病情进展和具体需求。

术后结局及并发症

在老年人群中，CRPP 治疗股骨颈骨折的失败率为 5%~19%[33]。失败原因包括 AVN、内固定失败、螺钉穿透、螺钉切出及骨不连。CRPP 术失败的治疗方法通常是进行全髋关节置换术（THA）或半髋关节置换术（HA），因为二次切开复位内固定在这一患者群体中通常难以取得成功。据报道，术后 12 个月改行关节置换手术率为 10%~20%[33, 34]。

此外，当选择进行二次固定而不是关节置换时，AVN、螺钉退钉和塌陷是主要的考虑因素（图 6.8）。非移位型股骨颈骨折 CRPP 后 AVN 的发生率为 7.2%[35]。因此，考虑到 CRPP 后的高失败率和 AVN 的可能性，许多人主张在各类情况下均应选择初次关节置换术，以避免进行二次更复

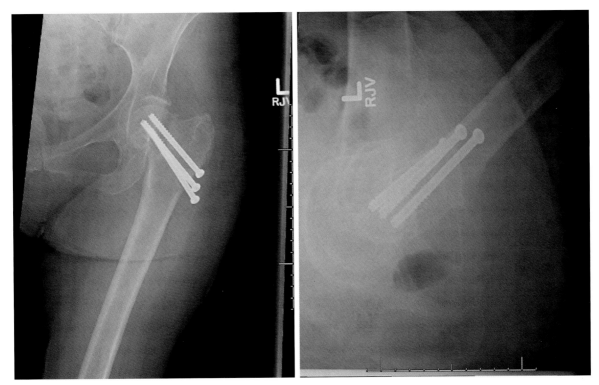

图 6.8　CRPP 术后螺钉退钉和塌陷

杂的翻修手术。

　　尽管如此，与关节置换术相比，CRPP 也存在一些优势，包括较低的脱位率、感染率和异位骨化发生率[36]。年龄超过 80 岁和肥胖是 CRPP 术后失败和再次手术的危险因素[36, 37]。因此，老年、病态肥胖患者可能不是 CRPP 的理想指征。

CRPP 术后并发症

- 股骨头坏死。
- 内固定失败。
- 螺钉穿透。
- 螺钉切出。
- 骨不连。
- 转子下骨折。

切开复位内固定（Open Reduction Internal Fixation，ORIF）

一般原则和适应证

虽然 ORIF 是年轻股骨颈骨折患者常用的治疗方法，但在老年患者中很少适用。传统观点认为，对于年龄小于 50 岁的年轻患者，应该尝试保留股骨头和原生关节，这比早期实行关节置换术更为可取；如果这些患者最终发生内固定失败或 AVN，到时再进行全髋关节置换术。事实上，在 50 岁以下的移位型股骨颈骨折患者中，AVN 的发生率已高达 27%[38]。考虑到更年轻、健康的患者 AVN 的发生率已然很高，同样的内固定先行原则显然不适用于老年人群，因为他们骨质量较差，血液供应减少，愈合能力较差，且预期寿命有限。为了避免进行二次更复杂的手术，对于老年移位型股骨颈骨折患者更应选择关节置换手术。

对于老年股骨颈骨折患者，真正进行 ORIF 的适应证很有限。非移位型股骨颈基底部骨折可采用固定角度装置治疗，如滑动髋螺钉、股骨近端锁定钢板、髓内钉或空心螺钉（图 6.9）。在老年人群中进行 ORIF 时，我们倾向于使用滑动髋螺钉。我们不推荐使用股骨近端锁定钢板，因为该技术导致灾难性失败的发生率很高[39]。综上所述，AVN、内固定失败以及需要进行二次关节置换术的高风险限制了老年患者股骨颈骨折 ORIF 的开展。在老年患者人群中，应始终优先考虑采用 THA 或 HA 进行初始治疗。

老年患者 ORIF 的相对适应证

- 无移位的股骨颈基底型骨折。
- 无移位的股骨颈经颈型骨折。
- Garden 1 型股骨颈骨折。
- 外翻嵌插型股骨颈骨折。
- Pauwels 角较大的无移位型股骨颈骨折。

手术技术

这一技术已在第五章中进行了详细描述，在本章中，我们将简要描述使用滑动髋螺钉的 ORIF 技术。编者建议让患者仰卧于手术台上，会阴部用立柱固定。需要注意的是，这种技术也可以采用侧卧位并予腋垫适当保护。进行正位和侧位 X 线透视，如果显示骨折已复位，则采用本章前面

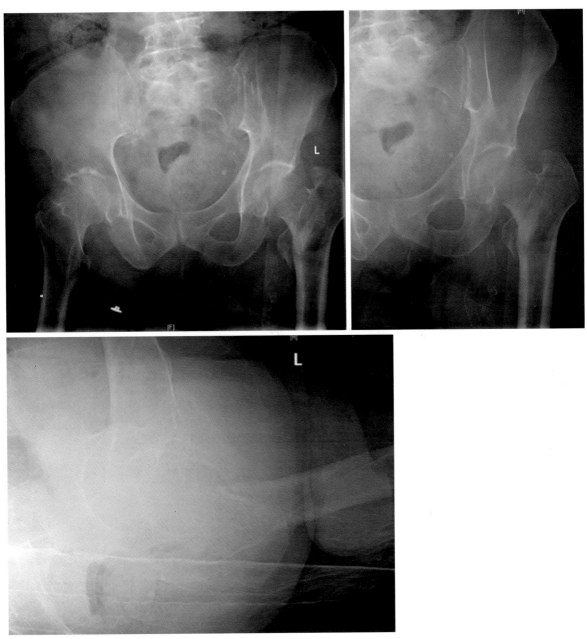

图 6.9　可采用滑动髋螺钉治疗的无移位型股骨颈骨折

所述的 Whitman 技术。在透视引导下在大转子尖端、股骨颈和股骨长轴等部位做好标记。以股骨外侧为中心切开皮肤，从股肌嵴近端开始，向远端延伸约 7cm。切口向下延伸到髂胫束，此处有明显分隔。以股肌下入路，小心地将股肌从其后外侧附着点分开。如果不慎损伤切口远端的股肌穿支血管可能导致大出血，因此需做好电凝止血准备。在股骨干前方放置钝性牵开器，以暴露股骨外侧。

　　C 臂透视下放置导针。如果需要进行复位，可以采用包括骨钩、Cobb 骨剥、球头顶棒和克氏针在内的多种器械来辅助复位。在正位和侧位透视下，导针应放置在股骨头的中心位置，尽量减小尖顶距，理想位置最好要距关节面小于 5mm。我们建议将导丝放置于稍低一点的位置，而不能偏高，以防止螺钉切出。测量好导针的长度后，通常从三径铰刀上减去 5mm，以避免穿透关节。我们的目标是使尖顶距小于 25mm，以降低螺钉切出的风险[40]。在为拉力螺钉钻孔时，要小心避免导针穿过股骨头和髋臼进入骨盆。考虑到老年患者骨质较疏松，一般来说不需要用丝锥进行攻丝。为了恢复解剖对线，在术前规划阶段应测量对侧肢体的颈干角，并确定钢板的最佳尺寸。一般来说可以应用 130°或 135°角的钢板。将 2 孔、3 孔或 4 孔钢板及相应的拉力螺钉置入，并用两枚 4.5mm 双皮质骨螺钉将钢板固定。与 2 孔钢板相比，使用 4 孔钢板在机械性能上没有明显优势[41]。在透视检查确认植入物位置良好后，关闭筋膜和皮肤（图 6.10）。

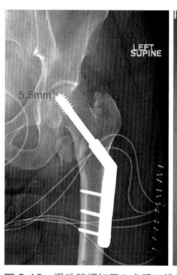 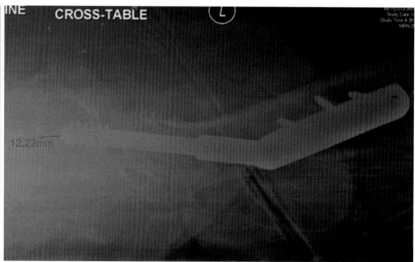

图 6.10 滑动髋螺钉置入术后 X 线片

滑动髋螺钉置入要点

· 测量对侧颈干角，以辅助规划选择合适角度的钢板（125°、130°、135°）。

· 手术入路必须注意避免损伤股肌穿支血管。

· 避免将拉力螺钉置于偏上的位置，最好是置入偏下的位置以避免切出。

· 在放置拉力螺钉，特别是放置在左髋关节时，应考虑置入一枚防旋转螺钉，以防止骨折移位。

· 在正位和侧位片上，尖顶距最好小于 25mm。

· 2 孔和 4 孔钢板在机械性能之间没有区别。

围手术期管理

ORIF 围手术期管理请参阅本书"老年髋部骨折患者围手术期的医学共同管理"一章。CRPP 术后管理与 ORIF 相同。

术后结局及并发症

与关节置换术相比，老年人群股骨颈骨折 ORIF 的伤口感染风险、住院时间、脱位风险、失血和输血率都相对更低[42, 43]。相反，与关节置换术相比，ORIF 导致骨不连和内固定失败的发生率相对更高，而这会导致更复杂的二次手术。ORIF 术后 AVN 的发生率高达 39%，尤其是在初始骨折有移位时[44, 45]。此外，ORIF 导致骨不连的发生率为 17%~33%[46]。考虑到 ORIF 的二次手术率较高，支持关节置换术的学者们提倡在多数老年股骨颈骨折中应直接采用关节置换。此外，有证据表明，在术后 1 年随访时，接受关节置换术患者的 Harris 髋关节评分高于接受 ORIF 的患者[43]。

由于松质骨螺钉 CRPP 技术和滑动髋螺钉 ORIF 技术的适应证相似，很多研究者想弄清楚其中一种技术是否优于另一种技术。从生物力学角度来看，滑动髋螺钉具有更好的抗拉强度。然而，临床结果却不尽然[47]。在髋部骨折手术固定治疗（FAITH）随机对照试验中，采用松质骨螺钉与滑动髋螺钉的再手术率无明显差异[47]。然而，对于吸烟患者或有移位骨折需要进行有限复位的患者，采用滑动髋螺钉比采用松质骨螺钉相比稍稍更有优势[47]。

虽然对于老年股骨颈骨折的 ORIF 治疗尚没有统一共识，但必须仔细评估患者的个体情况和骨折特点，以确保其是否适合 ORIF，还是更适合进行关节置换术。由于 ORIF 导致 AVN 和二次手术的风险较高，对于具有较高功能要求和移位型骨折的老年患者进行关节置换可能更为受益。

半髋关节置换术和全髋关节置换术

一般原则和适应证

在过去，半髋关节置换术（Hemiarthroplasty，HA）一直是老年患者（ > 65 岁）移位型股骨颈骨折的治疗金标准。近年来，由于植入物材料学、手术技术和入路选择的进步，全髋关节置换术（Total Hip Arthroplasty，THA）在治疗老年急性股骨颈骨折中的应用越来越广泛。对于这类群体的骨折，HA 和 THA 都是可靠性和可重复性较强的手术治疗方式。

HA 和 THA 可用于任何股骨颈骨折，但主要适用于移位型股骨颈骨折，老年患者 Garden 3 型和 Garden 4 型骨折应采用关节置换术治疗。此外还有证据证实，对于非移位型骨折，与 CRPP 和 CRPP 相比，关节置换术的可靠性更好，能使再次手术风险降低 70%，并能改善功能结局[48、49]。

对于老年患者是进行 HA 或 THA 的选择目前仍存在争议，尚没有达成统一共识。传统观点认为，HA 失血较少、手术时间较短、脱位风险较低，因而相较于 THA 更适合于对功能活动要求不高的老年患者[50]。然而，随着近年来前入路手术的再次兴起、植入物材料的改良、双动股骨头的广泛应用以及麻醉技术的改进，HA 可带来的潜在收益以及可能降低并发症风险的优势，已不再像以前那样明显。一般来说，促使外科医生更倾向于选择 THA 而不是 HA 的因素包括："年轻"的老年患者（65~80 岁）、已存在骨性关节炎、功能需求较高以及内科合并症较少。相反，对于功能需求较低、脱位风险较高、内科合并症较多的高龄老年患者，可能更适宜接受 HA 而不是 THA。综合最近关于改善功能结局和减少疼痛的相关文献结果，我们认为目前在多数情况下进行 THA 比 HA 更为常见。

何时考虑 HA

- 患者年龄超过 85 岁。
- 功能需求较低。
- 脱位风险较高（帕金森病、癫痫、痉挛和强直）。
- 内科合并症较多。
- 预期寿命较短。
- 既往没有髋关节骨性关节炎。

何时考虑 THA

- "年轻"的老年患者（65~80 岁）。
- 功能需求较高。
- 内科合并症较少。
- 预期寿命较短。
- 合并有髋关节骨性关节炎。
- 关节置换手术医生接受过专业培训。
- 前入路技术。

手术技术

术前应利用标记球拍摄骨盆正位 X 线片，做好手术模板和术前规划。外科医生可以据此估计手术所需假体的尺寸。作者建议采用保留外展肌的前外侧（Anterolateral，AL）入路进行 HA 和 THA 手术，患者取仰卧位，采用可进行术中透视的手术台。然而实际上，在作者的医院 HA 和 THA 也能在有或没有术中透视的情况下，通过直接前入路（Direct-Anterior，DA）或后入路进行手术。

皮肤切口在髂前上棘后部远端约两指宽处。切口中心位于阔筋膜张肌（TFL）后缘，长度为 8~12cm，切口远端位于腓骨头处。利用 Watson-Jones 神经间隙将 TFL 和臀中肌分隔开。一个重要的解剖标志是白 - 红 - 白筋膜交界，即缝匠肌（白色）、阔筋膜张肌（Tensor Fasciae Latae Muscle，TFL）（红色）和外展肌（白色）的筋膜交界。可以将此作为正确区分间隙的标志，将筋膜层在 TFL 肌腹后的白 - 红交界处后方约 0.5cm 处锐性分离。然后仔细鉴别并电凝从旋股外侧血管升支穿过的支持带血管，该血管支位于切口远端。

做好电凝止血后，将钝性眼镜蛇牵开器放置在关节囊外股骨颈上部、下部周围。去除关节囊前脂肪组织，使关节囊显露清楚。在手术结束时，可以选择全关节囊切除术或带标记缝线的关节囊切开术进行修复。在关节囊广泛切开后，重新将牵开器放置在股骨颈部周围，使骨折端清晰可见。可通过抽吸和冲洗清除周围血肿。在 HA 的关节囊切除过程中，要注意不要切除盂唇，这可能会导致术后不稳定和疼痛，并可能增加后期假体脱位的风险。如果进行 THA，则应切除盂唇，以便取出股骨头。根据骨折类型，如有必要，可以小转子为参考，使用摆锯对股骨颈部进行额外的截骨清理，在这一步骤中应注意不要损伤大转子。使用取头器将股骨头部脱出并取出，我们医院的做法是将取下的股骨头送病理检查，这有利于发现骨折是否有其病理性原因。

如果进行 THA，接下来要进行髋臼处理。将牵开器放置在髋臼前后壁周围，此时盂唇已被完全切除。用不同尺寸髋臼锉对髋臼依次进行磨锉，确保内侧达到髋臼窝的基底部，这一过程中使用或不使用透视均可。将髋臼杯按照预期的外展角（40°）和前倾角（10°）置入。编者建议将在髋臼杯后上方"安全区"拧入螺钉固定，特别是对于老年患者。接下来置入聚乙烯衬垫，然后进行股骨侧操作。

如果进行 HA，则不需要进行上述髋臼处理，直接利用取出的股骨头确定假体球头的尺寸。

此后的操作步骤，对于 THA 和 HA 是相同的。去除大转子鞍部内侧的上外侧关节囊，使股骨抬高。在前入路手术中要注意不要损伤外展肌。分开嵌入的闭孔内肌和梨状肌以适当显露股骨。这样可以抬高和暴露股骨近端干骺端，以确保在钻孔过程中器械始终接触股骨，避免损伤皮肤和外展肌。保持术侧大腿呈内收、外旋及伸直状态，以使术野开阔。抬高股骨后，外科医生可以开始进行股骨侧操作。使用开口器和直锉进行钻孔，形成股骨髓腔内的通路，在钻孔过程中应小心避免股骨干穿孔。用不同尺寸髓腔锉对股骨依次扩髓，当达到合适尺寸时，用C臂透视进行确认。必须使用合适尺寸的髓腔锉，以确保其与股骨原始髓腔大小匹配。在对骨质疏松症老年患者进行扩髓时，注意避免导致股骨骨折。在这一阶段可以通过更换不同大小的髓腔锉调整下肢长度，并根据调整选择合适大小的假体球头，使最终结果尽可能与术前模板和对侧肢体解剖结构相匹配。一般来说，70岁以上的患者应采用骨水泥技术，有助于预防术中假体周围骨折。

如果采用骨水泥技术，则应对髓腔进行冲洗和准备。将肾上腺素浸润的纱布置于髓腔内。在假体柄末端以远1cm处放置一枚髓腔栓。告知麻醉师即将进行骨水泥操作，提醒其注意对患者血压和肺功能进行监测。将骨水泥打入髓腔并进行加压。然后插入假体柄并保持原位直至骨水泥硬化。选择并嵌入合适大小的假体球头，复位髋关节，进行各个方向的关节活动，在大体观察和C臂透视下分别评估关节稳定性和下肢长度。确认无误后，闭合筋膜和皮肤，在麻醉恢复室拍摄最终的X线片（图6.11）。

HA 和 THA 的技术要点

- 与后入路相比，AL 和 DA 入路的脱位率较低（对于骨折）。
- 确保对旋股外侧血管的支持带分支进行适当电凝，以避免失血。
- 术中透视可以帮助确定正确的假体尺寸和位置。
- 去除所有残余的股骨颈上部，以避免置入的假体柄异常内翻。
- 如果骨质较差和（或）患者年龄 > 70 岁，应采用骨水泥技术。
- 若采用 AL 或 DA 入路，术后无特殊限制。
- C 臂透视有助于确定下肢长度，并可以据此进行相应微调。

围手术期管理

关于 HA 和 THA 围手术期管理，请参阅"老年髋部骨折患者围手术期的医学共同管理"一章。CRPP 术后管理类似于 HA 和 THA。对于经后路行关节置换术的患者，通常应采用术后预防措施，以避免术侧髋关节过度屈曲、内收和内旋。如果采用 AL 或 DA 入路进行手术，我们一般不建议采取限制活动范围的术后预防措施。住院期间物理治疗从 POD 当天开始；然而，至少在术后2周之内应避免进行过分积极的髋关节强化运动，以避免在术后初期对正在恢复的髋关节前方肌群造成损伤。

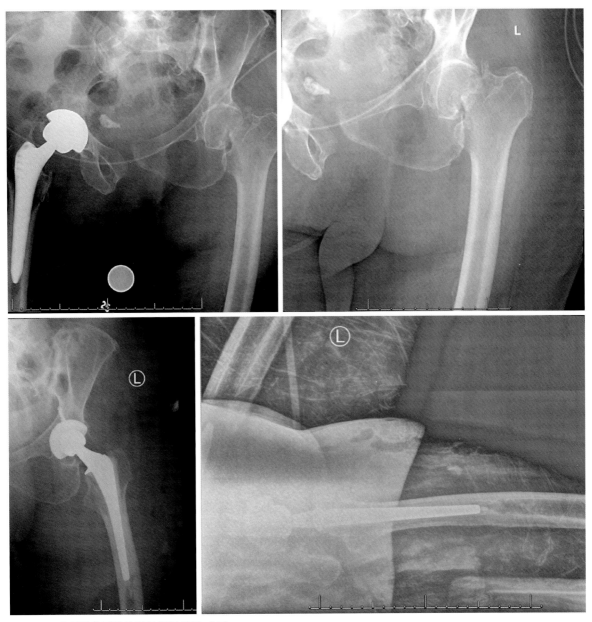

图 6.11　左侧移位型股骨颈骨折行 THA 术后

术后结局及并发症

　　总的来说，关节置换术治疗老年股骨颈骨折的结局是较为成功的。然而，应该注意的是，这些患者中有许多本身就患有严重的内科合并症，因此 30 天内病死率几乎是选择性关节置换患者的 10 倍[51]。在一项对 7774 例患者的研究中，Parvizi 等发现 HA 和 THA 的 30 天内病死率为 2.4%，两者无显著差异[51]。对于移位型老年股骨颈骨折应采取 HA 还是 THA 手术仍然是一个有争议的话题，目前尚没有达成统一共识。虽然与 THA 相比，HA 的手术时间更短、失血更少、脱位率更低，但它会导致翻修率更高、疼痛评分增加、假体生存率更低以及患者活动能力更差[52]。相反，Ogawa

等却发现，与 HA 相比，THA 的翻修率更高，但两者在总体并发症方面没有差异。因此，与 HA 相比，THA 适合于相对更年轻、活动要求更高的、伴或不伴髋关节骨性关节炎的老年患者 [53、54]。

老年股骨颈骨折行关节置换术后的并发症是较为常见的，有时可以很严重。以股骨颈骨折为代表的脆性骨折，其实是机体终末器官损害和全身健康下降的信号。近 1/3 的患者会发生术后并发症，并导致术后住院时间延长 [55]。老年患者如受伤前就存在较多内科合并症和阿尔茨海默病，则在关节置换术后发生不良事件的风险更大，3 年内死亡率可高达 40%[56]。关节置换术后常见的轻微并发症包括谵妄、肺炎、手术部位感染和 UTI，较重并发症包括心血管或呼吸系统疾病、VTE、跌倒、假体周围感染和再发骨折。

植入物的选择

股骨柄的选择

在老年股骨颈骨折 HA 或 THA 中，股骨柄的选择是术前规划的重要考虑因素。股骨柄可以选择固定型或模块型颈部设计，带或不带颈领。由于发生连接部失效、摩擦腐蚀和锥度侵蚀的风险较低，固定型颈部设计更适用于这一类患者 [57]。

THA 和 HA 中股骨柄可以选择非骨水泥型股骨柄或骨水泥型股骨柄。由于老年患者整体骨质量较差，假体周围骨折风险较高，股骨柄的金标准是骨水泥柄 [58-60]。此外，与非骨水泥柄相比，骨水泥柄的优势在于假体相关并发症更低、术后功能和活动性更好。虽然骨水泥柄具有这些优点，但也可能导致某些灾难性并发症的发生。尤其需注意的是术中心肺衰竭，这一并发症极为罕见，且新一代的骨水泥技术已经大大降低了这种风险，但它仍可能继发于全身骨水泥外溢和骨水泥栓子形成 [51]。

非骨水泥柄也可用于老年人群，但会增加失败风险，包括术中和术后假体周围骨折、假体柄下沉或骨生长不足。由于该技术增加了环向应力，在骨质量差的老年人群中可能更容易导致骨折或手术失败 [61]。

股骨头组件的选择

单极或双极（模块化）股骨头均可用于 HA 和 THA。虽然双极头治疗 HA 在理论上具有降低脱位和髋臼磨损风险等优势，但由于其导致治疗成本增加，因此在使用上一直存在争议。双极头相对于单极头是否具有显著的临床优势，目前尚不明确 [62、63]。在脱位风险方面，对于 HA 中单极头与双极头的应用，既有研究支持，也有研究反对。此外，在股骨颈骨折 HA 手术中，双极头的使用可以延缓髋臼磨损，提高患者健康与生活质量 [63]。

对于 THA，双极头的使用在结局和并发症方面没有显著差异。虽然有部分证据提示双极头可促进髋关节功能的改善，但在并发症和病死率方面没有明显差异[64]。因此，有必要进行进一步的随机对照试验，以评估双极头与单极头在 HA 和 THA 中的益处。

关节置换与内固定的比较

综上所述，对于老年股骨颈骨折患者是采用内固定还是关节置换术治疗，这一问题目前仍存在争议。应对骨折类型进行仔细分析，基于精确的骨折分型选择合适的治疗方案。在老年人群中，移位型股骨颈骨折应考虑关节置换术，而非移位型和外翻嵌插性股骨颈骨折可采用 CRPP 治疗。尽管已有这些通用指南，但老年股骨颈骨折患者的成功治疗仍需要良好的团队协调，而且这类人群仍然是并发症的高危人群。当患者发生股骨颈骨折时，对患者和家庭进行健康教育、使其参与到治疗过程中对于预定治疗目标的实现是非常重要的。

结论与作者建议

总而言之，作者推荐采用关节置换术治疗老年人群中所有移位型股骨颈骨折。HA 适用于活动要求不高且脱位风险较高的老年患者，在这类患者中也应该考虑使用双极头。THA 适用于活动要求更高、健康状况更好的患者，特别是当患者合并退行性髋关节疾病时。对于非移位型股骨颈骨折，我们建议采用 3 枚倒三角形结构的空心松质骨螺钉进行闭合复位经皮内固定治疗。对于非移位型股骨颈基底部骨折，我们推荐使用滑动髋螺钉进行治疗。

参考文献

[1] Dyer SM, Crotty M, Fairhall N, Magaziner J, Beaupre LA, Cameron ID, et al. A critical review of the long-term disability outcomes following hip fracture. BMC Geriatr. 2016;16(1):158.

[2] Sprague S, Bhandari M, Heetveld M, Liew S, Scott T, Bzovsky S, et al. Factors associated with health-related quality of life, hip function, and health utility after operative management of femoral neck fractures. Bone Joint J. 2018;100(3):361–369.

[3] Brauer CA, Coca-Perraillon M, Cutler DM, Rosen AB. Incidence and mortality of hip fractures in the United States. JAMA. 2009;302(14):1573–1579.

[4] Konda SR, Pean CA, Goch AM, Fields AC, Egol KA. Comparison of short-term outcomes of geriatric distal femur and femoral neck fractures: results from the NSQIP database. Geriatric Orthopaedic Surgery & Rehabilitation. 2015;6(4):311–315.

[5] Surgeons AAoO. Management of hip fractures in the elderly: evidence-based clinical practice guideline. Rosemont: American Academy of Orthopaedic Surgeons; 2014.

[6] Ju DG, Rajaee SS, Mirocha J, Lin CA, Moon CN. Nationwide analysis of femoral neck fractures in elderly patients:

a receding tide. JBJS. 2017;99(22):1932–1940.

[7] MacKinlay K, Falls T, Lau E, Day J, Kurtz S, Ong K, et al. Decreasing incidence of femoral neck fractures in the Medicare population. Orthopedics. 2014;37(10):e917–e924.

[8] Sheehan SE, Shyu JY, Weaver MJ, Sodickson AD, Khurana B. Proximal femoral fractures: what the orthopedic surgeon wants to know. Radiographics. 2015;35(5):1563–1584.

[9] Sadro CT, Sandstrom CK, Verma N, Gunn ML. Geriatric trauma: a radiologist's guide to imaging trauma patients aged 65 years and older. Radiographics. 2015;35(4):1263–1285.

[10] Forni C, Gazineo D, D'Alessandro F, Fiorani A, Morri M, Sabattini T, et al. Predictive factors for thirty day mortality in geriatric patients with hip fractures: a prospective study. Int Orthop. 2019;43(2):275–281.

[11] Goldacre MJ, Roberts SE, Yeates D. Mortality after admission to hospital with fractured neck of femur: database study. BMJ. 2002;325(7369):868–869.

[12] Prestmo A, Hagen G, Sletvold O, Helbostad JL, Thingstad P, Taraldsen K, et al. Comprehensive geriatric care for patients with hip fractures: a prospective, randomised, controlled trial. Lancet. 2015;385(9978):1623–1633.

[13] Aigner R, Buecking B, Hack J, Eschbach D, Oberkircher L, Ruchholtz S, et al. Pre-fracture hospitalization is associated with worse functional outcome and higher mortality in geriatric hip fracture patients. Arch Osteoporos. 2017;12(1):32.

[14] Buecking B, Struewer J, Waldermann A, Horstmann K, Schubert N, Balzer-Geldsetzer M, et al. What determines health-related quality of life in hip fracture patients at the end of acute care?—a prospective observational study. Osteoporos Int. 2014;25(2):475–484.

[15] Lu Y, Uppal HS. Hip fractures: relevant anatomy, classification, and biomechanics of fracture and fixation. Geriatr Orthop Surg Rehabil. 2019;10:2151459319859139.

[16] Kani KK, Porrino JA, Mulcahy H, Chew FS. Fragility fractures of the proximal femur: review and update for radiologists. Skeletal Radiol. 2019;48(1):29–45.

[17] Alonso CG, Curiel MD, Carranza FH, Cano RP, Pérez AD. Femoral bone mineral density, neck-shaft angle and mean femoral neck width as predictors of hip fracture in men and women. Osteoporos Int. 2000;11(8):714–720.

[18] Meermans G, Konan S, Das R, Volpin A, Haddad F. The direct anterior approach in total hip arthroplasty: a systematic review of the literature. Bone Joint J. 2017;99(6):732–740.

[19] Xie J, Zhang H, Wang L, Yao X, Pan Z, Jiang Q. Comparison of supercapsular percutaneously assisted approach total hip versus conventional posterior approach for total hip arthroplasty: a prospective, randomized controlled trial. J Orthop Surg Res. 2017;12(1):1–8.

[20] Kunkel ST, Sabatino MJ, Kang R, Jevsevar DS, Moschetti WE. A systematic review and meta-analysis of the direct anterior approach for hemiarthroplasty for femoral neck fracture. Eur J Orthop Surg Traumatol. 2018;28(2):217–232.

[21] Cichos KH, Mabry SE, Spitler CA, McGwin G Jr, Quade JH, Ghanem ES. Comparison between the direct anterior and posterior approaches for total hip arthroplasty performed for femoral neck fracture. J Orthop Trauma. 2020;35(1):41–48.

[22] Khurana B, Mandell JC, Rocha TC, Duran-Menduciti MA, Jimale H, Rosner B, et al. Internal rotation traction radiograph improves proximal femoral fracture classification accuracy and agreement. Am J Roentgenol. 2018;211(2):409–415.

[23] Thomas RW, Williams HL, Carpenter EC, Lyons K. The validity of investigating occult hip fractures using multidetector CT. Br J Radiol. 2016;89(1060):20150250.

[24] Rashidifard CH, Romeo N, Richardson M, Muccino P, DiPasquale T, Bush CM. Palliative management of nonoperative femoral neck fractures with continuous peripheral indwelling catheters: case–control series. Geriatr Orthop Surg Rehabil. 2019;10:2151459319827470.

[25] Parker M, Khan R, Crawford J, Pryor G. Hemiarthroplasty versus internal fixation for displaced intracapsular hip fractures in the elderly: a randomised trial of 455 patients. J Bone Joint Surg. 2002;84(8):1150–1155.

[26] Tidermark J, Zethraeus N, Svensson O, Törnkvist H, Ponzer S. Quality of life related to fracture displacement among elderly patients with femoral neck fractures treated with internal fixation. J Orthop Trauma. 2003;17(8):S17–S21.

[27] Cram P, Yan L, Bohm E, Kuzyk P, Lix LM, Morin SN, et al. Trends in operative and nonoperative hip fracture management 1990–2014: a longitudinal analysis of Manitoba administrative data. J Am Geriatr Soc. 2017;65(1):27–34.

[28] Hossain M, Neelapala V, Andrew J. Results of non-operative treatment following hip fracture compared to surgical intervention. Injury. 2009;40(4):418–421.

[29] Parker MJ. Current concepts in the treatment of hip fracture. Z Gerontol Geriatr. 2001;34(1):74–77.

[30] Voeten SC, Arends AJ, Wouters MW, Blom BJ, Heetveld MJ, Slee-Valentijn MS, et al. The Dutch Hip Fracture Audit: evaluation of the quality of multidisciplinary hip fracture care in the Netherlands. Arch Osteoporos. 2019;14(1):28.

[31] Citty SW, Cowan LJ, Wingfield Z, Stechmiller J. Optimizing nutrition care for pressure injuries in hospitalized patients. Adv Wound Care. 2019;8(7):309–322.

[32] Tidermark J, Ponzer S, Svensson O, Söderqvist A, Törnkvist H. Internal fixation compared with total hip replacement for displaced femoral neck fractures in the elderly: a randomised, controlled trial. J Bone Joint Surg. 2003;85(3):380–388.

[33] Kahlenberg CA, Richardson SS, Schairer WW, Cross MB. Rates and risk factors of conversion hip arthroplasty after closed reduction percutaneous hip pinning for femoral neck fractures—a population analysis. J Arthroplasty. 2018;33(3):771–776.

[34] Hui A, Anderson G, Choudhry R, Boyle J, Gregg P. Internal fixation or hemiarthroplasty for undisplaced fractures of the femoral neck in octogenarians. J Bone Joint Surg. 1994;76(6):891–894.

[35] Chiu F-Y, Lo W-H, Yu C-T, Chen T-H, Chen C-M, Huang C-K. Percutaneous pinning in undisplaced subcapital femoral neck fractures. Injury. 1996;27(1):53–55.

[36] Griffin J, Anthony TL, Murphy DK, Brennan KL, Brennan ML. What is the impact of age on reoperation rates for femoral neck fractures treated with internal fixation and hemiarthroplasty? A comparison of hip fracture outcomes in the very elderly population. J Orthop. 2016;13(1):33–39.

[37] Masson MA, Parker MJ, Schoelzel S. Internal fixation versus arthroplasty for intracapsular proximal femoral fractures in adults. Cochrane Database Syst Rev. 2003;(2).

[38] Liporace F, Gaines R, Collinge C, Haidukewych GJ. Results of internal fixation of Pauwels type-3 vertical femoral neck fractures. JBJS. 2008;90(8):1654–1659.

[39] Berkes MB, Little MT, Lazaro LE, Cymerman RM, Helfet DL, Lorich DG. Catastrophic failure after open reduction internal fixation of femoral neck fractures with a novel locking plate implant. J Orthop Trauma. 2012;26(10):e170–e176.

[40] Fujii T, Nakayama S, Hara M, Koizumi W, Itabashi T, Saito M. Tip-apex distance is most important of six predictors of screw cutout after internal fixation of intertrochanteric fractures in women. JBJS Open Access. 2017;2(4):e0022.

[41] McLoughlin SW, Wheeler DL, Rider J, Bolhofner B. Biomechanical evaluation of the dynamic hip screw with two- and four-hole side plates. J Orthop Trauma. 2000;14(5):318–323.

[42] Parker MJ, Pryor GA. Internal fixation or arthroplasty for displaced cervical hip fractures in the elderly: a randomised controlled trial of 208 patients. Acta Orthop Scand. 2000;71(5):440–446.

[43] Johansson T, Jacobsson S-A, Ivarsson I, Knutsson A, Wahlström O. Internal fixation versus total hip arthroplasty in the treatment of displaced femoral neck fractures: a prospective randomized study of 100 hips. Acta Orthop Scand. 2000;71(6):597–602.

[44] Lu-Yao GL, Keller RB, Littenberg B, Wennberg JE. Outcomes after displaced fractures of the femoral neck. A meta-analysis of one hundred and six published reports. J Bone Joint Surg Am. 1994;76(1):15–25.

[45] Jakob M, Rosso R, Weller K, Babst R, Regazzoni P. Avascular necrosis of the femoral head after open reduction and internal fixation of femoral neck fractures: an inevitable complication? Swiss Surg. 1999;5(6):257–264.

[46] Nikolopoulos K, Papadakis S, Kateros K, Themistocleous G, Vlamis J, Papagelopoulos P, et al. Long-term outcome of patients with avascular necrosis, after internal fixation of femoral neck fractures. Injury. 2003;34(7):525–528.

[47] Nauth A, Creek AT, Zellar A, Lawendy A-R, Dowrick A, Gupta A, et al. Fracture fixation in the operative management of hip fractures (FAITH): an international, multicentre, randomised controlled trial. Lancet.

2017;389(10078):1519–1527.

[48]　Richards JT, Overmann AL, O'Hara NN, D'Alleyrand J-C, Slobogean GP. Internal fixation versus arthroplasty for the treatment of nondisplaced femoral neck fractures in the elderly: a systematic review and meta-analysis. J Orthop Trauma. 2020;34(1):42–48.

[49]　Overmann A, Richards J, O'Hara N, D'Alleyrand J, Slobogean G. Outcomes of elderly patients with nondisplaced or minimally displaced femoral neck fractures treated with internal fixation: a systematic review and meta-analysis. Injury. 2019;50(12):2158–2166.

[50]　Haynes MS, Ondeck NT, Ottesen TD, Malpani R, Rubin LE, Grauer JN. Perioperative outcomes of hemiarthroplasty versus total hip arthroplasty for geriatric hip fracture: the importance of studying matched populations. J Arthroplasty. 2020;35(11):3188–3194.

[51]　Parvizi J, Ereth MH, Lewallen DG. Thirty-day mortality following hip arthroplasty for acute fracture. JBJS. 2004;86(9):1983–1988.

[52]　Lee BP, Berry DJ, Harmsen WS, Sim FH. Total hip arthroplasty for the treatment of an acute fracture of the femoral neck. Long-term results. JBJS. 1998;80(1):70–75.

[53]　Ogawa T, Yoshii T, Moriwaki M, Morishita S, Oh Y, Miyatake K, et al. Association between hemiarthroplasty vs total hip arthroplasty and major surgical complications among patients with femoral neck fracture. J Clin Med. 2020;9(10):3203.

[54]　Investigators H. Total hip arthroplasty or hemiarthroplasty for hip fracture. N Engl J Med. 2019;381(23):2199–2208.

[55]　Merchant R, Lui K, Ismail N, Wong H, Sitoh Y. The relationship between postoperative complications and outcomes after hip fracture surgery. Ann Acad Med Singapore. 2005;34(2):163–168.

[56]　Berggren M, Stenvall M, Englund U, Olofsson B, Gustafson Y. Co-morbidities, complications and causes of death among people with femoral neck fracture–a three-year follow-up study. BMC Geriatr. 2016;16(1):120.

[57]　Pastides PS, Dodd M, Sarraf KM, Willis-Owen CA. Trunnionosis: a pain in the neck. World J Orthop. 2013;4(4):161.

[58]　Taylor F, Wright M, Zhu M. Hemiarthroplasty of the hip with and without cement: a randomized clinical trial. JBJS. 2012;94(7):577–583.

[59]　Jameson SS, Jensen CD, Elson DW, Johnson A, Nachtsheim C, Rangan A, et al. Cemented versus cementless hemiarthroplasty for intracapsular neck of femur fracture—a comparison of 60,848 matched patients using national data. Injury. 2013;44(6):730–734.

[60]　DeAngelis JP, Ademi A, Staff I, Lewis CG. Cemented versus uncemented hemiarthroplasty for displaced femoral neck fractures: a prospective randomized trial with early follow-up. J Orthop Trauma. 2012;26(3):135–140.

[61]　Gjertsen J, Lie S, Vinje T, Engesaeter L, Hallan G, Matre K, et al. More re-operations after uncemented than cemented hemiarthroplasty used in the treatment of displaced fractures of the femoral neck: an observational study of 11 116 hemiarthroplasties from a national register. J Bone Joint Surg. 2012;94(8):1113–1119.

[62]　Enocson A, Hedbeck CJ, Törnkvist H, Tidermark J, Lapidus LJ. Unipolar versus bipolar Exeter hip hemiarthroplasty: a prospective cohort study on 830 consecutive hips in patients with femoral neck fractures. Int Orthop. 2012;36(4):711–717.

[63]　Inngul C, Hedbeck C-J, Blomfeldt R, Lapidus G, Ponzer S, Enocson A. Unipolar hemiarthroplasty versus bipolar hemiarthroplasty in patients with displaced femoral neck fractures. A four-year follow-up of a randomised controlled trial. Int Orthop. 2013;37(12):2457–2464.

[64]　Fahad S, Khan MZN, Aqueel T, Hashmi P. Comparison of bipolar hemiarthroplasty and total hip arthroplasty with dual mobility cup in the treatment of old active patients with displaced neck of femur fracture: a retrospective cohort study. Ann Med Surg. 2019;45:62–65.

[65]　Thorngren KG. Fractures of the femoral neck and proximal femur. In: Bentley G, editor. European surgical orthopaedics and traumatology. Berlin, Heidelberg: Springer; 2014.

[66]　Krismer M. Total hip arthroplasty: a comparison of current approaches. In: Bentley G, editor. European instructional lectures. European Federation of National Associations of Orthopaedics and Traumatology, vol. 9. Berlin, Heidelberg: Springer; 2009.

第七章　全髋关节置换术后股骨假体周围骨折

Alirio J. deMeireles, Nana O. Sarpong, H. John Cooper

姜骆永　孙　炜 / 译

背景

　　全髋关节置换术（THA）通常被认为是治疗疼痛性髋关节炎最有效的方法。2007 年，Learmonth 及其同事将 THA 誉为"世纪性手术"[1]。极其成功的手术的另一个潜在破坏性并发症是假体周围骨折。全髋关节置换术后骨折发生率为 0.1%~18%[2]。Lindahl 及其同事利用瑞典髋关节置换登记系统的数据进行了一项里程碑式的研究，发现初次全髋关节置换术后假体周围骨折的年发生率为 0.4%，全髋关节置换翻修术后为 2.1%[3]。Berry 和同事使用梅奥诊所关节置换数据库分析了 23 980 例初次 THA 和 6349 例 THA 术后翻修，发现初次 THA 和 HA 术后翻修的骨折发生率分别为 1% 和 4%[4]。

　　全髋关节置换术后假体周围骨折的患病率逐渐上升[4-8]，有多种原因导致并发症发生率增加。首先，全世界每年进行 THA 的数量正在增加——这与已知手术并发症的绝对数量的增加有关，其中包括假体周围骨折[9]。其次，初次置换手术数量增加不可避免地会导致 THA 术后翻修的增加，这已被证明具有较高的假体周围骨折发生率[8]。最后，随着医学技术的进步和患者寿命的延长，他们患骨质疏松症的风险更高，进而易发生低能量的假体周围骨折。

　　假体周围骨折的治疗可能很复杂，因为它通常需要同时处理多个问题，包括骨溶解、骨折复位和稳定性。因此，假体周围骨折手术通常由接受过关节翻修专业培训的外科医生完成。然而，鉴于全髋关节置换术的普及，所有的骨科医生都应该知道最初的检查、管理原则和转诊到专业中心的适应证。因此，本章的目的是全面概述髋部周围假体骨折，包括初始表现、临床评估、治疗方式和预期结果。虽然髋部周围假体骨折可能累及髋臼，但股骨是最常见的受累部位，因此将是本章综述的重点[10]。

危险因素

假体周围骨折的危险因素可分为患者因素、手术因素和解剖因素。与假体周围骨折发生率增加相关的患者特异性因素包括高龄、女性和较高的体重指数（BMI）[11-13]。然而，值得注意的是，虽然老年人和女性通常被列为假体周围骨折的独立危险因素，但支持这些结论的数据往往被骨质疏松症的存在所混淆[13]。其他患者具体考虑的因素包括 THA 的初始指征，

与因骨性关节炎（OA）行全髋关节置换术的患者相比，因髋部骨折行全髋关节置换术的患者有更高的发生假体周围骨折的风险[14, 15]。这种差异可能是继发于髋部骨折患者群体比骨性关节炎患者群体中骨质疏松发生率较高。任何已知与骨密度降低相关的系统性疾病，如长期使用皮质类固醇、酗酒、滥用药物或类风湿性关节炎，都会增加患者假体周围骨折的风险[16]。同样，易使患者跌倒的神经肌肉疾病，如阿尔茨海默病或帕金森病，增加了假体周围骨折的风险[17, 18]。

假体周围骨折的高风险相关的手术因素主要与假体类型和固定方式有关。无论是初次手术还是翻修手术，使用非骨水泥股骨假体发生假体周围骨折的风险显著增加[4, 12, 19-21]。Abdel 等发现，当在初次全髋关节置换术中使用非骨水泥股骨柄时，术中假体周围骨折的风险增加 14 倍[8]。Herndon 等发现，Dorr 比率（定义为小转子中部远端 10cm 的髓腔直径除以小转子中部的髓腔直径）的增加与假体周围骨折的发生率较高有关[22]。在最近的一次系统回顾和 Meta 分析中，Carli 等发现单楔和双楔股骨假体与解剖型、全涂层和锥形假体相比，假体周围骨折率增加了 3 倍[21]。此外，作者还注意到，在骨水泥假体柄中，与 Charnley 假体柄（复合骨小梁）相比，Exeter 假体柄（加载锥度）假体周围骨折的发生率更高[21]。

假体周围骨折高风险相关的解剖学因素包括股骨近端的解剖异常、肿瘤和先前涉及同侧股骨近端的手术[18]。此外，股骨大转子的骨溶解与假体周围骨折的发生率增加有关[11, 23]。

临床评估

病史采集及体格检查

对于疑似假体周围骨折的患者，必须进行全面的病史采集和体格检查。从坐位或站立位的低能量跌落已被证明会导致 75% 的初次全髋关节置换术后股骨假体周围骨折和 56% 的翻修全髋关节置换术后股骨假体周围骨折[11, 24, 25]。应评估具有低能量损伤机制的患者跌倒的可能医学原因，如晕厥、急性冠脉综合征、心律失常、头部损伤或脑血管意外。此外，"机械性跌倒"应被排除在外，尤其是在患有多种合并症的老年患者群体中。一旦发现有需治疗的疾病，应与相应专科的医

生共同处治。较不常见的是，活动水平较高的年轻患者可能会因高能创伤而继发骨折，但这占报告病例的比例不足 10%[26]。

确定受伤前的功能状态很重要，包括是否存在大腿疼痛，或坐姿后开始运动的疼痛（"起步"痛），因为这些症状可能表明股骨假体的松动。如果可能，外科医生应获取患者的病例资料，包括先前的手术记录和影像照片，这些都有助于正确识别当前植入的假体以及相关的先前手术细节，如异常解剖或术中并发症。如果没有院外记录，咨询资深外科医生或经验丰富的业内专家通常可以成功地确定患者的假体。最近，Karnuta 等已经证明，人工智能可以用于通过髋关节 X 线片识别关节置换假体，准确率为 99%[27]。

在进行一般评估、二次调查，以及在适当情况下完成高级创伤生命支持（ATLS）方案后，应将注意力转向受肢体功能的检查。由于股骨周围强健的软组织袖套，所以大体畸形并不常见。然而，与所有骨科患者一样，必须完善皮肤和远端神经血管状态的检查和记录。

影像学检查

拍摄患髋的骨盆前后位（AP）和标准 AP 和侧位片。这些 X 线片可以确定重要的骨折特征、假体位置、骨溶解程度、骨量充足性和假体稳定性。拍摄股骨全长 X 线片也很重要，因其可以更好地全面评估骨折向远端劈裂、股骨远端假体的存在以及任何复杂的股骨解剖结构。此外，应将这些图像与之前的 X 线片进行比较和检查，以明确松动或骨溶解的进展，并评估置入位置的任何细微沉降或移位。常规获取高级影像资料，如计算机断层扫描（CT）、磁共振成像（MRI）或超声。虽然细节有所改善，但并不保证 CT 扫描提供的信息有助于制订手术规划。CT 有时有助于识别来自股骨柄尖的细微非移位骨折延伸，并可在 X 线片不明确时可进一步了解非骨水泥假体的骨长入情况。

实验室检查

在骨折的情况下，红细胞沉降率（ESR）和 C- 反应蛋白（CRP）水平不是感染的敏感指标，因为由于固有的炎症作用，这些指标可随着创伤进展而升高[13]。在对 204 例髋部假体周围骨折患者的回顾性研究中，Chevillotte 等发现 CRP 水平与感染相关性的假阳性率为 43%，ESR 为 31%[28]。因此，Pike 等认为，在病史和体格检查中没有感染的证据，并且在 X 线片显示 THA 稳定的情况下，外科医生可以进行手术治疗而无须进行感染性检查的干预[13]。Shah 及其同事评估了假体周围关节感染常见诊断试验的有效性，发现滑膜白细胞（WBC）计数的临界值为 2707WBC/μL，多形

107

核细胞的差异临界值为 77%，是感染的最佳诊断预测因子 [29]。如果根据病史、体格检查或影像学检查怀疑感染，外科医生可能会选择发送冰冻切片标本 [13]。尽管这会将手术干预延迟 5~7 天，我们还是建议患者可以通过图像引导下髋关节穿刺术进行进一步评估，随后进行革兰染色和培养。在所有关节翻修术中应常规留取组织培养用于永久性分析。

分型

温哥华（Vancouver）分型最初由 Duncan 和 Masri 于 1995 年提出，由于其具有指导治疗和预后的能力，被认为是骨科最有用的分型系统之一 [30, 31]。分型系统最初设计用于描述术后股骨假体周围骨折，但后来由 Masri 等修改，以包括术中和术后骨折 [32]。术中骨折分型主要关注骨折位置、类型和稳定性，而术后分型重点不仅是骨折位置，还包括假体稳定性和股骨髓腔的填充性（表 7.1 和表 7.2）。温哥华分型已经过多个研究者的验证 [33, 34]。在欧洲对温哥华分级系统的验证中，Rayan 等发现医学生、外科实习生和高年资骨科医生在普通与熟练的评估者间均具有极好的可靠性 [34]。同样，在对 45 例股骨假体周围骨折患者的 X 线片进行回顾分析时，Naqvi 等发现，当对 B1、B2 和 B3 骨折进行分型时，观察者之间的一致性为 81%，κ 值为 0.68[35]。

术中温哥华分型

术中假体周围骨折首先根据其位置进行定义，然后根据骨折类型进行分型。A 型骨折位于近

表 7.1　术中温哥华分型

骨折类型	骨折位置
A1	隐裂；皮质缺损
A2	隐裂；非移位的线性裂纹
A3	骨干；移位；不稳定骨折
B1	骨干；皮质缺损
B2	骨干；非移位的线性裂纹
B3	骨干；移位；不稳定骨折
C1	远端到假体端；假体尖皮质裂纹
C2	远端到假体尖；非移位的线性裂纹
C3	远端到假体尖；移位的不稳定骨折

表 7.2 术后温哥华分型

类型	骨折位置	亚型	柄	骨量
A	涉及大转子	AG	N/A	N/A
	涉及小转子	AL	N/A	N/A
B	股骨柄周围或股骨柄下方骨折	B1	稳定	充足
		B2	不稳定	充足
		B3	不稳定	不充足
C	骨折涉及股骨柄尖端	N/A	稳定	N/A

端干骺端，B 型骨折位于近端骨干，C 型骨折位于股骨假体尖端的远端。然后每种骨折都被分为一个亚型：1 型为简单的皮质破裂，2 型为非移位骨折线，3 型为移位骨折。

术后温哥华分型

A 型骨折代表涉及大转子或小转子的骨折，分别分为 AG 和 AL。大转子骨折通常是由于聚乙烯磨损引起的颗粒诱导骨溶解所致的[36]。B 型骨折累及近端干骺端或股骨柄周围的骨质。B 型骨折根据股骨柄的稳定性以及股骨骨质量进一步分型。稳定型骨折为 B1 型，具有足够骨质量的不稳定骨折为 B2 型，骨质量差的不稳定骨折为 B3 型。来自瑞典髋关节置换登记系统的数据表明，80% 以上的患者假体周围骨折为 B 型骨折[3]。Lindahl 及其同事报道，对于初次全髋关节置换术后的 B 型骨折，约 25% 的骨折是稳定的（B1 型），而约 75% 的骨折与松动的假体柄有关（B2 型或 B3 型）[3]。相比之下，对于人工髋关节翻修术后发生的假体周围骨折，瑞典髋关节置换登记系统的数据发现，50% 的假体柄松动，而 50% 的假体柄稳定[3]。最后，C 型骨折发生在股骨柄末端的远端。正确区分 B1 型和 B2/B3 型骨折至关重要，因为不稳定的股骨柄需要关节翻修技术[25]。事实上，来自瑞典髋关节置换登记系统的数据显示，经切开复位和内固定（ORIF）治疗的 B1 骨折的翻修率为 30%，而经翻修关节置换治疗的 B2 骨折的翻修率为 18.5%[7]。作者认为，他们的一些 B1 骨折最初被错误分型，实际上是 B2 骨折，在这种情况下，单用 ORIF 治疗是不合适的[7, 25, 37, 38]。

完整的病史和细致的体格检查可以帮助外科医生确定股骨柄是否松动。先前存在的大腿前部疼痛、起步疼痛、非负重活动范围疼痛或进行性肢体长度差异都可能是股骨柄松动的迹象[25]。此外，股骨柄下陷、Gruen 区周围的透亮线和水泥套断裂等放射图形迹象均提示股骨柄松动[25]。然而，最终在术中评估期间确认股骨柄的稳定性，强调了所有可能的手术方案的手术计划的重要性。

治疗方案

温哥华 A 型

对于 AG 型骨折，当大转子位移小于 2cm 时，Marsland 等认为，由于股外侧肌腱和外展肌腱的稳定作用，非手术治疗是不够的 [38]。如果采用非手术治疗，患者应限制主动外展，以减少大转子上外展肌腱的应变力。大转子周围明显移位，连续 X 线片上移位有进展，或外展肌无力，应考虑手术治疗。如果高度怀疑颗粒诱导的大转子骨溶解，则应更换聚乙烯内衬。大转子的外科固定可以通过钢丝、钢索或爪形钢板 [39]。Ricci 和他的同事提倡使用转子爪形钢板，然后在 8~12 周内使用或不使用外展支撑进行部分负重 [40]。

通过小转子的骨折（AL 型）很少见，通常为男性，年龄较大，不需要手术。它们通常是小转子撕裂的结果，除非有明显的远端延伸并累及内侧皮质，否则无须处理，因为这可能导致柄不稳定。如果确定假体存在失稳风险，环扎钢丝固定可提供足够的假体稳定性 [38]。Abdel 等建议患者在 6~12 周内避免完全负重和主动髋外展 [41]。骨科医生应警惕伴随的非移位性 AG 和 AL 骨折，因为这种模式可能是连续的，可能意味着股骨柄松动，并且应照此处理。

关于 A 型假体周围骨折手术治疗后结果的直接报告数据很少。大多数建议源于研究大转子截骨术或骨不连后的结果 [42, 43]。Lindahl 报道了 31 例大转子爪形钢板固定术，其中 8 例为急性骨折。作者指出，31 例患者中有 28 例愈合，其中 3 例患者纤维愈合 [42]。

温哥华 B1 型

B1 型假体周围骨折发生在股骨柄周围，其定义为股骨柄固定良好。在过去，这些损伤是通过非手术治疗或骨牵引治疗的，但鉴于长期固定相关的严重并发症，不再推荐使用这些技术 [44]。从非手术治疗过渡后，切开复位内固定术（ORIF）成为一种常见的温哥华 B1 型骨折治疗方法 [13]。然而，最近为了最大限度地减少标准 ORIF 技术伴随的软组织剥离，使用标准加压钢板或锁定钢板的微创钢板接骨（MIPO）技术得到了普及 [45]（图 7.1）。

在一篇关于 B1 型损伤外科治疗的优秀综述中，Pike 等强调了他们目前对使用 MIPO 治疗 B1 型骨折的建议使用加压钢板或锁定板的技术 [13]（图 7.2）。锁定钢板的使用为外科医生提供了一个重要的机械优势，可以治疗老年患者中固有的骨质疏松症。如果股骨储备不足，则使用带皮质支柱同种异体骨移植的锁定钢板 [46]。最后，如果 B1 型骨折采用同侧带柄全膝关节置换术（TKA），则应使用跨越 TKA 和 THA 股骨柄的锁定钢板。Haddad 等注意到，虽然 MIPO 技术被推荐为大多

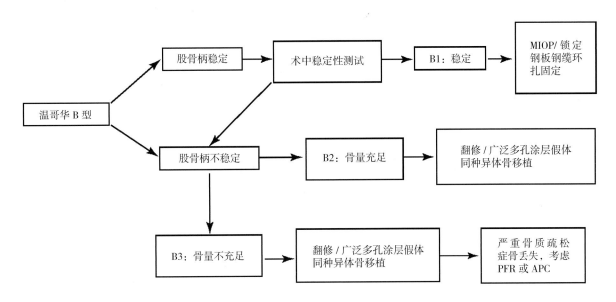

图 7.1 温哥华 B 型假体周围骨折的处理流程。缩写：MIPO，有限切开钢板内固定；PFR，股骨近端置换术；APC，同种异体移植假体复合材料

数 B1 骨折的标准治疗方法，但股骨柄尖端的横向或短斜向骨折不适合单独使用钢板治疗[10]。在这些情况下，通过至少两个皮质直径绕过远端骨折线的长柄股骨柄的翻修是更合适的治疗方法[47]。Marino 等建议，术后在没有影像学证据表明存在大量骨折骨痂形成之前，患肢不负重[48]。

温哥华 B2 型

在 B2 型假体周围骨折中，骨折发生在松动的股骨柄周围，股骨有充足的骨量。因此，这些骨折需要翻修关节成形术，使用无骨水泥股骨长假体，绕过远端骨折线至少两个皮质直径，同时固定骨折（图 7.3）。鉴于假体周围骨折患者骨质疏松的发生率很高，早期文献集中于使用骨水泥长柄假体。然而，可能是由于骨水泥插入骨折碎片之间并阻止愈合的趋势，骨水泥假体的中长期结果研究显示了较高的失败率[49]。

广泛多孔涂层假体

曾经有一段时间，骨科医生倾向于使用广泛多孔涂层的长柄假体治疗股骨假体周围骨折，这种假体提供了良好的远端骨干固定，与骨水泥柄相比，其结果显著改善[50]。当使用这些类型的假体时，在骨折固定前，为了达到远端最大填充匹配，建议使用股骨柄假体长度至少超过骨折远端骨干 4~6cm 进行股骨重建[25]。如果确定皮质骨不足，则使用同种异体皮质骨支架加强固定，并提供额外的旋转稳定性[51]。术后，Ding 等建议患者在术后 1~4 周内部分负重，1~3 个月内根据骨缺

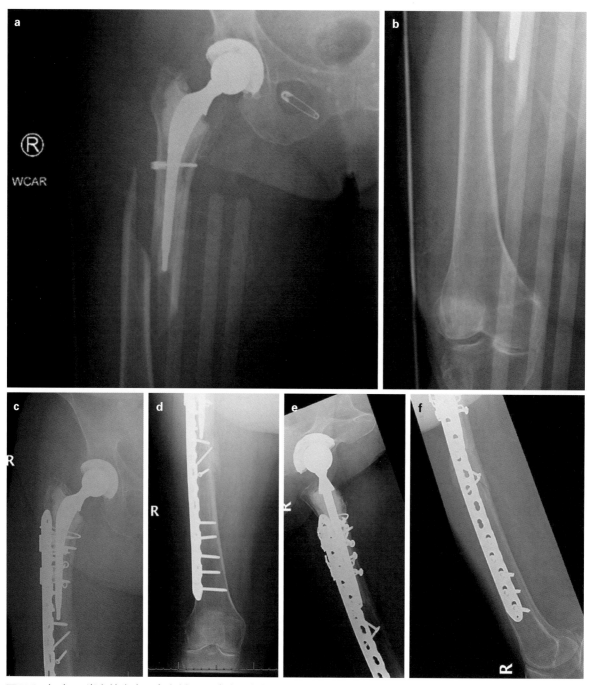

图 7.2 （a）87 岁女性患者，有右侧 THA 病史，右侧股骨。（b）AP 片再次提示温哥华 B1 型假体周围骨折。（c，d）AP 片提示温哥华 B1 型假体周围骨折切开复位和内脱位，（ORIF）。（e，f）同一患者的侧位片再次显示温哥华 B1 型假体周围骨折的 ORIF

损的严重程度过渡到完全负重[52]。

　　Garcia-Rey 等报道，在 20 例 B2 型骨折患者中，使用广泛多孔涂层长柄进行治疗，骨折愈合率为 100%，无大腿疼痛，平均随访 8.3 年[53]。在对 118 例 B 型骨折的回顾分析中，Springer 等发现，与近端涂层假体或骨水泥假体相比，广泛多孔涂层假体在存活率和骨不连率方面表现显著更好[54]。

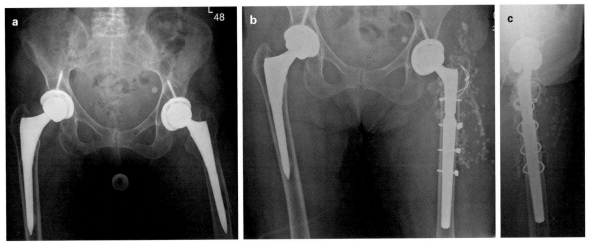

图 7.3　（a）一名 92 岁女性患者的前后位（AP）X 线片，有双侧 THA 病史，显示左侧温哥华 B2 型假体周围骨折，发生于地面坠落后。（b，c）AP 和侧位 X 线片显示了一个翻修的关节成形术组配式锥形柄和钢缆固定。注：股骨大转子延长截骨术在股骨柄翻修中应用

与广泛多孔涂层假体相关的一些并发症已经描述过了。在对 21 例 B2 和 B3 型骨折患者进行广泛涂层假体治疗的回顾中，Sheth 等报道了 33% 的患者并发症，包括骨不连、感染、下沉和不稳定。类似地，Garcia-Rey 等发现，50% 的温哥华 B2 型骨折患者使用加长多孔涂层假体柄治疗时，其下沉＞1cm[53]。此外，有 6 例患者（15%）的腿长差异大于 1cm，2 例患者的腿长差异大于 2cm[53]。

组配式假体

另一种选择是组配式锥形假体，它可以在松动股骨柄中（温哥华 B2 型）进行远端骨干接合，并已成为该型中使用的主要股骨柄的类型。柄的锥形设计允许轴向稳定性，同时获得股骨假体的旋转稳定性。这些假体的模块化近端部分通过 Morse 锥匹配，允许外科医生对肢体长度、偏移和股骨前倾进行更大的控制。此外，组配式假体柄可实现与远端骨干＜4cm 的接合稳定性[55]。所选假体的长度应足以绕过骨折线的远端至少两个股骨皮质直径。

有多种已经描述的置入组配式锥形柄的技术；然而，作者选择的技术是首先重建股骨，然后进行骨折复位。预防性钢缆应放置在骨折线远端 1cm 处，以防止股骨柄在翻修期间向远端骨折扩展。接下来，使用手动锥形扩髓器降低医源性皮质穿孔的风险。然后将选定的组配式锥形柄击打入到股骨远端，并使用试验组件获得所需的肢体长度、稳定性和型号。然后使用 2~3 根钢缆或钢丝固定近端骨折碎片。一些作者根据特定骨折特征（横向骨折）选择使用皮质支撑移植物增强髓内固定[56]。术后 4~6 周内，患者可在无外展保护的情况下进行负重。

在外周骨折的治疗中使用组配式锥形柄的结果在基本上是乐观的。在对 44 例 B2 型和 B3 型

骨折患者的回顾中，Abdel 等报告在 4.3 年的平均随访中，骨不愈合率为 2%，Harris 髋关节平均评分为 83 分[57]。然而，作者指出，44 例患者中 7 例再次手术，5 例复发性不稳定，2 例深部感染[57]。同样地，Munro 等报告了 55 例患者（38 例 B2 型，17 例 B3 型）接受组配式锥形柄治疗。在平均 54 个月的随访中，作者仅发现 1 例骨不愈合和 2 例翻修手术，其中 1 例为假体下沉，1 例为深部感染[55]。此外，作者还报道了患者报告的结果得分[55]。最近，人们对使用非组配式假体柄治疗假体周围骨折感兴趣，并报道了良好的短期结果[58]。

假体下沉是使用组配式假体柄最常见的并发症。Munro 等指出，他们的研究队列中下沉率为 24%，尽管 55 例患者中只有 1 例需要翻修[55]。Hernandez Vaquero 指出，他们的研究队列中下沉率为 50%，平均下沉 3.9mm[59]。作者指出，没有一位经历过下沉的患者需要翻修手术[59]。为了对抗下沉，Patel 和同事建议选择比最终髓腔锉大 1~2 号股骨柄[60]。

温哥华 B3 型

B3 型骨折由松动的股骨柄和严重缺陷的股骨骨量引起。B2 型骨折中使用的几种植入物选项（加长多孔涂层柄、组配式锥形柄）也用于 B3 型骨折。值得注意的是，术中观察到的骨量丢失可能比标准术前 X 线片估计得更严重[61]。在股骨峡部以外骨量严重丢失的情况下，一些 B3 型骨折可能不适合使用组配式锥形柄进行治疗，因为这些结构依赖于远端骨干固定，尽管有一些报道称使用这种柄设计成功治疗 B3 型骨折[55]。在特别具有挑战性的情况下，这些都是不可行的选择。外科医生有 3 种主要选择：嵌塞移植、同种异体复合假体置换（APC）或肿瘤巨型假体，如股骨近端置换（PFR）。

嵌塞式植骨可用于创建"新骨内膜"，并帮助股管较宽的患者进行骨干密封固定。此外，嵌塞式植骨可以帮助解决骨折粉碎问题，这在 B3 型骨折中通常非常重要。Tsiridis 等描述了他们的技术，其中他们在打入骨水泥之前，将新鲜冷冻的颗粒同种异体骨片注入股骨管。作者描述了 106 例 B2 型或 B3 型骨折患者，并报告采用嵌塞移植术治疗的患者的骨折发生率是对照组的 4 倍影像学愈合与未行嵌塞植骨治疗的愈合情况比较。然而，考虑到沉降和随后松动的风险，嵌塞移植并不经常使用。由于临床结果参差不齐以及手术的显著技术要求，同种异体假体复合材料已不再受欢迎。在近端，该结构由一根长柄骨水泥固定到近端同种异体股骨移植物中。在远端，长柄被埋入宿主骨的股骨远端。Min 等指出，APC 的 10 年生存率为 65%~85%[62]。Maury 和他的同事描述了 25 例使用 APC 方式治疗的 B3 型骨折患者，并报告其中 20% 在患者，移植物未与宿主骨结合[63]。此外作者报告了 25 个髋关节中有 6 个髋关节发生影像学移植物吸收[63]。考虑到移植物再吸收的情况，Shah 等注意到，与肿瘤巨型假体（如 PFR）相比，APC 的机械性能较弱[25]。

PFR 可用于低骨量要求的患者，这些患者的近端骨量严重受损，通常延伸至大转子水平。PFR 的临床结果好坏参半，PFR 应被视为挽救手术。PFR 的主要优点之一是术后即刻可以负重。这对于老年患者尤其重要，否则，长期不负重状态的发病率会对老年患者产生显著影响。然而，PFR 的一个主要缺点是无法在近端与软组织固定，会导致外展肌无力（因此出现 Trendelenburg 步态）的发生率较高，并增加了脱位率。B3 型骨折后 PFR 的结果研究很少，样本量有限。在已发表的文献中，最常见的并发症包括脱位、无菌性松动和功能减低 [64-66]。在 PFR 术后，除了全股骨置换术外，进一步翻修手术的选择非常有限。

温哥华 C 型

C 型骨折发生在股骨假体尖端的远端，可根据标准骨折固定原则，采用闭合复位和 MIPO 技术或 ORIF 治疗标准骨折（无股骨假体）（图 7.4）。对于 C 型骨折，一个重要的考虑因素是用于治疗骨折的钢板长度。

因为重要的是不要在钢板的近端和股骨柄的远端之间产生应力集中。钢板应足够长，以覆盖柄尖远端上方的 2 个皮质直径，同时还能够固定远端固定的 4~6 个皮质直径 [67]。几乎所有的现代钢板都可以选择锁定螺钉的位置，这对骨质疏松性骨非常有用 [40]。单皮质锁定螺钉、环扎钢丝或两者均可协助近端固定 [67]。Loosen 等注意到，C 型骨折钢板固定术后的负重限制随术者的不同而不同，大多数患者选择 6 周不负重 [68]。O'Toole 等描述了一系列 12 例 C 型骨折患者，其中 11 例患者中有 10 例治愈，无并发症，1 例患者出现需要翻修的钢板松动 [67]。

鉴于老年患者群体中长期不负重相关的显著潜在并发症发病率，Langenhan 等主张使用新型远端锁定组配式假体钉治疗 B 型和 C 型骨折，但不考虑假体柄的稳定性。在对 52 例 B1/B2/B3 型和 C 型骨折患者的回顾中，与 ORIF 相比，使用远端锁定的组配式假体钉，可立即完全负重导致死亡率显著降低 [69]。作者认为，不管稳定性如何，外科医生都应该考虑使用远端锁定组配式假体钉，以保证在术后即刻的全负重 [69]。

治疗 C 型骨折的另一种选择包括由 Liporace 和 Yoon 描述使用逆行髓内钉（rIMN）和侧板组合技术 [70]。作者主张先放置 rIMN，然后放置侧板，侧板向近端延伸至大转子底部。充分使用环扎固定技术将钢板与髓内钉相连 [70]。使用这种组合结构，患者可以在术后即刻完全承受患肢的重量。

结果和并发症

总的来说，股骨假体周围骨折后并发症的风险很高。在对瑞典国家髋关节置换登记系统中

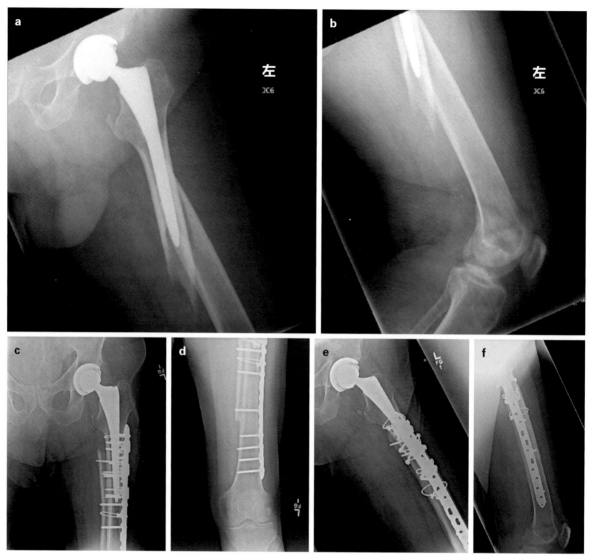

图 7.4 （a）一名 81 岁男性患者的前后位（AP）X 线片，该患者有左心室病史，初次全髋关节置换术后，平地摔倒后出现温哥华 C 型假体周围骨折。（b）侧位片再次显示温哥华 C 型假体周围骨折。（c，d）AP 照片显示一个关节的切开复位和内固定（ORIF）温哥华 C 型假体周围骨折，带支撑钢板、环扎钢丝和同种异体骨板移植。（e，f）同一患者的侧位 X 线片再次显示出温哥华 C 型，ORIF 处理假体周围骨折

1049 名患者的回顾中，Lindahl 等报道总体并发症发生率为 18%，再次手术率为 23%，1 年死亡率为 9.4%[71]。在他们研究中，常见的并发症有出血（3.4%）、早期脱位（3.2%）和中风（1.0%）[71]。此外，作者还报告了 60% 的存活患者样本中出现的慢性疼痛[71]。Bhattacharyya 等发现，假体周围骨折手术治疗后的 1 年死亡率与髋部骨折后的 1 年死亡率相似（分别为 11.0% 和 16.5%）[72]。此外，这项研究表明，与年龄和性别匹配的初次全髋关节置换患者（2.9%）相比，假体周围骨折患者的死亡率（11.0%）明显更高[72]。老年患者群体的早期活动至关重要，可以预防其中一些并发症。

结论

随着全髋关节置换手术数量的不断增加，假体周围骨折对骨科医生来说是一个越来越常见和复杂的问题。股骨假体周围骨折需要骨科医生同时处理骨量丢失、植入物稳定性和骨折本身。特别是对于老年患者，治疗的目标是稳定骨折固定并早期活动。确定股骨假体的稳定性是治疗中最重要的方面之一。假体周围股骨柄松动骨折是最常见的情况。在这些情况下，目前的文献支持非骨水泥长柄治疗。骨科医生还可以根据骨质量和骨折特征进行其他几种不太常见的重建选择。假体周围骨折后的并发症和发病率很高，死亡率接近髋部骨折患者[73]。

参考文献

[1] Learmonth ID, Young C, Rorabeck C. The operation of the century: total hip replacement. Lancet. 2007;370(9597):1508–1519.

[2] Sarvilinna R, Huhtala HSA, Sovelius RT, Halonen PJ, Nevalainen JK, Pajamäki KJK. Factors predisposing to periprosthetic fracture after hip arthroplasty: a case (n = 31)-control study. Acta Orthop Scand. 2004;75(1):16–20.

[3] Lindahl H. Epidemiology of periprosthetic femur fracture around a total hip arthroplasty. Injury. 2007;38(6):651–654.

[4] Berry DJ. Epidemiology: hip and knee. Orthop Clin North Am. 1999;30(2):183–190.

[5] Bottle A, Griffiths R, White S, Wynn-Jones H, Aylin P, Moppett I, et al. Periprosthetic fractures: the next fragility fracture epidemic? A national observational study. BMJ Open. 2020;10(12):e042371.

[6] Duwelius PJ, Schmidt AH, Kyle RF, Talbott V, Ellis TJ, Butler JBV. A prospective, modernized treatment protocol for periprosthetic femur fractures. Orthop Clin North Am. 2004;35(4):485–492. vi

[7] Lindahl H, Garellick G, Regnér H, Herberts P, Malchau H. Three hundred and twenty-one periprosthetic femoral fractures. J Bone Joint Surg Am. 2006;88(6):1215–1222.

[8] Abdel MP, Houdek MT, Watts CD, Lewallen DG, Berry DJ. Epidemiology of periprosthetic femoral fractures in 5417 revision total hip arthroplasties: a 40-year experience. Bone Joint J. 2016;98-B(4):468–474.

[9] Kurtz S, Ong K, Lau E, Mowat F, Halpern M. Projections of primary and revision hip and knee arthroplasty in the United States from 2005 to 2030. J Bone Joint Surg Am. 2007;89(4):780–785.

[10] Yasen AT, Haddad FS. Periprosthetic fractures: bespoke solutions. Bone Joint J. 2014;96-B(11 Suppl A):48–55.

[11] Della Rocca GJ, Leung KS, Pape H-C. Periprosthetic fractures: epidemiology and future projections. J Orthop Trauma. 2011;25(Suppl 2):S66–S70.

[12] Sidler-Maier CC, Waddell JP. Incidence and predisposing factors of periprosthetic proximal femoral fractures: a literature review. Int Orthop. 2015;39(9):1673–1682.

[13] Pike J, Davidson D, Garbuz D, Duncan CP, O'Brien PJ, Masri BA. Principles of treatment for periprosthetic femoral shaft fractures around well-fixed total hip arthroplasty. J Am Acad Orthop Surg. 2009;17(11):677–688.

[14] Moazen M, Jones AC, Jin Z, Wilcox RK, Tsiridis E. Periprosthetic fracture fixation of the femur following total hip arthroplasty: a review of biomechanical testing. Clin Biomech (Bristol, Avon). 2011;26(1):13–22.

[15] Schwarzkopf R, Oni JK, Marwin SE. Total hip arthroplasty periprosthetic femoral fractures: a review of classification and current treatment. Bull Hosp Jt Dis. 2013;71(1):68–78.

[16] Thien TM, Chatziagorou G, Garellick G, Furnes O, Havelin LI, Mäkelä K, et al. Periprosthetic femoral fracture within two years after total hip replacement: analysis of 437,629 operations in the nordic arthroplasty register

association database. JBJS. 2014;96(19):e167.

[17] Singh JA, Jensen MR, Harmsen SW, Lewallen DG. Are gender, comorbidity, and obesity risk factors for postoperative periprosthetic fractures after primary total hip arthroplasty? J Arthroplast. 2013;28(1):126–131.e2.

[18] Mayle RE, Della Valle CJ. Intra-operative fractures during THA. J Bone Joint Surg. 2012;94-B(11_Supple_A):26–31.

[19] Holley K, Zelken J, Padgett D, Chimento G, Yun A, Buly R. Periprosthetic fractures of the femur after hip Arthroplasty: an analysis of 99 patients. HSS J. 2007;3(2):190–197.

[20] Lee S-R, Bostrom MPG. Periprosthetic fractures of the femur after total hip arthroplasty. Instr Course Lect. 2004;53:111–118.

[21] Carli AV, Negus JJ, Haddad FS. Periprosthetic femoral fractures and trying to avoid them: what is the contribution of femoral component design to the increased risk of periprosthetic femoral fracture? Bone Joint J. 2017;99-B(1 Suppl A):50–59.

[22] Herndon CL, Nowell JA, Sarpong NO, Cooper HJ, Shah RP, Geller JA. Risk factors for periprosthetic femur fracture and influence of femoral fixation using the mini-anterolateral approach in primary total hip arthroplasty. J Arthroplast. 2020;35(3):774–778.

[23] Tsiridis E, Haddad FS, Gie GA. The management of periprosthetic femoral fractures around hip replacements. Injury. 2003;34(2):95–105.

[24] Jakubowitz E, Seeger JB, Lee C, Heisel C, Kretzer JP, Thomsen MN. Do short-stemmed-prostheses induce periprosthetic fractures earlier than standard hip stems? A biomechanical ex-vivo study of two different stem designs. Arch Orthop Trauma Surg. 2009;129(6):849–855.

[25] Shah RP, Sheth NP, Gray C, Alosh H, Garino JP. Periprosthetic fractures around loose femoral components. J Am Acad Orthop Surg. 2014;22(8):482–490.

[26] Cooke PH, Newman JH. Fractures of the femur in relation to cemented hip prostheses. J Bone Joint Surg Br. 1988;70(3):386–389.

[27] Karnuta JM, Haeberle HS, Luu BC, Roth AL, Molloy RM, Nystrom LM, Piuzzi NS, Schaffer JL, Chen AF, Iorio R, Krebs VE, Ramkumar PN. Artificial Intelligence to Identify Arthroplasty Implants From Radiographs of the Hip. J Arthroplasty. 2021;36(7S):S290–S294. e1. https://doi.org/10.1016/j.arth.2020.11.015. Epub 2020 PMID: 33281020.

[28] Chevillotte CJ, Ali MH, Trousdale RT, Larson DR, Gullerud RE, Berry DJ. Inflammatory laboratory markers in periprosthetic hip fractures. J Arthroplast. 2009;24(5):722–727.

[29] Shah RP, Plummer DR, Moric M, Sporer SM, Levine BR, Della Valle CJ. Diagnosing infection in the setting of periprosthetic fractures. J Arthroplast. 2016;31(9 Suppl):140–143.

[30] Duncan CP, Masri BA. Fractures of the femur after hip replacement. Instr Course Lect. 1995;44:293–304.

[31] Gaski GE, Scully SP. In brief: classifications in brief: Vancouver classification of postoperative periprosthetic femur fractures. Clin Orthop Relat Res. 2011;469(5):1507–1510.

[32] Masri BA, Meek RMD, Duncan CP. Periprosthetic fractures evaluation and treatment. Clin Orthop Relat Res. 2004;420:80–95.

[33] Brady OH, Garbuz DS, Masri BA, Duncan CP. The reliability and validity of the Vancouver classification of femoral fractures after hip replacement. J Arthroplast. 2000;15(1):59–62.

[34] Rayan F, Dodd M, Haddad FS. European validation of the Vancouver classification of periprosthetic proximal femoral fractures. J Bone Joint Surg Br. 2008;90(12):1576–1579.

[35] Naqvi GA, Baig SA, Awan N. Interobserver and intraobserver reliability and validity of the Vancouver classification system of periprosthetic femoral fractures after hip arthroplasty. J Arthroplast. 2012;27(6):1047–1050.

[36] Roffman M, Mendes DG. Fracture of the femur after total hip arthroplasty. Orthopedics. 1989;12(8):1067–1070.

[37] Lindahl H, Malchau H, Odén A, Garellick G. Risk factors for failure after treatment of a periprosthetic fracture of the femur. J Bone Joint Surg Br. 2006;88(1):26–30.

[38] Marsland D, Mears SC. A review of periprosthetic femoral fractures associated with total hip arthroplasty. Geriatr Orthop Surg Rehabil. 2012;3(3):107–120.

[39] Jarit GJ, Sathappan SS, Panchal A, Strauss E, Di Cesare PE. Fixation systems of greater trochanteric osteotomies: biomechanical and clinical outcomes. J Am Acad Orthop Surg. 2007;15(10):614–624.

[40] Ricci WM. Periprosthetic femur fractures. J Orthop Trauma. 2015;29(3):130–137.

[41] Abdel MP, Cottino U, Mabry TM. Management of periprosthetic femoral fractures following total hip arthroplasty: a review. Int Orthop. 2015;39(10):2005–2010.

[42] Lindahl H, Oden A, Garellick G, Malchau H. The excess mortality due to periprosthetic femur fracture. A study from the Swedish national hip arthroplasty register. Bone. 2007;40(5):1294–1298.

[43] Guidera KJ, Borrelli J, Raney E, Thompson-Rangel T, Ogden JA. Orthopaedic manifestations of Rett syndrome. J Pediatr Orthop. 1991;11(2):204–208.

[44] Fredin HO, Lindberg H, Carlsson AS. Femoral fracture following hip arthroplasty. Acta Orthop Scand. 1987;58(1):20–22.

[45] Sen R, Prasad P, Kumar S, Nagi O. Periprosthetic femoral fractures around well fixed implants: a simple method of fixation using LC-DCP with trochanteric purchase. Acta Orthop Belg. 2007;73(2):200–206.

[46] Haddad FS, Duncan CP, Berry DJ, Lewallen DG, Gross AE, Chandler HP. Periprosthetic femoral fractures around well-fixed implants: use of cortical onlay allografts with or without a plate. J Bone Joint Surg Am. 2002;84(6):945–950.

[47] Schmotzer H, Tchejeyan GH, Dall DM. Surgical management of intra- and postoperative fractures of the femur about the tip of the stem in total hip arthroplasty. J Arthroplast. 1996;11(6):709–717.

[48] Marino DV, Mesko DR. Periprosthetic proximal femur fractures. In: StatPearls [internet]. Treasure Island, FL: StatPearls Publishing; 2020. [cited 2020 Dec 22]. Available from: http://www.ncbi.nlm.nih.gov/books/NBK557559/.

[49] Incavo SJ, Beard DM, Pupparo F, Ries M, Wiedel J. One-stage revision of periprosthetic fractures around loose cemented total hip arthroplasty. Am J Orthop (Belle Mead NJ). 1998;27(1):35–41.

[50] Paprosky WG, Greidanus NV, Antoniou J. Minimum 10-year-results of extensively porous-coated stems in revision hip Arthroplasty. Clin Orthop Relat Res. 1999;369:230–242.

[51] Canbora K, Kose O, Polat A, Aykanat F, Gorgec M. Management of Vancouver type B2 and B3 femoral periprosthetic fractures using an uncemented extensively porous-coated long femoral stem prosthesis. Eur J Orthop Surg Traumatol. 2013;23(5):545–552.

[52] Ding Z, Ling T, Yuan M, Qin Y, Mou P, Wang H, et al. Minimum 8-year follow-up of revision THA with severe femoral bone defects using extensively porous-coated stems and cortical strut allografts. BMC Musculoskelet Disord [Internet]. 2020 Apr 8 [cited 2021 Feb 6];21. Available from: https://www.ncbi.nlm.nih.gov/pmc/articles/PMC7140549/.

[53] García-Rey E, García-Cimbrelo E, Cruz-Pardos A, Madero R. Increase of cortical bone after a cementless long stem in periprosthetic fractures. Clin Orthop Relat Res. 2013;471(12):3912–3921.

[54] Springer BD, Berry DJ, Lewallen DG. Treatment of periprosthetic femoral fractures following total hip arthroplasty with femoral component revision. JBJS. 2003;85(11):2156–2162.

[55] Munro JT, Garbuz DS, Masri BA, Duncan CP. Tapered fluted titanium stems in the management of Vancouver B2 and B3 periprosthetic femoral fractures. Clin Orthop Relat Res. 2014;472(2):590–598.

[56] Rodriguez JA, Fada R, Murphy SB, Rasquinha VJ, Ranawat CS. Two-year to five-year follow-up of femoral defects in femoral revision treated with the link MP modular stem. J Arthroplast. 2009;24(5):751–758.

[57] Abdel MP, Lewallen DG, Berry DJ. Periprosthetic femur fractures treated with modular fluted, tapered stems. Clin Orthop Relat Res. 2014;472(2):599–603.

[58] Clair AJ, Cizmic Z, Vigdorchik JM, Poultsides LA, Schwarzkopf R, Rathod PA, et al. Nonmodular stems are a viable alternative to modular stems in revision total hip arthroplasty. J Arthroplast. 2019;34(7):S292–S296.

[59] Hernandez-Vaquero D, Fernandez-Lombardia J, de los Rios JL, Perez-Coto I, Iglesias-Fernandez S. Treatment of periprosthetic femoral fractures with modular stems. Int Orthop. 2015;39(10):1933–1938.

[60] Patel PD, Klika AK, Murray TG, Elsharkawy KA, Krebs VE, Barsoum WK. Influence of technique with distally fixed modular stems in revision total hip arthroplasty. J Arthroplast. 2010;25(6):926–931.

[61]   Learmonth ID. The management of periprosthetic fractures around the femoral stem. J Bone Joint Surg. 2004;86-B(1):13–19.

[62]   Min L, Peng J, Duan H, Zhang W, Zhou Y, Tu C. Uncemented allograft-prosthetic composite reconstruction of the proximal femur. Indian J Orthop. 2014;48(3):289–295.

[63]   Maury AC, Pressman A, Cayen B, Zalzal P, Backstein D, Gross A. Proximal femoral allograft treatment of Vancouver type-B3 periprosthetic femoral fractures after total hip arthroplasty. J Bone Joint Surg Am. 2006;88(5):953–958.

[64]   McLean AL, Patton JT, Moran M. Femoral replacement for salvage of periprosthetic fracture around a total hip replacement. Injury. 2012;43(7):1166–1169.

[65]   Malkani AL, Settecerri JJ, Sim FH, Chao EY, Wallrichs SL. Long-term results of proximal femoral replacement for non-neoplastic disorders. J Bone Joint Surg Br. 1995;77(3):351–356.

[66]   Klein GR, Parvizi J, Rapuri V, Wolf CF, Hozack WJ, Sharkey PF, et al. Proximal femoral replacement for the treatment of periprosthetic fractures. JBJS. 2005;87(8):1777–1781.

[67]   O'Toole RV, Gobezie R, Hwang R, Chandler AR, Smith RM, Estok DM, et al. Low complication rate of LISS for femur fractures adjacent to stable hip or knee arthroplasty. Clin Orthop Relat Res. 2006;450:203–210.

[68]   Loosen A, Fritz Y, Dietrich M. Surgical treatment of distal femur fractures in geriatric patients. Geriatr Orthop Surg Rehabil [Internet]. 2019 Jul 2 [cited 2021 Feb 6];10. Available from: https://www.ncbi.nlm.nih.gov/pmc/articles/PMC6607559/.

[69]   Langenhan R, Trobisch P, Ricart P, Probst A. Aggressive surgical treatment of periprosthetic femur fractures can reduce mortality: comparison of open reduction and internal fixation versus a modular prosthesis nail. J Orthop Trauma. 2012;26(2):80–85.

[70]   Liporace FA, Yoon RS. Nail plate combination technique for native and periprosthetic distal femur fractures. J Orthop Trauma. 2019;33(2):e64.

[71]   Lindahl H, Malchau H, Herberts P, Garellick G. Periprosthetic femoral fractures classification and demographics of 1049 periprosthetic femoral fractures from the Swedish national hip Arthroplasty register. J Arthroplast. 2005;20(7):857–865.

[72]   Bhattacharyya T, Chang D, Meigs JB, Estok DM, Malchau H. Mortality after periprosthetic fracture of the femur. J Bone Joint Surg Am. 2007;89(12):2658–2662.

[73]   Boddapati V, Grosso MJ, Sarpong NO, Geller JA, Cooper HJ, Shah RP. Early morbidity but not mortality increases with surgery delayed greater than 24 hours in patients with a periprosthetic fracture of the hip. J Arthroplast. 2019;34(11):2789–2792.e1.

第八章　老年髋部病理性骨折

Paul Rizk, Eugene Jang, Wakenda Tyler

姜骆永　孙　炜 / 译

概述

　　病理性骨折是老年髋部骨折的其中一个病因，有多种原因导致其发生。原发性骨癌、良性病变、转移性疾病或代谢性疾病都可能是病理性骨折的原因。老年病理性髋部骨折的治疗目标与任何其他髋部骨折相似，但病理性骨折的治疗因额外的诊断步骤、临床考虑以及与其他科医生的协调而变得复杂。幸运的是，基于证据的指南简化和标准化了术前检查的过程，并允许所有亚专业的骨科医生安全地处理疑似癌症患者转移性疾病。

病因

　　老年病理性髋部骨折是由于股骨近端的结构完整性受到破坏而发生的，股骨近端是在负重和行走时承受巨大压力的一部分骨骼[1]。无论骨的结构完整性是受到肿瘤侵袭、骨代谢不规则性或两者结合的影响，都存在一个病理过程，最终可增加骨骼对骨折的易感性。涉及影响区域通常存在早期的疼痛，外科医生在骨折治疗完成前需要做的是在骨折发生之前就评估骨折风险，并根据需要应用预防性固定。

　　有两种理论并不相互排斥，这两种理论分别是由 Paget 和 Ewing 提出的。Stephen Paget 在 1889年描述了一个"种子和土壤"假说，该假说指出某些肿瘤细胞能够在具有合适氧浓度和其他营养因素的相容终末器官环境中生存和生长。这可以解释为什么某些类型的癌（如乳腺癌、前列腺癌、甲状腺癌、肺癌、肾癌）更倾向于转移到骨而不是其他组织[2]。这个理论也可以解释为什么某些类型的癌症表现出不同的解剖偏好，例如近端肱骨（用于肾癌）和远端指骨（用于肺癌）。这一理论得到了后来基础科学发现的支持，即松质骨天然存在允许转移癌细胞生存的空间，此空间是破骨细胞和成骨细胞基于 RANK/RANKL 信号通路的相互作用的结果[3]。

1928 年末，James Ewing 提出，从癌症部位到特定骨骼部位的血液供应方向（例如通过 Batson 椎旁盆腔静脉到椎体、骨盆和近端肢体周围静脉丛），解释了癌症到达骨骼内某些位置的可能性[4]。在这个理论中，器官本质上是被动的容器，而肿瘤细胞只是倾向于迁移到循环首先携带它们到达的地方。

转移性疾病病理模式背后的真正病因可能是这两种理论的结合；癌细胞主要通过血源性扩散传播，但是转移癌细胞的最终沉积和生长确实取决于局部组织环境[5]。

这些理论的外科含义是，骨转移往往出现在可预测的部位。对这些模式的了解，以及对其他潜在疾病部位的适当检查，可以对决策产生深远的影响。例如气管插管（如果发现颈椎病），那么最好在手术室进行以及需要额外的预防性固定。此外，尽管尽了最大努力进行治疗，由于其原发病灶的疾病未能得到有效控制，因此并不能阻止病理性骨折的继续进展，但是这为治疗这些骨折的手术策略提供了信息。

流行病学

转移性病变在老年（65 岁以上）人群中更为普遍。事实上，40 岁以上的人发生破坏性溶骨性病变的最常见原因是转移癌。虽然原发性骨肿瘤导致病理性骨折的可能性要小得多，但这始终是一种必须考虑的情况，即使是患有已知转移癌的患者也是如此[6]。在美国每年约有 170 万人罹患癌症，其中约 5% 的人会在病程的某个阶段发生骨转移，随后 8% 的人会发生病理性骨折[7-9]。虽然所有肿瘤都能转移到骨上，但最常见发生骨转移的原发性肿瘤是乳腺癌、前列腺癌、肺癌、肾癌和甲状腺癌（按最常见到最不常见的顺序排列）。乳腺癌和前列腺癌加起来约占骨转移的 80%，这是因为它们的高发病率和良好的预后与现代治疗相结合[10]。原发性骨癌在 65 岁以上这一年龄组中不太常见[11]，但必须始终将其视为鉴别诊断的一部分，因为原发性骨肿瘤的治疗与转移性疾病有着显著的不同，错过这一诊断的结果可能是灾难性的。

病理生理学

当考虑任何疾病背景下的病理性骨折时，了解导致骨折功能障碍的生物学基础非常重要。骨转换和结构完整性的平衡由 RANK/RANKL（Receptor Activator of Nuclear Factor-κB Ligand, RANKL）/ 骨保护素（OPG）途径控制[12]。参与骨代谢的细胞（成骨细胞、破骨细胞和骨细胞）都参与并响应这一信号通路。刺激成骨细胞和抑制破骨细胞可促进骨形成，而激活破骨细胞可促进骨吸收，正常过程中通常伴有 RANKL。肿瘤细胞本身不会直接破坏骨骼。相反，它们表达影响骨转换的细胞因子。转移性乳腺癌是这一过程的典型原型，其特征是受 RANKL 通路的甲状旁腺激素相关蛋白（PTHrP）调控。TGF-β 通常储存在骨中，并在正常骨转换过程中释放，它将刺激乳腺癌细胞分泌 PTHrP。来自癌细胞的 PTHrP 是一种有效的肿瘤激活剂 RANKL 途径，导致成骨细胞释放 RANKL，进而刺激破骨细胞前体并增加破骨细胞数量。破骨细胞破坏骨，骨反过来释放更多 TGF-β，破坏循环重复[13]。

了解转移癌的骨破坏机制促进了治疗药物的发展，可以帮助减缓和逆转骨质破坏。RANKL 通路是治疗转移性骨病的关键治疗靶点，双膦酸盐和狄诺塞麦（一种抗 RANKL 单克隆抗体）均被发现可延迟发生骨骼相关事件（SRE），如病理性骨折、脊髓压迫和（或）需要放射治疗/手术治疗[14-16]。在影响手术治疗效果有限部位（如髋臼）的病理性髋部骨折中，双膦酸盐与放射治疗联合使用可能非常有效（图 8.1）。

评估

对于没有已知原发癌的破坏性骨病变，最初由 Michael Simon 等在 1986 年描述了一个特定的系统性检查过程[17]。该过程包括病史和物理、实验室评估、受影响骨骼的放射学评估、全身骨扫描（WBBS）、胸部/腹部/骨盆 CT 扫描（CT CAP），以及上述检查后发现的最易接近部位的活检。这一策略将产生正确的诊断和正确识别原发癌的位置，有效率为 85%。

即使患者有癌症病史，也不能首先认为骨病变是转移性疾病。在已知的局限性癌患者中，新的骨性病变约 15% 是新发的肿瘤，而不是首发的转移癌。这种情况最常见于乳腺癌和前列腺癌[18]。

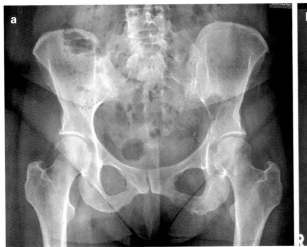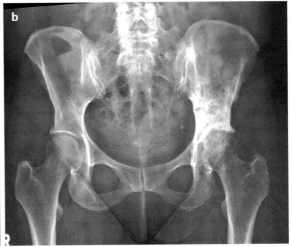

图 8.1 一名 44 岁女性患者的初始（a）X 线片，其表现为左侧髋臼上区域的破坏性病变和病理性骨折。3 年随访（b）X 线片显示使用双膦酸盐和单独放射治疗重建骨

因此，即使患者承认有癌症病史，在未确认诊断的情况下，决不能假设新的骨病变是转移性癌并进行相应的治疗，这一点至关重要。

病史与体征

在评估出现病理性髋部骨折的患者时，高质量的病史将有助于患者的诊断和后续治疗。在患有病理性髋部骨折的老年患者中，转移性疾病是统计学上最有可能的诊断。65 岁以上年龄组的癌症发病率增加了 11 倍，56% 的癌症诊断发生在 65 岁以上的人群中，65 岁以上人群的癌症发病率也有所增加，在过去的 30 年中占 26%[19]。有关癌症史、体质症状和体格检查的具体问题有助于阐明病理性骨折的原因。

依据完整的病史情况，可以确定患者的疼痛发作、位置，严重程度、先兆疼痛和疼痛放射有助于识别身体其他部位的受累情况，以及评估在骨折前这一疾病是否已经进展了一段时间。注意患者的功能状态也很重要，无论是在疼痛发作之前还是骨折之前。这两点将有助于指导治疗，以恢复合理的功能状态。体格检查也可以在初步评估时提供重要信息。除了病史期间的精神状态评估外，对长轴骨和附肢骨骼的触诊检查，对于识别在转移性损伤情况下症状可能表现较轻的其他骨性病变也很重要。肌肉骨骼系统内的任何疼痛区域都应适当进行影像学检查。内脏肿块和皮肤癌有时可以在检查中发现，从而为病理性骨折的病因提供线索。跟踪病史和体格检查、实验室和影像学检查为进一步缩小鉴别诊断范围提供大量信息。

实验室检查

获得具有差异的全血计数（CBC）以评估白细胞减少或白细胞增多以及贫血。这有助于白血病或淋巴瘤的诊断。获得完整代谢谱（CMP）用于评估一般电解质失衡，但 CMP 也评估钙，因为钙的紊乱可能是由转移性疾病或多发性骨髓瘤引起的危及生命的代谢异常。红细胞沉降率（ESR）和 C- 反应蛋白（CRP）水平可用于评估感染过程，因为某些骨病变可能出现的异常，但实际上是感染。促甲状腺激素（TSH）和游离 T4 有助于甲状腺诊断，尿液分析有助于肾癌或尿路上皮癌伴微量血尿。血清和尿液蛋白质电泳板（SPEP/UPEP）在转移性 / 病理性骨折检查中非常重要，因为这是多发性骨髓瘤的诊断试验。碱性磷酸酶（ALP）是评估恶性肿瘤的有用标志物，因为 ALP 已被证明是几种癌症甚至原发性骨肿瘤中骨疾病的替代物 [20-22]。如果患者有既往病史，则可获得其他实验室标志物恶性疾病，如前列腺癌、卵巢癌或胰腺癌。

影像学检查

影像学在进一步发展鉴别诊断中至关重要。主要的影像学检查方式是 X 线片，对于髋部骨折，应包括一张骨盆和两张股骨 X 线片。术前评估和转移评估均应获得胸部 X 线片。如果体格检查或病史显示有其他部位的骨痛或压痛，则应进一步拍摄。所有 X 线片应为整个骨骼的正位和侧位两个视图。

应获得胸部、腹部和骨盆的计算机断层扫描（CT），以评估疾病的可能原发部位，并可帮助确定转移性疾病负荷。CT 扫描需覆盖骨折区域，这有助于进一步描述病理性骨折区域的骨骼特征。全身骨扫描对于评估可能被忽略或遗漏的其他骨转移病灶也很重要，对于排除颈椎或其他可能影响患者在手术室进行适当穿刺和定位的转移病灶尤其重要。这些全身骨骼扫描可以通过 CT 或 PET-CT 进行，具体取决于机构偏好。然而，最近的研究表明，虽然 PET-CT 可能有助于评估总体转移负担，但它并不优于对不明原发性骨转移患者的原发癌识别的标准评估[23]。

MRI 是一项更为具体的检查，可用于更好地描绘骨病变的软组织成分，或将原发性骨恶性肿瘤与即将发生或完成的病理性骨折的其他原因区分开来。其通常不用于来源不明的转移性病变的检查中。

活检

诊断的下一阶段是根据检查对最易触及的病变进行活检。通常这是骨折本身的部位，但即使先对另一个非骨部位进行活检，建议仍对骨折部位进行活检，以防它代表不同的过程。活检计划是一个重要的过程，必须注意进行纵向定位的活检，并为后续外科干预手术所需的切口方向一致[24]。股骨近端骨折的挑战根据病变类型和骨折部位的不同，治疗方案可能会有很大差异，包括髓内钉固定、半髋关节置换、全髋关节置换、近端股骨置换、髋关节离断和半骨盆切除。因此，应仔细规划活检的位置和方向，以便即使需要切除（例如在新发现的原发性骨肿瘤的情况下），也可以将活检通道作为切口的一部分进行切除。控制活检造成的污染也很重要，活检通道应尽可能少地涉及隔室，并避免重要的神经血管结构。

特别是对于髋部骨折，通常活检最有效的部位是在大转子的外侧部分，其大小刚好可以插入获取骨标本的工具。这可以是核心活检针/Jamshidi 针或咬骨钳。荧光透视对于活检是必要的，以确定病变部位并确认获取了骨内材料。病理性骨折通常是从骨损伤处获取材料的一个简单而安全的途径。

如果由于某种原因，骨折位置不允许使用这种方法，则通过大转子外侧皮质的入路可以对股骨近端的大多数病变进行取样，与转子下位置相比，活检形成的孔在降低应力升高风险方面更有利（图 8.2）。如果需要皮质窗进入病变，Clark 等报告的长方形窗是最安全的[25]。活检应立即送冷冻切片，并由肌肉骨骼病理学家进行评估。决定是否继续手术固定要依据病变是否属于固定安全

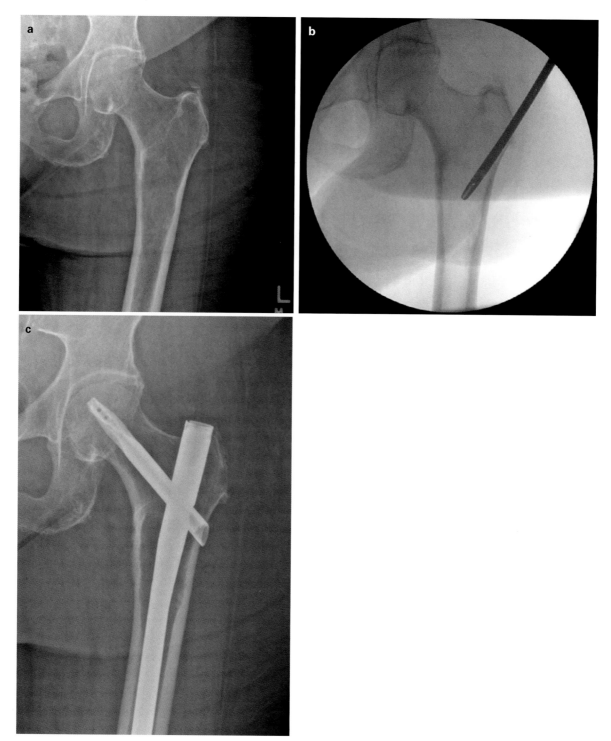

图 8.2 （a）通过转子下区域病变（最终发现为 B 细胞淋巴瘤）即将发生病理性骨折的术前 AP X 线片。为了避免易受损伤区域的应力升高，在（c）预防性治疗之前，对病变进行了（b）经转子活检长髓内钉固定

的细胞系（转移癌、良性骨病变或播散性造血恶性肿瘤，如淋巴瘤或多发性骨髓瘤）。如果病变与原发性或肉瘤一致，或冷冻切片不确定，则需要进一步的病理评估，并应推迟明确的固定。根据临床情况，只要手术不会造成过度污染或排除适当的切除治疗，即使病变最终恢复为原发性恶性肿瘤，闭合前有限内固定也可以起到稳定骨骼的作用。

预后

从历史上看 [26]，有文献表明，预期寿命超过 1 个月可以从重建中临床获益。最近的治疗方法不建议截肢，但考虑了病理性骨折的位置和患者的功能状态，并将患者纳入决策过程。人们正在朝着更准确地预测老年人预期寿命的方向去获得治疗目的和患者信息。依靠几个信息点，包括疾病特征 [27]、全身状态 [28] 和实验室检查结果以及其他参考数值 [29]，医生通常很难准确判断其预后和生存。从患者护理的角度来看，这一点很重要，因为人们关注转移对患者生存和手术治疗结果的影响，很大程度上要考虑手术治疗恢复期的长短对于恢复后生活质量的改善之间的风险。Forsberg等研发了用于评估对病理性骨折进行手术治疗的患者 3 种预后模型的有效性。其中包括贝叶斯信念网络、人工神经网络和逻辑回归模型，并发现人工神经网络最有效地预测了 3 个月和 12 个月的存活率 [30]。这项研究显示了在准确预测生存率方面有希望的新途径，并能更好地帮助患者做出病理性骨折固定的决策。

处理方法

非手术处理方法

病理性髋部骨折的非手术治疗适用于无法接受麻醉或预期寿命极短的患者。对于这类患者，疼痛控制和缓解成为主要的护理目标。在股神经鞘管或硬膜外导管注入布比卡因可以非常有效地改善患者在床上、如厕和卫生期间的疼痛。这些干预措施存在风险，易发生导管感染，但在预期寿命较短的情况下，风险效益比可能倾向于此类干预措施 [31]。其他缓解措施包括放射治疗、寻骨放射药物、姑息性化疗，栓塞、电化学疗法、射频消融和高频超声治疗 [32]。

手术处理方法

股骨近端病理性骨折，无论是发生在股骨头、颈部、转子周围区域还是转子下区域，基本上都应选择外科手术。在手术计划中，一些重要的考虑因素包括预期寿命、活动水平的预期以及即刻稳定性的需要。病理性骨折本质上是异常骨的骨折，由于恶性浸润，其愈合能力可能有限或不存在[33]。在现代，由于医疗管理、化疗和全身和局部治疗的放射选择的改善，转移性癌症患者的预期寿命通常会延长[1]。随着患者在疾病中存活时间的延长，生活质量在病理性骨折的治疗中，应该被更多地视为优先事项。因此，手术干预不仅要考虑患者的寿命，还要考虑疾病的进展，这给计划手术干预带来了独特的挑战。

Won Sik Choy 等主张根据病变的解剖位置对病理性骨折进行治疗。历史上，对于股骨颈（囊内）骨折，半髋关节置换术（图8.3）比全髋关节置换术更受青睐，因为希望限制该人群的脱位风险和手术时间，以及相对较低的预期寿命[34]。然而，最近几年，一项针对 MSTS 成员的调查和依据几个病例的随访，半髋关节置换术和全髋关节置换术治疗效果之间没有差异，这可能表明随着转移癌患者的寿命继续延长，这种趋势正在发生变化[35]。

股骨粗隆间骨折和股骨粗隆下骨折最好采用髓内钉固定，大多数人传统上主张用头颈型髓内钉保护颈部和头部，以预测未来发展的可能性股骨颈转移性疾病和未来损伤的可能性（图8.4）。尽管骨科肿瘤学长期秉承"一骨一手术"的理念，头髓内钉或长柄半髋关节成形术正是出于这个原因而选择的治疗方法，但最近的证据对这一信条提出了挑战。微创方式的支持者可能会建议，不固定颈部的髓内钉或短柄关节成形术有一定的作用[36]。某些类型的病理性髋部骨折需要切除股骨近端并用股骨近端重建。这种干预更适合于更大、更具破坏性的病变，这将使得传统的关节成形术假体因为稳定性不足而不可行[37]。

因为，已经在病例中观察到股骨近端骨折的髓内固定失败，复杂组配式假体置换的另一个适应证是那些肿瘤区域薄弱、股骨近端负荷过重、初次固定失效的结构性影响，以及辅助放疗导致的愈合失败[38]，尽管在大多数情况下，转移病灶的放射治疗通常会恢复正常的骨愈合。这些手术创伤较大，需要延长手术时间（图8.5和图8.6）。一些人主张在某些疾病类型中进行切除和重建，例如肾细胞癌，这种疾病预计在未来会进行性破坏，尽管目前这是一个有争议的问题[39-42]。

最后一种选择是简单地切除转移病灶并单独闭合伤口。对于有其他功能限制的患者，无论是肌肉骨骼、代谢还是神经系统，这都是一种选择。接受这种治疗的患者手术时间也更短，主要目的是缓解这种治疗方法的疼痛。一项比较、回顾性研究评估了稳定和切除之间的差异，研究显示在生存率或并发症方面没有统计学意义，但切除组的并发症发生率较高[43]。

新辅助治疗

在某些罕见病例中，需要对病理性病变进行术前治疗。

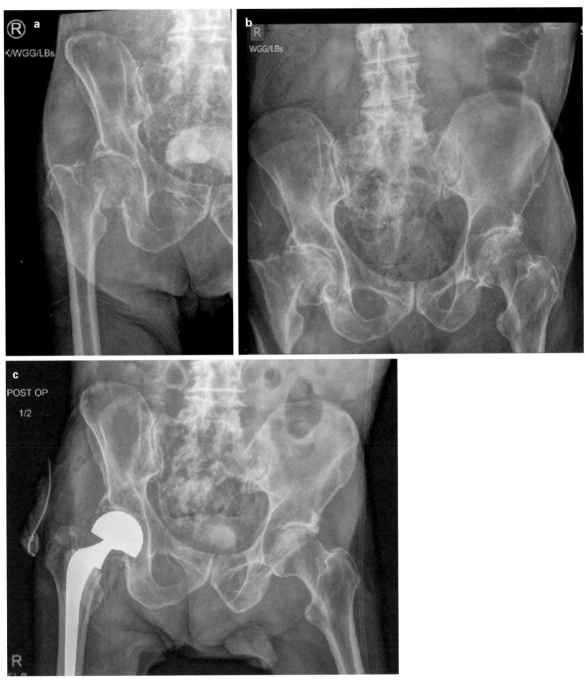

图 8.3 （a）髋关节 AP 和（b）骨盆 AP X 线片显示股骨颈病理性骨折，（c）术后 X 线片显示采用长柄骨水泥半关节成形术进行切除和重建

　　患有转移性甲状腺、肾或嗜铬细胞瘤的患者应考虑进行术前栓塞，以限制最终手术治疗期间的出血量。一项病例对照研究评估了肾细胞癌和甲状腺癌患者在术前栓塞和未栓塞情况下的出血量。接受栓塞治疗的患者估计失血量（EBL）较少，输血需求较少，手术时间更短[44]。如果对未知原发性癌症的检查确定是这些原发性癌症中的一种，手术前应考虑栓塞。

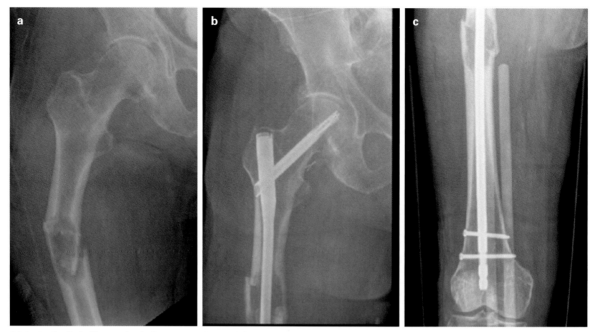

图 8.4 （a）术前 AP、（b）术后 AP 和（c）侧位 X 线片显示股骨转子下病理性骨折的髓内固定

图 8.5　股骨近端切除术

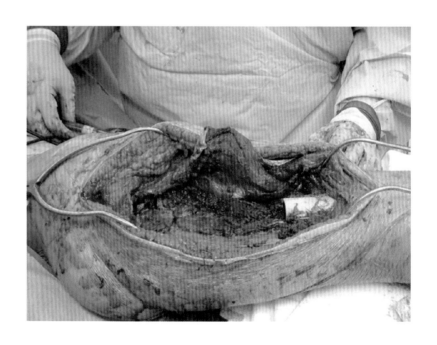

辅助治疗

病理性髋部骨折的手术固定通常标志着患者治疗过程的开始，而不是结束。

对于许多对放射治疗（简称放疗）敏感的肿瘤，如骨髓瘤、淋巴瘤、前列腺、乳腺、卵巢和神经内分泌肿瘤，它是最重要的辅助治疗。放疗有助于改善转移性疾病患者的寿命和生活质量[39, 40]。固定后转移病灶的放射治疗通过诱导细胞死亡和降低骨折区域的整体恶性负荷来辅助治

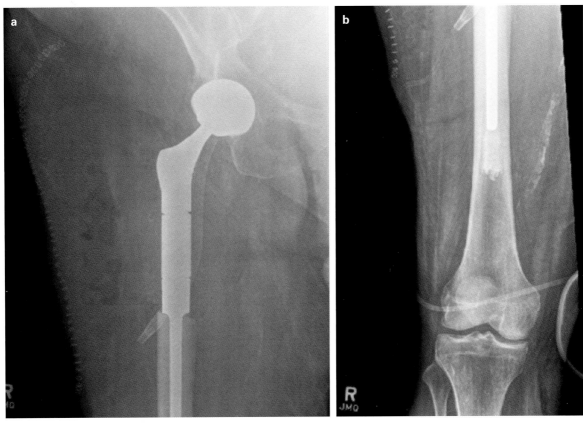

图 8.6 为病理性骨折进行的股骨近端骨水泥置换术后（a）AP 和（b）侧位 X 线片

疗。随着骨细胞平衡的恢复，正常的骨愈合可以在没有恶性癌细胞竞争的情况下进行。最终，转移性病理性骨折的辅助放疗提高了术后获得更好功能状态的可能性，并降低了需要在同一部位进行非计划矫形手术的风险。此外，放疗有可能在某些情况下提高生存率，这可能是与恶性负荷减少有关。一项研究显示，单纯手术组的生存期仅为 3.3 个月，而单纯手术加放疗组生存率为 12.4 个月[45]。

Mirels 评分（表 8.1）对于病理性骨折患者综合治疗也是有用的工具。该评分是一个基于病变部位、病变大小、病变性质和疼痛的简单临床和影像学分层模式，已被用于预防性固定的标准，但最初的出版物针对的是在没有预防性固定的情况下照射后病变是否最终会发生骨折。非骨折组

表 8.1 Mirels 评分标准，总分 > 8 分是放射治疗前预防性固定的指征

Mirels 评分标准

分值	1	2	3
部位	上肢	下肢	转子周围
大小（占骨比例）	< 1/3	1/3~2/3	> 2/3
状态	成骨性	混合性	溶骨性
疼痛	轻度	中度	功能性

的平均得分为 7 分，由此推断 Mirels 评分 > 8 分是放疗前预防性固定的指征 [46]。评分为 7 分或以下的患者最好接受放疗，如果症状持续存在，可以考虑在放疗后进行预防性固定。

对于播散性癌症，有时可能需要化学药物治疗（简称化疗）。化疗应该由熟悉化疗的肿瘤内科同事指导各种细胞毒性、免疫治疗和定向化疗选项。这通常是在伤口愈合完成后开始的，因为对于病理性骨折患者来说，稳定骨骼和减轻疼痛从时间顺序来说是最优先考虑的事项。患者的功能状态通常是考虑进行化疗的重要因素，因此骨科干预可能会对患者的预后产生长期影响。

双膦酸盐在治疗骨转移中发挥关键作用，在治疗病理性骨折中发挥更重要的作用 [47, 48]。建议在溶骨性病变患者的临床治疗过程中尽早使用双膦酸盐。同样，病理性骨折患者术后也应接受双膦酸盐治疗。对于转移性疾病中双膦酸盐治疗的许多研究都是在乳腺癌 [14] 中进行的，将代谢优势作用于所有溶解性病变。在一项帕米膦酸盐对乳腺癌骨转移患者的安慰剂对照研究中，每月输注帕米膦酸盐可显著降低骨骼并发症的发生率，并延长与骨骼相关疾病的平均发病时间 [49]。

此前，人们担心使用双膦酸盐类药物会延迟骨折愈合 [50, 51]，但一项双盲随机对照试验表明，与安慰剂相比，使用双膦酸盐类药物治疗的骨折愈合没有明显延迟，证明早期使用双膦酸盐治疗病理性骨折的安全性和有效性 [52]。重要的是要关注与长期使用双膦酸盐相关的风险，包括股骨转子下皮质改变和病理性股骨转子下骨折。这些通常需要预防性固定，如图 8.7 所示。

并发症

虽然并发症可能会出现在整个围手术期，但病理性髋部骨折治疗中最可怕的一个术前并发症是误诊，当一个病变被认为是转移性疾病，因此没有进行活检时，就会发生误诊。如果这一假设不正确，手术中固定会将肿瘤细胞植入身体的邻近或远处，对患者的预后产生显著的负面影响。在髓内固定的情况下，癌细胞被带入整个股骨管并进入外展肌组织。虽然原发性骨肿瘤很少见（占所有新发癌症病例的 0.2%），但外科医生在进行手术治疗之前，应充分了解骨病变的病因 [53]。例如，股骨近端病变被认为是转移性疾病，但实际上是肉瘤的患者，可能会接受髓内钉固定治疗。这个错误可能最终导致患者需要半骨盆切除，因为肿瘤细胞被认为已经种植在整个大腿和髋部。如果通过活检做出正确诊断，那么仅进行保留肢体的手术就可以治愈。

其他围手术期并发症可能包括未能预见的，或者肾细胞或甲状腺转移癌术前栓塞治疗失败。术前不进行血管栓塞可导致术中严重失血，有时需要中止手术干预。在头颈型髓内钉或长柄髋关节置换术治疗期间对髓腔进行扩孔不仅会导致典型的扩髓相关并发症，如脂肪栓塞和肺栓塞，而且最近的研究表明，在此期间会发生癌细胞的系统性扩散。这一过程导致一些人反对使用股骨长柄植入物，除非髋关节远端明显存在其他病变 [54, 55]。

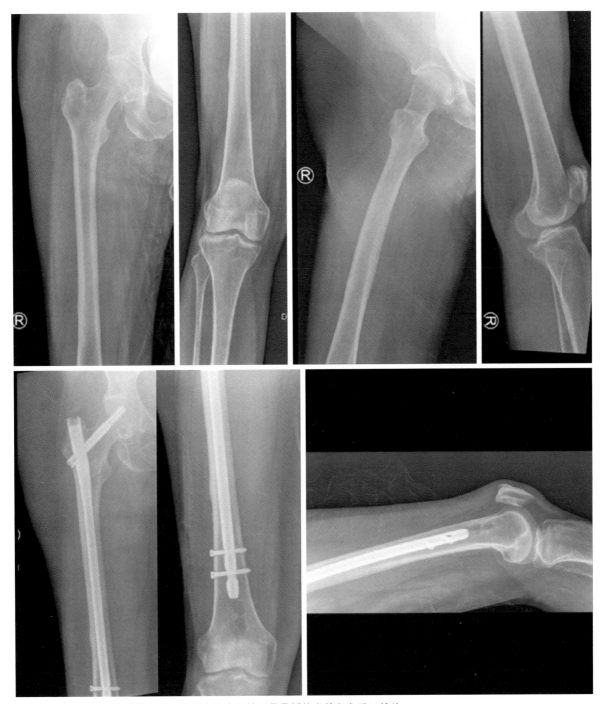

图 8.7　长期使用双膦酸盐导致即将发生的病理性股骨骨折的术前和术后 X 线片

术后并发症多种多样。内固定失败、假体周围骨折、伤口裂开、感染和血肿导致压迫性神经病都是导致病理性和非病理性骨折的并发症。此外，还有许多内固定或置换失败的病因是病理性骨折所特有的。这些疾病通常可分为软组织失效、无菌性松动、结构缺失、假体周围感染和肿瘤进展[56]。全身并发症也很多，包括肺炎、静脉血栓栓塞事件（包括肺栓塞）、失用性肌肉减少症、败血症、急性心脏综合征和急性肾衰竭。

结局

关于病理性老年髋部骨折的内固定时机，可能首先考虑是与非病理性髋部骨折相同的紧迫性来治疗患者，传统文献表明，如果在受伤后 48h 内进行手术固定，将有利于患者的生存[57-60]。相比之下，如果手术治疗延迟超过 48h，病理性骨折患者在 30 天并发症方面没有差异[61]。研究发现，延迟手术只与住院时间延长有关，主要并发症和死亡率的风险完全取决于先前存在的医疗条件。因此，对于病理性骨折，有一个正确的诊断或治疗方案比外科手术更重要。手术固定的延迟时间允许与患者和家属进行适当讨论、多学科协调和商议，以及其他术前活动，如活检、血管栓塞和高级别成像。关于病理性骨折患者死亡率的危险因素，目前几乎没有数据，但一项针对非小细胞肺癌患者的回顾性研究表明，股骨粗隆间位置、人血白蛋白降低、进行化疗、假体重建、白细胞计数升高和丙氨酸转氨酶升高预示着更高的死亡率。与股骨头或股骨颈相比，股骨转子间骨折涉及了更多的骨损伤，会导致更差的预后。人血白蛋白水平表明总体营养和生理储备，表明患者从手术干预中恢复的能力[62]。

除了患者的存活率，植入物的存活率也是一个重要的考虑因素，尤其是在选择固定方法时。对具有完整股骨头和股骨颈的股骨近端病变的头颈型髓内钉置入评估发现，只有 10% 的稳定性丧失，需要进行翻修手术。同一组股骨头或股骨颈部病变进行半髋关节成形术，翻修手术的累积发生率在 1 年和 5 年时分别为 5% 和 9%[63]。该小组评估了髓内钉固定、切开复位内固定和假体重建之间股骨粗隆间和股骨粗隆下骨折的生存率（治疗失败的次数），发现假体治疗失败（任何再手术）显著减少。假体重建的失败率为 3.1%，而髓内钉和切开复位内固定的失败率分别为 6.1% 和 42.1%[64]。另一个重要的考虑因素是，关节成形术作为病理性骨折内固定失败的抢救程序。关节成形术的翻修显示 Harris 髋关节评分显著改善，5 年时植入物存活率为 90%[6]。

功能

手术治疗后，转移性疾病患者的整体功能得到改善。Enneking 提出了一个用于肿瘤手术治疗后功能评估的评分系统，即骨与软组织肿瘤协会（Musculoskeletal Tumor Society，MSTS）功能评判系统。这在上肢和下肢各不相同，但都包括疼痛、功能和情感接受度。在下肢，支撑、行走和步态完成了 6 个类别。上肢类别包括手部定位、灵巧度和举重能力[65]。

采用 MSTS 评分对股骨近端病理性骨折的髓内固定进行评估，发现术后评分足够，与假体植入物相当。髓内器械平均得分为 21 分（30 分），范围为 12~27 分，而假体置换平均得分为 24 分，范围为 8~39 分[66]。人工假体置入有更大的解剖损伤和更长的手术时间，但效果良好。这是由于疼痛、身体功能和并发症的改善。Guzik 评估了 64 例假体置入病例，发现所有患者的生活质量都有所改善，VAS 疼痛评分下降，Karnofsky 身体功能评分也有所改善。所有患者都能在一个或更少的急救设备下行走，平均随访 1.8 年，没有患者出现需要移除植入物的深部感染[66]。

由同一作者对相似患者群体进行的后续研究评估发现，类似的疼痛和功能结果只有两种主要并发症[67]。Peterson 等还评估了长柄半髋关节成形术的功能结果。术后评估时，患者的 MSTS 评分从 4.5 分提高到 21 分，ECOG 从 3.5 分提高到 2 分，KPS 从 40 分提高到 60 分。1 岁时，存活的患者的 MST 平均值为 27 分，ECOG 为 1 分，KPS 改善至 80 分，病情持续改善。接受手术治疗的患者术后立即受益，当患者生存期延长时，干预带来的好处仍然存在，甚至持续改善[54]。最终，尽可能多地恢复患者功能是病理性髋部骨折治疗的基本目标。

结论

老年病理性髋部骨折是患者群体的一个独特交叉点，患者存在代谢风险，生理储备较低。治疗的重点是恢复功能和控制疼痛，但重要的是要充分评估患者病理性骨折是否在已知肿瘤的情况下发生还是未知。最终，通过现代诊断、辅助治疗和新辅助治疗，患有病理性髋部骨折的老年患者通过内固定、关节成形术和人工关节置换术获得了合理的结果。在介入前对疾病基本原则的理解，对于安全地治疗病理性髋部骨折患者至关重要。

重点总结

· 转移癌是病理性髋部骨折的最常见原因。但确认诊断是至关重要的，因为在手术介入前错误地假设存在转移性疾病可能会带来毁灭性的后果。

· 病理性髋部骨折的治疗范围从非手术治疗、姑息治疗到假体置换。这在很大程度上取决于骨折的位置和病变的破坏程度。

· 辅助治疗和新辅助治疗在癌症的整体治疗中很重要，所以多学科会诊是必要的。

· 诊断和医疗优化手术干预的延迟不影响病理性骨折的预后。此时，需要时间做出正确的诊断至关重要。

参考文献

[1]　Hage WD, Aboulafia AJ, Aboulafia DM. Incidence, location, and diagnostic evaluation of metastatic bone disease.

Orthop Clin North Am. 2000;31(4):515–528.

[2] Paget S. The distribution of secondary growths in cancer of the breast. 1889. Cancer Metastasis Rev. 1989;8(2):98–101.

[3] Reich CD. Advances in the treatment of bone metastases. Clin J Oncol Nurs. 2003;7(6):641–646.

[4] Stevens AR, Ewing J. Adenocarcinoma of the testis in the adult. Ann Surg. 1928;88(6):1074–1078.

[5] Weber KL, Randall RL, Grossman S, Parvizi J. Management of lower-extremity bone metastasis. J Bone Joint Surg. 2006;88(suppl_4):11–19.

[6] Jacofsky DJ, Haidukewych GJ, Zhang H, Sim FH. Complications and results of arthroplasty for salvage of failed treatment of malignant pathologic fractures of the hip. Clin Orthop. 2004;427:52–56.

[7] Schulman KL, Kohles J. Economic burden of metastatic bone disease in the U.S. Cancer. 2007;109(11):2334–2342.

[8] Siegel RL, Miller KD, Jemal A. Cancer statistics, 2018: cancer statistics, 2018. CA Cancer J Clin. 2018;68(1):7–30.

[9] Henley SJ, Ward EM, Scott S, Ma J, Anderson RN, Firth AU, et al. Annual report to the nation on the status of cancer, part I: national cancer statistics. Cancer. 2020;126(10):2225–2249.

[10] Hernandez RK, Wade SW, Reich A, Pirolli M, Liede A, Lyman GH. Incidence of bone metastases in patients with solid tumors: analysis of oncology electronic medical records in the United States. BMC Cancer. 2018;18(1):44.

[11] Kumar N, Gupta B. Global incidence of primary malignant bone tumors. Curr Orthop Pract. 2016;27(5):530–534.

[12] Yasuda H. RANKL, a necessary chance for clinical application to osteoporosis and cancer-related bone diseases. World J Orthop. 2013;4(4):207–217.

[13] Renema N, Navet B, Heymann M-F, Lezot F, Heymann D. RANK-RANKL signalling in cancer. Biosci Rep 2016;36(4).

[14] O'Carrigan B, Wong MH, Willson ML, Stockler MR, Pavlakis N, Goodwin A. Bisphosphonates and other bone agents for breast cancer. Cochrane Breast Cancer Group, editor. Cochrane Database Syst Rev [Internet]. 2017 Oct 30 [cited 2021 Mar 16]; Available from: http://doi. wiley.com/10.1002/14651858.CD003474.pub4.

[15] Stopeck AT, Lipton A, Body J-J, Steger GG, Tonkin K, de Boer RH, et al. Denosumab compared with zoledronic acid for the treatment of bone metastases in patients with advanced breast cancer: a randomized, double-blind study. J Clin Oncol. 2010;28(35):5132–5139.

[16] Henry DH, Costa L, Goldwasser F, Hirsh V, Hungria V, Prausova J, et al. Randomized, double-blind study of denosumab versus zoledronic acid in the treatment of bone metastases in patients with advanced cancer (excluding breast and prostate cancer) or multiple myeloma. J Clin Oncol. 2011;29(9):1125–1132.

[17] Simon MA, Bartucci EJ. The search for the primary tumor in patients with skeletal metastases of unknown origin. Cancer. 1986;58(5):1088–1095.

[18] Clayer M, Duncan W. Importance of biopsy of new bone lesions in patients with previous carcinoma. Clin Orthop. 2006;451:208–211.

[19] Yancik R. Population aging and cancer: a cross-national concern. Cancer J. 2005;11(6):437–441.

[20] Kim SH, Shin K-H, Moon S-H, Jang J, Kim HS, Suh J-S, et al. Reassessment of alkaline phosphatase as serum tumor marker with high specificity in osteosarcoma. Cancer Med. 2017;6(6):1311–1322.

[21] Jin Y, Yuan M, Chen J, Zhang Y. Serum alkaline phosphatase predicts survival outcomes in patients with skeletal metastatic nasopharyngeal carcinoma. Clinics. 2015;70(4):264–272.

[22] Lim SM, Kim YN, Park KH, Kang B, Chon HJ, Kim C, et al. Bone alkaline phosphatase as a surrogate marker of bone metastasis in gastric cancer patients. BMC Cancer. 2016;16(1):385.

[23] Lawrenz JM, Gordon J, George J, Haben C, Rubin BP, Ilaslan H, et al. Does PET/CT aid in detecting primary carcinoma in patients with skeletal metastases of unknown primary? Clin Orthop. 2020;478(11):2451–2457.

[24] Traina F, Errani C, Toscano A, Pungetti C, Fabbri D, Mazzotti A, et al. Current concepts in the biopsy of musculoskeletal tumors: AAOS exhibit selection. J Bone Joint Surg Am. 2015;97(2):e7.

[25] Clark CR, Morgan C, Sonstegard DA, Matthews LS. The effect of biopsy-hole shape and size on bone strength. J Bone Joint Surg Am. 1977;59(2):213–217.

[26] Lane JM, Sculco TP, Zolan S. Treatment of pathological fractures of the hip by endoprosthetic replacement. J Bone

Joint Surg Am. 1980;62(6):954–959.

[27] Bauer HCF, Wedin R. Survival after surgery for spinal and extremity metastases: prognostication in 241 patients. Acta Orthop Scand. 1995;66(2):143–146.

[28] Tokuhashi Y, Matsuzaki H, Oda H, Oshima M, Ryu J. A revised scoring system for preoperative evaluation of metastatic spine tumor prognosis. Spine. 2005;30(19):2186–2191.

[29] Hansen BH, Keller J, Laitinen M, Berg P, Skjeldal S, Trovik C, et al. The Scandinavian sarcoma group skeletal metastasis register survival after surgery for bone metastases in the pelvis and extremities. Acta Orthop Scand. 2004;75(sup311):11–15.

[30] Forsberg JA, Sjoberg D, Chen Q-R, Vickers A, Healey JH. Treating metastatic disease: which survival model is best suited for the clinic? Clin Orthop. 2013;471(3):843–850.

[31] Scurrah A, Shiner CT, Stevens JA, Faux SG. Regional nerve blockade for early analgesic management of elderly patients with hip fracture - a narrative review. Anaesthesia. 2018;73(6):769–783.

[32] Mavrogenis AF, Angelini A, Vottis C, Pala E, Calabrò T, Papagelopoulos PJ, et al. Modern palliative treatments for metastatic bone disease: awareness of advantages, disadvantages, and guidance. Clin J Pain. 2016;32(4):337–350.

[33] Biermann JS, Holt GE, Lewis VO, Schwartz HS, Yaszemski MJ. Metastatic bone disease: diagnosis, evaluation, and treatment. J Bone Joint Surg Am. 2009;91(6):1518–1530.

[34] Choy W-S, Kim KJ, Lee SK, Yang DS, Jeung SW, Choi HG, et al. Surgical treatment of pathological fractures occurring at the proximal femur. Yonsei Med J. 2015;56(2):460–465.

[35] Reif TJ, Strotman PK, Kliethermes SA, Miller BJ, Nystrom LM. No consensus on implant choice for oligometastatic disease of the femoral head and neck. J Bone Oncol. 2018;12:14–18.

[36] Alvi HM, Damron TA. Prophylactic stabilization for bone metastases, myeloma, or lymphoma: do we need to protect the entire bone? Clin Orthop. 2013;471(3):706–714.

[37] Janssen SJ, Kortlever JTP, Ready JE, Raskin KA, Ferrone ML, Hornicek FJ, et al. Complications after surgical management of proximal femoral metastasis: a retrospective study of 417 patients. J Am Acad Orthop Surg. 2016;24(7):483–494.

[38] Wedin R, Bauer HC, Rutqvist LE. Surgical treatment for skeletal breast cancer metastases: a population-based study of 641 patients. Cancer. 2001;92(2):257–262.

[39] Takashi M, Takagi Y, Sakata T, Shimoji T, Miyake K. Surgical treatment of renal cell carcinoma metastases: prognostic significance. Int Urol Nephrol. 1995;27(1):1–8.

[40] Fuchs B, Trousdale RT, Rock MG. Solitary bony metastasis from renal cell carcinoma: significance of surgical treatment. Clin Orthop. 2005;431:187–192.

[41] van der Poel HG, Roukema JA, Horenblas S, van Geel AN, Debruyne FM. Metastasectomy in renal cell carcinoma: a multicenter retrospective analysis. Eur Urol. 1999;35(3):197–203.

[42] Lin PP, Mirza AN, Lewis VO, Cannon CP, Tu S-M, Tannir NM, et al. Patient survival after surgery for osseous metastases from renal cell carcinoma. J Bone Joint Surg Am. 2007;89(8):1794–1801.

[43] Zacherl M, Gruber G, Glehr M, Ofner-Kopeinig P, Radl R, Greitbauer M, et al. Surgery for pathological proximal femoral fractures, excluding femoral head and neck fractures: resection vs. stabilisation. Int Orthop. 2011;35(10):1537–1543.

[44] Pazionis TJC, Papanastassiou ID, Maybody M, Healey JH. Embolization of hypervascular bone metastases reduces intraoperative blood loss: a case-control study. Clin Orthop. 2014;472(10):3179–3187.

[45] Townsend PW, Smalley SR, Cozad SC, Rosenthal HG, Hassanein RE. Role of postoperative radiation therapy after stabilization of fractures caused by metastatic disease. Int J Radiat Oncol Biol Phys. 1995;31(1):43–49.

[46] Mirels H. Metastatic disease in long bones. A proposed scoring system for diagnosing impending pathologic fractures. Clin Orthop. 1989;249:256–264.

[47] Tanaka R, Yonemori K, Hirakawa A, Kinoshita F, Takahashi N, Hashimoto J, et al. Risk factors for developing skeletal-related events in breast cancer patients with bone metastases undergoing treatment with bone-modifying agents. Oncologist. 2016;21(4):508–513.

[48] Leng S, Chen Y, Tsai W-Y, Bhutani D, Hillyer GC, Lim E, et al. Use of bisphosphonates in elderly patients with newly diagnosed multiple myeloma. J Natl Compr Cancer Netw. 2019;17(1):22–28.

[49] Lipton A, Theriault RL, Hortobagyi GN, Simeone J, Knight RD, Mellars K, et al. Pamidronate prevents skeletal complications and is effective palliative treatment in women with breast carcinoma and osteolytic bone metastases: long term follow-up of two randomized, placebo-controlled trials. Cancer. 2000;88(5):1082–1090.

[50] Coleman RE. Bisphosphonates: clinical experience. Oncologist. 2004;9(Suppl 4):14–27.

[51] Molvik H, Khan W. Bisphosphonates and their influence on fracture healing: a systematic review. Osteoporos Int. 2015;26(4):1251–1260.

[52] Duckworth AD, McQueen MM, Tuck CE, Tobias JH, Wilkinson JM, Biant LC, et al. Effect of alendronic acid on fracture healing: a multicenter randomized placebo-controlled trial. J Bone Miner Res Off J Am Soc Bone Miner Res. 2019;34(6):1025–1032.

[53] Malawer MM, Link MP, Donaldson SS. Cancer: principles and practice of oncology. Philadelphia: Lippincott Williams and Wilkins Publishers; 2001.

[54] Peterson JR, Decilveo AP, O'Connor IT, Golub I, Wittig JC. What are the functional results and complications with long stem hemiarthroplasty in patients with metastases to the proximal femur? Clin Orthop. 2017;475(3):745–756.

[55] Cipriano CA, Arvanitis LD, Virkus WW. Use of the reamer-irrigator-aspirator may reduce tumor dissemination during intramedullary fixation of malignancies. Orthopedics. 2012;35(1):e48–e52.

[56] Henderson ER, Groundland JS, Pala E, Dennis JA, Wooten R, Cheong D, et al. Failure mode classification for tumor endoprostheses: retrospective review of five institutions and a literature review. J Bone Joint Surg Am. 2011;93(5):418–429.

[57] Fu MC, Boddapati V, Gausden EB, Samuel AM, Russell LA, Lane JM. Surgery for a fracture of the hip within 24 hours of admission is independently associated with reduced short-term post-operative complications. Bone Joint J. 2017;99-B(9):1216–1222.

[58] Moja L, Piatti A, Pecoraro V, Ricci C, Virgili G, Salanti G, et al. Timing matters in hip fracture surgery: patients operated within 48 hours have better outcomes. A meta-analysis and meta-regression of over 190,000 patients. PLoS One. 2012;7(10):e46175.

[59] Shiga T, Wajima Z, Ohe Y. Is operative delay associated with increased mortality of hip fracture patients? Systematic review, meta-analysis, and meta-regression. Can J Anaesth. 2008;55(3):146–154.

[60] Simunovic N, Devereaux PJ, Sprague S, Guyatt GH, Schemitsch E, Debeer J, et al. Effect of early surgery after hip fracture on mortality and complications: systematic review and meta-analysis. CMAJ. 2010;182(15):1609–1616.

[61] Varady NH, Ameen BT, Chen AF. Is delayed time to surgery associated with increased short-term complications in patients with pathologic hip fractures? Clin Orthop. 2020;478(3):607–615.

[62] Kim JH, Seo SW, Chung CH. What factors are associated with early mortality in patients undergoing femur surgery for metastatic lung cancer? Clin Orthop. 2018;476(9):1815–1822.

[63] Chafey DH, Lewis VO, Satcher RL, Moon BS, Lin PP. Is a cephalomedullary nail durable treatment for patients with metastatic peritrochanteric disease? Clin Orthop. 2018;476(12):2392–2401.

[64] Steensma M, Boland PJ, Morris CD, Athanasian E, Healey JH. Endoprosthetic treatment is more durable for pathologic proximal femur fractures. Clin Orthop. 2012;470(3):920–926.

[65] Enneking WF, Dunham W, Gebhardt MC, Malawar M, Pritchard DJ. A system for the functional evaluation of reconstructive procedures after surgical treatment of tumors of the musculoskeletal system. Clin Orthop. 1993;286:241–246.

[66] Guzik G. Treatment outcomes and quality of life after the implantation of modular prostheses of the proximal femur in patients with cancer metastases. Ortop Traumatol Rehabil. 2016;18(3):231–238.

[67] Pitera T, Guzik G, Biega P. Assessment of post-operative physical performance in patients after resection arthroplasty of the proximal femur. Ortop Traumatol Rehabil. 2017;19(4):333–340.

第九章　老年髋部骨折的疗效评估和质量改善

Nicholas C. Danford, Colin P. Sperring, Justin K. Greisberg

曹振武　岳家吉　龚春柱 / 译

老年髋部骨折疗效评估历史

Ernest Codman 从骨科手术中认识到疗效评估对患者、医生和医院都有益处，他在 1921 年强调，需要"对每位患者的治疗进行足够长的随访，以确定所给予的治疗是否永久缓解了他们所抱怨的病情或症状"[1]。对于 21 世纪的临床医生来说，这样的需求似乎是公认的，但当时的普遍做法却与之相去甚远。Codman 发现了大范围报告和使用临床结果评价的 3 个障碍。第一，医生习惯于根据轶事经验确定结果，并不渴望建立报告系统；第二，收集和报告结果的工作"费时费力"；第三，医院没有财政资源或意愿负担这类工作的费用。

幸运的是，Codman 的理念（最终）走在了时代的前列，并被广泛接受。在他那篇里程碑式的文章发表后，虽然结果报告的频率越来越高，但是伴随结果评估的问题也很快显现出来。在 20 世纪中期，老年髋部骨折患者的疗效结果是医院或相关研究小组特有的。这些结果的外在真实性和预期使用价值有限。例如，Dimon 等在 1967 年报告了 302 例股骨粗隆间骨折（患者平均年龄 70 岁）。他们将模糊术语"骨折愈合"和临床疗效"满意"作为两个主要结果，然而，并没有具体说明这两个术语的含义或定量方式[2]。

到了 20 世纪 70 年代，循证医学（Evidence-Based Medicine，EBM）改变了医学实践，强调标准化结果和高质量的数据在临床决策中起到至关重要的作用[3]。为了确保证据的质量，结果报告指南已成为研究和疗效评估的关键，并帮助研究人员规避过去几十年临床研究的陷阱。《临床试验报告统一标准》（CONSORT）、《流行病学观察性研究的加强报告》（STROBE）、《系统审查和 Meta 分析的首选报告项目》（PRISMA）是 3 个重要指南，其目标分别是提高前瞻性随机试验、观察性研究和系统评价的质量[4-6]。尽管取得了重要进展，结果研究也在不断改进，它仍然是一门充满争议的不完善的科学。

重要的是，现代临床疗效研究改变了具体的治疗方法和治疗模式。外科医生的目标可能是患者骨折愈合和无痛活动。患者和家人也具有这些共同目标，但他们也可能重视自己独特的生活。考虑到这一点，患者报告的临床疗效应运而生。一个典型案例是髋部骨折的骨折固定（FAITH）研究[7]。在 FAITH 研究中，对接受滑动髋螺钉（Sliding Hip Screw，SHS）或松质骨螺钉固定治疗的股骨颈骨折患者进行了放射学和临床疗效比较。SHS 组的患者有明显更高的影像学表现的缺血坏死率和再手术率。然而，两组患者报告的临床疗效没有差异。因此，当考虑到患者的整体生活时，这两种治疗方案都可能适合患者。

影像学疗效评估

对于老年髋部骨折，影像学疗效评估方法各不相同，这使得研究之间的比较变得困难。研究者利用中央裁决委员会的一项研究来评估骨折愈合的影像学证据[8]。他们也使用了表 9.1 所详述的标准。这些不同时间点报告的临床疗效进一步混淆了对老年髋部骨折后影像学结果的评估。Bhandari 等于 2013 年研发的股骨颈骨折愈合 10 项评分系统——髋关节影像学联合评分（RUSH），可以降低 X 线结果评估中的差异性[9]。它为以下每个条目分配点：前侧、后侧、内侧和外侧皮质；骨小梁；骨小梁骨折线（框注 9.1）。30 分表示完全治愈，10 分表示未治愈。2016 年 Frank 等发现，对于股骨颈骨折 RUSH 评分低于 18 分患者可出现骨不连需要再次手术[10]。虽然 RUSH 最初被用于描述股骨颈骨折，但 Chiavaras 等也使用该评分来评估股骨粗隆间骨折的影像学愈合情况。

最终，老年股骨颈和股骨粗隆间骨折患者的影像学评分需要结合患者的功能和整体健康状况来诠释。例如，与骨不连相关的 RUSH 评分较低的患者可能仍有良好的临床结果，而 RUSH 评分较高或有其他愈合的影像学证据的患者可能会持续疼痛，需要再次手术。作为预后唯一预测因素，

表 9.1　髋部骨折后愈合的影像学评价标准

标准
缺少骨痂[8]
最初通过磁共振成像（MRI）或计算机断层扫描（CT）诊断的髋部骨折中的新骨折线[8]
骨折线清晰可见[8]
骨折移位与所采用的固定类型不一致[8]
骨折部位的皮质桥接[12, 13]
至少 3 个皮层的皮层连续性[12]
至少 2 个皮层的皮层连续性[13]

愈合与不愈合这一古老的二元标准应该仍然是过去的遗迹。

框注 9.1　髋关节影像学联合评分（RUSH），改编自 Bhandari 等[9]

· 皮质指数 – 桥接。对于 4 个皮质（前侧、后侧、内侧、外侧）中的每一个，无皮质桥接的得分为 1 分，部分皮质桥接的得分为 2 分，完全皮质桥接的得分为 3 分。计算总分（范围：4~12 分）。

· 皮质指数 – 骨折线消失。对于 4 个皮质（前侧、后侧、内侧、外侧），骨折线完全可见得 1 分，有骨折线存在的证据得 2 分，无骨折线的证据得 3 分。计算总分（范围：4~12 分）。

· 小梁指数 – 联合。没有联合得 1 分，部分联合时得 2 分，完全联合时得 3 分（范围：1~3 分）。

· 小梁指数 – 骨折线消失。骨折线完全可见得 1 分，有骨折线存在的证据得 2 分，无骨折线的证据得 3 分。

· 最终得分范围为 10 分（无愈合）~30 分（完全愈合）。

临床疗效评估和患者报告的疗效评估措施

与影像学类似，临床疗效评估方法也各不相同。临床疗效既可以是明确的、客观的止点，如死亡率、住院时间和并发症发生率，也可以是对患者总体健康水平的主观评估（框注 9.2）。对老年髋部骨折的主观评估通常来自患者报告的结果（PROs），这是一个异质性的调查集合，其共性是要求患者或患者的主要照顾者报告临床疗效（框注 9.3）。

为了应对 PROs 的固有异质性，世界卫生组织（WHO）强调需要对主观结果进行分类，因为它们涉及 3 个领域：活动和参与、身体功能和结构，以及外部生活因素[14]。Hoang Kim 等使用 WHO 准则对常用患者报告结果的实用性和适用性进行评分。他们得出结论：关于检查者和受试者时间负担，Harris 髋关节评分在老年髋部骨折前瞻性试验中是实用的[15]。然而，实用性本身是一个主观概念。Feinstein 主张在评估结果分数时要有"开明的常识"[16]。临床试验的研究者和（或）读者在将结果评分应用于实践之前，必须对某个问题（本例中为老年髋部骨折患者）有一定的经验。此外，现有的大多数结果量表并不是针对老年髋部骨折患者的，而是针对其他损伤或手术制定的，如髋臼骨折或全髋关节置换术。

某些临床结果确实结合了客观临床数据和患者提供的主观数据。例如，虚弱量表（FRAIL Scale）将疲劳、抵抗力、有氧能力、疾病和体重减进行评分，其结果与老年骨折患者住院时间和术后并发症率相关（髋部骨折占 FRAIL 研究者研究骨折的 65.5%）[14]。总之，单用一种量表无法完全了解老年髋部骨折的临床结果。需要以 PROs 的形式结合客观和主观临床结果综合评估。

框注 9.2　评估老年髋部骨折的临床疗效示例（不包括患者报告的结果）

- 住院死亡率。

- 30 天死亡率。

- 90 天死亡率。

- 1 年死亡率。

- 住院时间。

- 出院后去向（家庭与康复中心）。

- 再入院率。

- 再手术率。

- 术后并发症：

  - 肺炎。

  - 深静脉血栓形成 / 肺栓塞。

  - 脑血管意外。

  - 急性肾损伤。

  - 术后谵妄。

  - 急性心肌梗死。

- 恢复到伤前步行状态。

- 术后输血。

- 起立 – 行走（TUG）试验[17]。

- 发生压疮[14]。

- 术后使用身体约束[14]。

- 抗精神病药物使用[14]。

- 膝屈肌和伸肌力量[18]。

框注 9.3　用于评估老年髋部骨折疗效的患者报告结果示例

· 新步态量表[19]。

· EuroQol Group-5[19, 14]。

· Barthel 指数[19, 14]。

· 基于交通灯系统的日常生活能力（TLS BasicADL）[20]。

· Berg 平衡量表（BBS）[20]。

· Harris 髋关节评分[21]。

· 生活质量量表 36（SF-36）[14]。

· 快速残疾评定量表第 2 版（RDRS-2）[16]。

· 美国西部 Ontario 和 McMaster 大学骨关节炎指数评分（WOMAC）[16]。

患者报告疗效测量信息系统（PROMIS）

尽管难于获取，但任何患者报告的疗效测量都是完全有效和可靠的。有效意味着实验测量了预计要测量的内容。可靠意味着测试的结果基于无误差测量[22]。2002 年，美国国立卫生研究院（NIH）开发了患者报告疗效测量信息系统（PROMIS）以提高患者报告的疗效的有效性和可靠性。在开发 PROMIS 时，NIH 的目标是建立一个标准化的项目库以衡量患者在不同医疗条件和疾病状态下报告的疗效，包括肌肉骨骼系统的疾病和病变。NIH 提出假设，基于项目反应理论和计算机适应性测试的逻辑，与患者其他报告的疗效相比，PROMIS 可以更容易地管理和解释临床研究和临床结果。

对于具有异质性的患者群体，与任何以了解疗效为目标的测量工具一样，PROMIS 也是不完善的。评论家们列举了它的上限，以及它对特定的损伤和患者缺乏验证[25]。对于患有低能髋部骨折的老年患者，PROMIS 还没有被验证可用于研究其预后，这是未来临床研究的一个方向。PROMIS 已用于老年患者群体，以了解损伤后的疗效。例如，与遭受高能量损伤的老年患者相比，遭受低能量损伤的老年患者（如髋部骨折）的 PROMIS 身体功能评分更差；这些自相矛盾的结果可能表明，低能量损伤一般来说是虚弱和基线健康状况不佳的代名词[26]。PROMIS 在老年骨折患者中的另一个重要应用体现在在管理医疗保健代理的可靠性。Alvarez Nebreda 等发现，医疗保健代理可以很好地反映受伤后身体功能。然而，他们可能低估了患者的疼痛程度[17]。PROMIS 的这种应用是有价值的，因为老年髋部骨折患者通常依赖家庭或非家庭护理人员，他们的投入可以显著影响受伤后的护理和疗效。

关于选择疗效评估的测量工具，我们预计逐项反应理论和计算机适应性测试的持续发展将推动患者报告疗效的演变。因此，对任何涉及老年髋部骨折患者疗效的临床研究者，PROMIS 可以帮助进行研究设计。未来的研究将包括验证该患者群体的 PROMIS。需要注意的是，患者报告疗效的验证并没有理想的方法，而是依赖于专家对患者报告疗效调查设计的意见，以及与"金标准"（通常是另一个患者报告的疗效测量）的比较。

了解老年髋部骨折疗效评估的证据水平

我们对证据水平的理解随着时间的推移而不断发展。1905 年的一份根据作者经验的报告指出，囊内髋部骨折是不可能愈合的 [28]。1957 年，Clawson 以外科医生对患者活动度和功能的判断为主要终点，评估了一系列髋部骨折患者的预后 [28]。2019 年，HEALTH 试验（部分）使用了经过验证的患者报告的疗效来评估治疗的效果 [29]。上述 3 项研究是历史上不同时期最佳或理想证据的典型代表。早期的"治愈与否"转变为外科医生对患者疗效的评估，而这反过来又被患者报告的疗效所取代。此外，专家意见的分量在 20 世纪初达到高峰。今天，前瞻性对比研究是临床证据的基石。我们以此为依据对证据进行分级。

了解牛津循证医学中心（OCEBM）建立的特定研究的证据水平，对于解释和应用疗效报告至关重要 [30, 31]。OCEBM 和《骨关节外科杂志》（Journal of Bone and Joint Surgery，JBJS）的证据水平有所不同。JBJS 是骨科手术研究中最常用的证据水平分级系统 [7]。例如，对于一项研究治疗效益的试验，OCEBM 仅将随机对照试验的系统评价或 n 对 1 试验定为Ⅰ级，而 JBJS 系统则将每个随机对照试验定为Ⅰ级。在老年髋部骨折的研究中，可用的证据水平从Ⅰ级到Ⅴ级不等。

系统评价较为常见，但合并数据带来的异质性增加了许多系统评价的解释难度 [32-34]。随机对照试验评估了各种结果，包括不同手术治疗方案、跨学科家庭康复方案、跌倒预防、谵妄减少、家庭物理治疗、多专科护理方案和麻醉技术的效果 [35-42]。老年髋部骨折患者的随机对照试验通常为Ⅱ级，因为对患者和评估者无法应用盲法。这些研究受重视程度也较弱，这给未来的研究带来了挑战和机遇 [43]。

除了系统回顾和随机对照试验外，数据库研究也有助于我们对老年髋部骨折的理解。此类证据通常为Ⅲ级（回顾性队列研究）。数据库研究的主要好处包括：大样本量和患者在给定样本内的地理分布，因为数据库通常从一个广泛的地理区域抽取患者。数据库通常还包含一段时间内的数据，以便对疗效进行纵向分析。用于研究老年髋部骨折护理问题的数据库包括：国家外科质量改进计划（NSQIP）、创伤质量改进计划（TQIP）、国家创伤数据库以及特定国家的行政数据库，如马尼托巴省行政数据库和丹麦骨折数据库 [44-47]。数据库研究有其自身的局限性。研究可能缺乏外在真实性，因为患者被分组，但在一定的队列内，可能存在重要差异。例如，冠状动脉疾病（CAD）可能会增加髋部骨折后患者的死亡风险。然而，某些患者的 CAD 较其他患者严重，而一些没有 CAD 诊断但有临床重大疾病的患者，可以在没有医生做出诊断或没有数据录入员将诊断录入数据库的情况下入院并接受手术治疗。

将循证医学应用于老年髋部骨折研究的最大成绩或许是，虽然没有一项研究是完美的，但我们可以通过有用的方式从中获取和应用知识。例如，在 21 世纪初，有数据显示早期手术治疗老年髋部骨折与预后改善有关，之后以色列 Tel-Hashomer 国家创伤和急诊医学研究中心改变了报销模式，使老年髋部骨折早期治疗的报销率高于后期治疗[48-50]。研究人员发现，采用这种新的财务模式，患者的住院时间更短，住院死亡率更低[19]。

评估疗效的建议

我们已经看到，老年髋部骨折的疗效是基于影像学和临床数据进行评估的。我们还看到，许多不同的放射学和临床结果被用来量化治疗的最终疗效。包含这些结果的研究可以根据离散的证据水平进行分层。对于忙碌的骨科医生来说，整合和应用大量数据的工作，尤其是其中一些数据相互矛盾时，不容易。为了节省时间而又不牺牲必要的知识深度，外科医生可以采用系统的方法来评估疗效。我们在下面给出一个选项（框注 9.4）。然而，每个人都可以开发自己的系统，一旦做到这一点，连续迭代就变得越来越容易和快捷。

框注 9.4　通过对全髋关节置换术或人工股骨头置换术治疗髋部骨折（HEALTH）试验的分析，通过一个病例研究进行系统的疗效评估和应用

病例：一名 71 岁女性，有高血压病史，在地面摔倒出现右侧移位型股骨颈骨折。她最好的治疗方法是全髋关节置换术还是半髋关节置换术？ HEALTH 试验旨在回答这个问题[29]。以下系统的证据评估方法有助于外科医生确定其适用性。

·证据水平是多少？答：Ⅰ级（高质量随机试验）。

·临床问题与试验问题是否相同？答：是。

·这项研究是什么时候发表的？答：2019 年。通常情况下，更新的数据更可取，因为它反映了当前的治疗趋势，并结合了先前的治疗进展。

·是否存在任何潜在的财务利益冲突？答：否。

·研究人群是否与目标患者相同？答：是。HEALTH 试验中的患者年龄超过 50 岁，患有低能量移位股骨颈骨折，在骨折发生之前，他们能够在没有帮助的情况下行走。

·试验的主要和次要结果（终点）是什么？在什么时候记录的？这些终点是否反映了患者期望的治疗目标？答：主要结果是首次手术后24个月内进行非计划的二次髋关节手术。次要结果为死亡、髋关节相关并发症（如髋关节脱位）、严重不良事件、与健康相关的生活质量、功能和总体健康指标（WOMAC、EQ-5D、SF-12、TUG）。术后2年记录。是，这些结果反映了预期的治疗目标。

·统计分析是否透明且足以回答研究问题？答：是。

·结果如何应用于患者？答：每种治疗的主要终点没有显著差异。关于次要终点，与半髋关节置换术相比，全髋关节置换术队列中的患者更有可能出现髋关节不稳定或脱位。全髋关节置换组患者的WOMAC评分在统计学上较高，但未达到预先规定的最小临床显著差异。这些结果表明，在本病例研究中，全髋关节置换术和半髋关节置换术可能是等效的。

·是否有错综复杂的结果并可能导致其他结论？答：是。在时间-事件分析中，全髋关节置换术患者在手术中和术后1年发生非计划再手术的可能性较大，而全髋关节置换术患者在治疗1~2年后发生非计划再手术的可能性较小。仅治疗1年后差异有统计学意义。

·该研究应用于患者时是否存在任何局限性？答：是。在2年后进行疗效记录。2年后，根据试验结果无法预测患者的临床病程。

·这项研究是否为最佳治疗方案提供了答案？答：是。该研究表明，考虑到患者术后2年的疗效，无论是全髋关节置换术还是半髋关节置换术都能提供类似的益处。

老年髋部骨折护理质量的提高

质量改进指的是识别问题，改变实践以解决问题，并用证据评估实践中改变的有效性。1999年，美国医学研究所（现为美国国家医学院）出版了 *Err Is Human* 一书，此后，质量改进领域的范围开始扩大；这份开创性的出版物表明，医疗失误导致的患者死亡是可预防的[51]。同样在1999年非盈利、非党派的国家质量论坛（NQF）成立，其使命是"成为推动可测量健康改善的可靠声音"，以及期望"每个人都体验到高价值的护理和最优的健康疗效"[52]。关于外科医生的质量改进，美国外科医生学会运营国家外科质量改进计划（NSQIP），该计划"为参与医院提供工具、分析和报告，以做出关于提高护理质量的明智决定[53]"。除了行政努力之外，质量改进还包括过程及成果经同行评议后出版。为了组织这些刊物，"质量提升科学"专家于2008年制定了《质量改进报告卓越标准》（SQUIRE），并于 2016 年修订[54]。

在护理老年髋部骨折患者时，骨科医生和护理团队采用了质量改进原则，取得了令人鼓舞的结果。Boddaert 等的研究表明，接受专门老年医疗服务的髋部骨折患者在受伤后 6 个月的死亡率比服务建立前的患者有所下降[55]。在质量改进方面，Boddaert 等工作最显著的成果，就是建立旨在改善护理的具体目标。这些目标包括急诊室的早期预警、入院后 24h 内的手术（如果可行）、入院后 24h 内的患者坐起，及入院后 48h 的步行、使用专门设计的床垫预防压疮，以及血红蛋白低于 10g/L 时予以输血。该计划包括来自急救医学、麻醉学、重症监护、老年医学、康复、营养和整形外科等部门的投入。尽管该模式的某些方面可能会受到指责（例如，与入院后 48h 内的手术相比，24h 内的手术可能不是必要的），但它确实使用了质量改进原则，在实践中创造了有意义的变化。

提高老年髋部骨折护理的质量通常需要协调的、时间密集的方法来解决问题。例如，Chuan 等组织了由急诊医生在急诊科内使用髂筋膜阻滞的镇痛方式，从而避免药物引起谵妄。他们的方案包括髂筋膜阻滞学习班和方案合规性审计。他们采取前瞻性研究，通过 3min 混乱评估方法（3D-CAM）比较了按照他们的方案接受治疗的患者与未接受（他们方案）治疗（的患者），结果表明，（接受他们方案的患者）术后谵妄减少[53]。许多质量改进工作的教训是，一个有重点的、以目标为导向的项目需要大量的时间，但也是值得的[56, 57]。有人会想起 Ernest Codman，他曾说，开展类似 Chuan 等开展的质量改进工作的两个主要障碍是缺乏时间和财政资源[1]。老年髋部骨折护理质量改进的未来，应以更好的护理为目的，为时间和金钱的投入建立支持。

外科医生在使用疗效研究和质量改进方面的作用

作为骨科医疗服务的领导者，外科医生必须对临床疗效研究有透彻的了解，以便理解和明智地应用它。老年髋部骨折患者群体只是表面上的同质性。Blankstein 等在《髋部骨折手术治疗》（FAITH）随机对照试验和《髋部骨折全髋关节置换术或半髋关节置换术》（HEALTH）随机对照试验中发现，患者间存在明显的异质性[29, 41, 42]。Blankstein 等证明，尽管这两个大型多中心试验都纳入了 50 岁以上的低能股骨颈骨折患者，但 HEALTH 试验中的患者比 FAITH 试验中的患者年龄更大，种族多样性更低，并且有更多的合并症[42]。该例子强调了对数据进行批判性评估的必要性。主诊的外科医生必须时刻了解床边的患者和在某项研究中的患者，以便了解报告疗效的外部有效性[58]。

除了理解和应用数据之外，临床研究者还有跨越两个领域的独特位置。他（她）理解髋部骨折患者从急诊科到家里或康复中心进行康复过程中的挑战，因此可以为研究设计提供最佳的投入。

过去 30 年来，随着证据水平衡量标准的应用，文献质量有所改善[30]。为了延续这一趋势，外科医生必须成为临床疗效研究的中心人物。

最后，外科医生必须了解质量改善的原则，以实现更好的护理。也许这在手术室是最重要的，患者安全是必须要纳入质量评价。2013 年，Kuo 等进行了一项文献综述，明确手术室发生的可预防性伤害的常见原因，以及避免可预防性伤害的方法。他们的数据主要来自 1982—2012 年联合委员会报道的术中不良手术事件。该小组确定了能够预防这些不良事件的 6 个手术安全要素：（1）有效的手术团队沟通，（2）适当的知情同意，（3）执行并定期使用手术检查表，（4）正确的手术部位 / 术式识别，（5）减少手术团队的分心，（6）常规外科数据收集和分析，以提高外科患者护理的安全性和质量[20]。这 6 个手术安全要素的一贯实践由外科医生引导，并通过规范的领导以提高服务质量。

结论

仔细分析老年髋部骨折患者的预后对于制订适当的治疗计划至关重要。进行这种分析需要了解研究设计、各种疗效测量的优缺点及质量改进的原则，并需要由医生领导。临床研究人员应遵从研究指南，以便尽可能以最彻底、最有组织的方式报告疗效。最后，时间和财政资源的投资（通过为医院提供实施质量改进的手段和其他结果研究，有助于改善护理）。

参考文献

[1] Codman EA. The classic: a study in hospital efficiency: as demonstrated by the case report of first five years of private hospital. Clin Orthop Relat Res [Internet]. 2013; [cited 2020 Oct 28];471(6):1778–1783. Available from: http://journals.lww. com/00003086-201306000-00011.

[2] Dimon JH, Hughston JC. Unstable intertrochanteric fractures of the hip. J Bone Joint Surg Am [Internet]. 1967; [cited 2020 Oct 28];49(3):440–450. Available from: https://pubmed.ncbi.nlm. nih.gov/6022353/.

[3] Djulbegovic B, Guyatt GH. Progress in evidence-based medicine: a quarter century on. Lancet. 2017;390:415–423. Lancet Publishing Group.

[4] Lepage L, Altman DG, Schulz KF, Moher D, Egger M, Davidoff F, et al. The revised CONSORT statement for reporting randomized trials: explanation and elaboration [Internet]. Vol. 134, Annals of Internal Medicine. American College of Physicians; 2001 [cited 2020 Oct 28]. p. 663–694. Available from: https://pubmed.ncbi.nlm.nih. gov/11304107/.

[5] von Elm E, Altman DG, Egger M, Pocock SJ, Gøtzsche PC, Vandenbroucke JP. The strengthening the reporting of observational studies in epidemiology (STROBE) statement: guidelines for reporting observational studies. J Clin Epidemiol. 2008;61(4):344–349.

[6] Liberati A, Altman DG, Tetzlaff J, Mulrow C, Gøtzsche PC, Ioannidis JPA, et al. The PRISMA statement for reporting systematic reviews and meta-analyses of studies that evaluate healthcare interventions: explanation

and elaboration. BMJ [Internet]. 2009 [cited 2020 Nov 9];339. Available from: https://pubmed.ncbi.nlm.nih. gov/19622552/.

[7] JBJS, Inc. Journals Level of Evidence: JBJS [Internet]. [cited 2020 Dec 5]. Available from: https://journals.lww.com/ jbjsjournal/Pages/Journals-Level-of-Evidence. aspx.

[8] Bhandari M, Jin L, See K, Burge R, Gilchrist N, Witvrouw R, et al. Does teriparatide improve femoral neck fracture healing: results from a randomized placebo-controlled trial. Clin Orthop Relat Res [Internet]. 2016 May 1 [cited 2020 Oct 28];474(5):1234–1244. Available from: /pmc/articles/PMC4814417/?report=abstract.

[9] Bhandari M, Chiavaras M, Ayeni O, Chakraverrty R, Parasu N, Choudur H, et al. Assessment of radiographic fracture healing in patients with operatively treated femoral neck fractures. J Orthop Trauma [Internet]. 2013 [cited 2020 Oct 28];27(9):e213–e219. Available from: https://pubmed.ncbi.nlm.nih.gov/23287749/.

[10] Frank T, Osterhoff G, Sprague S, Garibaldi A, Bhandari M, Slobogean GP. The Radiographic Union Score for Hip (RUSH) identifies radiographic nonunion of femoral neck fractures. Clin Orthop Relat Res [Internet]. 2016 Jun 1 [cited 2020 Oct 28];474(6):1396–1404. Available from: https://pubmed.ncbi.nlm.nih.gov/26728521/.

[11] Bhandari M, Chiavaras MM, Parasu N, Choudur H, Ayeni O, Chakravertty R, et al. Radiographic union score for hip substantially improves agreement between surgeons and radiologists. BMC Musculoskelet Disord [Internet]. 2013 [cited 2020 Oct 28];14. Available from: https://pubmed.ncbi.nlm.nih.gov/23442540/.

[12] Colón-Emeric C, Nordsletten L, Olson S, Major N, Boonen S, Haentjens P, et al. Association between timing of zoledronic acid infusion and hip fracture healing. Osteoporos Int [Internet]. 2011 Aug 9 [cited 2020 Oct 28];22(8):2329–2336. Available from: https://link.springer.com/article/10.1007/s00198-010-1473-1.

[13] Kim SJ, Park HS, Lee DW, Lee JW. Does short-term weekly teriparatide improve healing in unstable intertrochanteric fractures? J Orthop Surg [Internet]. 2018 Sep 1 [cited 2020 Oct 28];26(3):230949901880248. Available from: http://journals.sagepub.com/doi/10.1177/2309499018802485.

[14] Berry SD, Rothbaum RR, Kiel DP, Lee Y, Mitchell SL. Association of clinical outcomes with surgical repair of hip fracture vs nonsurgical management in nursing home residents with advanced dementia. In: JAMA Internal Medicine [Internet]. American Medical Association; 2018 [cited 2020 Nov 15]. p. 774–780. Available from: https://pubmed-ncbi-nlm-nih-gov. ezproxy.cul.columbia.edu/29801122/.

[15] Hoang-Kim A, Schemitsch E, Bhandari M, Kulkarni A V., Beaton D. Outcome assessment in hip fracture: evaluation of the practicality of commonly-used outcomes in hip fracture studies. Arch Orthop Trauma Surg [Internet]. 2011 Dec [cited 2020 Nov 15];131(12):1687–1695. Available from: https://pubmed-ncbi-nlm-nih-gov. ezproxy.cul. columbia.edu/21805403/.

[16] Boonen S, Autier P, Barette M, Vanderschueren D, Lips P, Haentjens P. Functional outcome and quality of life following hip fracture in elderly women: a prospective controlled study. Osteoporos Int [Internet]. 2004 Feb [cited 2020 Nov 15];15(2):87–94. Available from: https://pubmed-ncbi-nlm-nih-gov. ezproxy.cul.columbia.edu/14605799/.

[17] Alvarez-Nebreda ML, Heng M, Rosner B, McTague M, Javedan H, Harris MB, et al. Reliability of proxy-reported patient-reported outcomes measurement information system physical function and pain interference responses for elderly patients with musculoskeletal injury. J Am Acad Orthop Surg [Internet]. 2019 Feb 15 [cited 2020 Nov 7];27(4):e156–e165. Available from: https://pubmed-ncbi-nlm-nih-gov. ezproxy.cul.columbia.edu/30256341/.

[18] Fischer K, Trombik M, Freystätter G, Egli A, Theiler R, Bischoff-Ferrari HA. Timeline of functional recovery after hip fracture in seniors aged 65 and older: a prospective observational analysis. Osteoporos Int [Internet]. 2019 Jul 1 [cited 2020 Nov 15];30(7):1371–1381. Available from: https://pubmed-ncbi-nlm-nih-gov. ezproxy.cul.columbia. edu/30941485/.

[19] Peleg K, Savitsky B, Yitzhak B, Avi I. Different reimbursement influences surviving of hip fracture in elderly patients. Injury [Internet]. 2011 [cited 2020 Nov 2];42(2):128–132. Available from: https://pubmed-ncbi-nlm-nih-gov. ezproxy.cul.columbia.edu/20417511/.

[20] Kuo CC, Robb WJ. Critical roles of orthopaedic surgeon leadership in healthcare systems to improve orthopaedic surgical patient safety. In: Clinical orthopaedics and related research [Internet]. Springer New York LLC; 2013 [cited 2020 Nov 9]. p. 1792–1800. Available from: https://pubmed.ncbi.nlm.nih.gov/23224770/.

[21]   Xing F, Li L, Chen W, Xiang Z. The effect of Parkinson's disease on Chinese geriatric patients with intertrochanteric fracture: A propensity score-matched analysis. Orthop Traumatol Surg Res [Internet]. 2020 Jun 1 [cited 2020 Nov 15];106(4):627–632. Available from: https://pubmed-ncbi-nlm-nih-gov. ezproxy.cul.columbia.edu/32029408/.

[22]   Scholtes VA, Terwee CB, Poolman RW. What makes a measurement instrument valid and reliable? Injury [Internet]. 2011 Mar [cited 2020 Nov 7];42(3):236–240. Available from: https:// pubmed-ncbi-nlm-nih-gov. ezproxy.cul.columbia.edu/21145544/

[23]   Andres PL, Black-Schaffer RM, Ni P, Haley SM. Computer adaptive testing: A strategy for monitoring stroke rehabilitation across settings. Top Stroke Rehabil [Internet]. 2004 Mar [cited 2020 Nov 7];11(2):33–39. Available from: https://pubmed-ncbi-nlm-nih-gov. ezproxy. cul.columbia.edu/15118965/.

[24]   Hays RD, Morales LS, Reise SP. Item response theory and health outcomes measurement in the 21st century. Med Care [Internet]. 2000 [cited 2020 Nov 7];38(9 suppl. 2). Available from: https://pubmed-ncbi-nlm-nih-gov. ezproxy. cul.columbia.edu/10982088/.

[25]   Gausden EB, Levack AE, Sin DN, Nwachukwu BU, Fabricant PD, Nellestein AM, et al. Validating the patient reported outcomes measurement information system (PROMIS) computerized adaptive tests for upper extremity fracture care. J Shoulder Elb Surg [Internet]. 2018 Jul 1 [cited 2020 Nov 7];27(7):1191–1197. Available from: https:// pubmed-ncbi-nlm-nih-gov. ezproxy.cul.columbia.edu/29567038/.

[26]   Shah J, Titus AJ, O□Toole R V., Sciadini MF, Boulton C, Castillo R, et al. Are geriatric patients who sustain high-energy traumatic injury likely to return to functional independence? J Orthop Trauma [Internet]. 2019 May 1 [cited 2020 Nov 7];33(5):234–238. Available from: https://pubmed-ncbi-nlm-nih-gov. ezproxy.cul.columbia. edu/30640296/.

[27]   SooHoo NF, McDonald AP, Seiler JG, McGillivary GR. Evaluation of the construct validity of the DASH questionnaire by correlation to the SF-36. J Hand Surg Am. 2002;27(3):537–541.

[28]   Intracapsular Fractures at the Hip. Hosp (Lond 1886) [Internet]. 1905 Oct 7 [cited 2020 Dec 5];39(993):5–6. Available from: http://www.ncbi.nlm.nih.gov/pubmed/29812599.

[29]   Total Hip Arthroplasty or Hemiarthroplasty for Hip Fracture. N Engl J Med [Internet]. 2019 Dec 5 [cited 2020 Nov 7];381(23):2199–2208. Available from: https://pubmed-ncbi-nlm-nih-gov. ezproxy.cul.columbia.edu/31557429/.

[30]   Scheschuk JP, Mostello AJ, Lombardi NJ, Maltenfort MG, Freedman KB, Tjoumakaris FP. Levels of evidence in orthopaedic trauma literature. J Orthop Trauma [Internet]. 2016 Jul 1 [cited 2020 Nov 2];30(7):362–366. Available from: https://pubmed-ncbi-nlm-nih-gov. ezproxy. cul.columbia.edu/27322200/.

[31]   OCEBM Levels of Evidence — Centre for Evidence-Based Medicine (CEBM), University of Oxford [Internet]. [cited 2020 Nov 2]. Available from: https://www.cebm.ox.ac.uk/resources/levels-of-evidence/ocebm-levels-of-evidence.

[32]   Patel JN, Klein DS, Sreekumar S, Liporace FA, Yoon RS. Outcomes in multidisciplinary team-based approach in geriatric hip fracture care: a systematic review. J Am Acad Orthop Surg [Internet]. 2019 May 30 [cited 2020 Nov 2];28(3):128–133. Available from: http://www.ncbi. nlm.nih.gov/pubmed/31157757.

[33]   Chen DX, Yang L, Ding L, Li SY, Qi YN, Li Q. Perioperative outcomes in geriatric patients undergoing hip fracture surgery with different anesthesia techniques: a systematic review and meta-analysis. Med (United States). 2019;98(49):e18220.

[34]   Li S, Zhang J, Zheng H, Wang X, Liu Z, Sun T. Prognostic role of serum albumin, total lymphocyte count, and mini nutritional assessment on outcomes after geriatric hip fracture surgery: a meta-analysis and systematic review. Journal of Arthroplasty. 2019;34:1287–1296. Churchill Livingstone Inc.

[35]   Berggren M, Karlsson Å, Lindelöf N, Englund U, Olofsson B, Nordström P, et al. Effects of geriatric interdisciplinary home rehabilitation on complications and readmissions after hip fracture: a randomized controlled trial. Clin Rehabil. 2019;33(1):64–73.

[36]   Scheffers-Barnhoorn MN, van Eijk M, van Haastregt JCM, Schols JMGA, van Balen R, van Geloven N, et al. Effects of the FIT-HIP intervention for fear of falling after hip fracture: a cluster-randomized controlled trial in geriatric rehabilitation. J Am Med Dir Assoc. 2019;20(7):857–865.e2.

[37]　Prestmo A, Hagen G, Sletvold O, Helbostad JL, Thingstad P, Taraldsen K, et al. Comprehensive geriatric care for patients with hip fractures: a prospective, randomised, controlled trial. Lancet. 2015;385(9978):1623–1633.

[38]　Magaziner J, Mangione KK, Orwig D, Baumgarten M, Magder L, Terrin M, et al. Effect of a multicomponent home-based physical therapy intervention on ambulation after hip fracture in older adults: the CAP randomized clinical trial. J Am Med Assoc. 2019;322(10):946–956.

[39]　Karlsson Å, Berggren M, Gustafson Y, Olofsson B, Lindelöf N, Stenvall M. Effects of geriatric interdisciplinary home rehabilitation on walking ability and length of hospital stay after hip fracture: a randomized controlled trial. J Am Med Dir Assoc. 2016;17(5):464.e9–464.e15.

[40]　Marcantonio ER, Flacker JM, John Wright R, Resnick NM. Reducing delirium after hip fracture: a randomized trial. J Am Geriatr Soc. 2001;49(5):516–522.

[41]　Nauth A, Creek AT, Zellar A, Lawendy AR, Dowrick A, Gupta A, et al. Fracture fixation in the operative management of hip fractures (FAITH): an international, multicentre, randomised controlled trial. Lancet. 2017;389(10078):1519–1527.

[42]　Blankstein M, Schemitsch EH, Bzovsky S, Axelrod D, Poolman RW, Frihagen F, et al. The FAITH and HEALTH trials: are we studying different hip fracture patient populations? J Orthop Trauma 2020;34 S15-S21.

[43]　Bernstein J, Weintraub S, Morris T, Ahn J. Randomized controlled trials for geriatric hip fracture are rare and underpowered: a systematic review and a call for greater collaboration [Internet]. Vol. 101, J Bone Joint Surg Am Vol. Lippincott Williams and Wilkins; 2019 [cited 2020 Nov 2]. Available from: https://pubmed-ncbi-nlm-nih-gov. ezproxy.cul.columbia. edu/31567688/.

[44]　Cram P, Yan L, Bohm E, Kuzyk P, Lix LM, Morin SN, et al. Trends in operative and nonoperative hip fracture management 1990–2014: a longitudinal analysis of manitoba administrative data. J Am Geriatr Soc [Internet]. 2017 Jan 1 [cited 2020 Apr 14];65(1):27–34. Available from: http://www.ncbi.nlm.nih.gov/pubmed/27861712.

[45]　Ottesen TD, McLynn RP, Galivanche AR, Bagi PS, Zogg CK, Rubin LE, et al. Increased complications in geriatric patients with a fracture of the hip whose postoperative weight-bearing is restricted: An analysis of 4918 patients. Bone Joint J [Internet]. 2018 Oct 1 [cited 2020 Nov 2];100B(10):1377–1384. Available from: https://pubmed-ncbi-nlm-nih-gov. ezproxy.cul.columbia. edu/30295535/.

[46]　Belmont PJ, Garcia EJ, Romano D, Bader JO, Nelson KJ, Schoenfeld AJ. Risk factors for complications and in-hospital mortality following hip fractures: A study using the National Trauma Data Bank. Arch Orthop Trauma Surg [Internet]. 2014 [cited 2020 Nov 2];134(5):597–604. Available from: https://pubmed-ncbi-nlm-nih-gov. ezproxy.cul. columbia.edu/24570142/.

[47]　Shelton T, Hecht G, Slee C, Wolinsky P. A Comparison of geriatric hip fracture databases. J Am Acad Orthop Surg [Internet]. 2019 Feb 1 [cited 2020 Nov 2];27(3):e135–e141. Available from: https://pubmed-ncbi-nlm-nih-gov. ezproxy.cul.columbia.edu/30216245/.

[48]　Swanson CE, Day GA, Yelland CE, Broome JR, Massey L, Richardson HR, et al. The management of elderly patients with femoral fractures. A randomised controlled trial of early intervention versus standard care. Med J Aust [Internet]. 1998 Nov 16 [cited 2020 Apr 13];169(10):515–518. Available from: http://www.ncbi.nlm.nih.gov/pubmed/9861907.

[49]　Gdalevich M, Cohen D, Yosef D, Tauber C. Morbidity and mortality after hip fracture: the impact of operative delay. Arch Orthop Trauma Surg. 2004;124(5):334–340.

[50]　McGuire KJ, Bernstein J, Polsky D, Silber JH. The 2004 Marshall Urist award: delays until surgery after hip fracture increases mortality. Clin Orthop Relat Res [Internet]. 2004 Nov [cited 2020 Apr 15];(428):294–301. Available from: http://www.ncbi.nlm.nih.gov/pubmed/15534555.

[51]　Kohn LT, Corrigan JM, Donaldson MS, editors. To Err Is Human [Internet]. Washington, DC: National Academies Press; 2000. [cited 2020 Nov 9]. Available from: http://www.nap.edu/catalog/9728

[52]　NQF: About Us [Internet]. [cited 2020 Nov 9]. Available from: http://www.qualityforum.org/About_NQF/.

[53]　ACS National Surgical Quality Improvement Program [Internet]. [cited 2020 Nov 9]. Available from: https://www.facs.org/quality-programs/acs-nsqip.

[54]　Ogrinc G, Davies L, Goodman D, Batalden P, Davidoff F, Stevens D. SQUIRE 2.0 - Standards for quality improvement reporting excellence - Revised publication guidelines from a detailed consensus process. J Am Coll Surg [Internet]. 2016 Mar 1 [cited 2020 Nov 8];222(3):317–323. Available from: https://pubmed-ncbi-nlm-nih-gov. ezproxy.cul.columbia.edu/26385723/.

[55]　Boddaert J, Cohen-Bittan J, Khiami F, Le Manach Y, Raux M, Beinis JY, et al. Postoperative admission to a dedicated geriatric unit decreases mortality in elderly patients with hip fracture. PLoS One [Internet]. 2014 Jan 15 [cited 2020 Nov 8];9(1). Available from: https://pubmed-ncbi-nlm-nih-gov. ezproxy.cul.columbia.edu/24454708/.

[56]　Borade A, Kempegowda H, Tawari A, Suk M, Horwitz DS. Improvement in osteoporosis detection in a fracture liaison service with integration of a geriatric hip fracture care program. Injury [Internet]. 2016 Dec 1 [cited 2020 Nov 8];47(12):2755–2759. Available from: https://pubmed-ncbi-nlm-nih-gov. ezproxy.cul.columbia.edu/27773370/.

[57]　Prestmo A, Hagen G, Sletvold O, Helbostad JL, Thingstad P, Taraldsen K, et al. Comprehensive geriatric care for patients with hip fractures: A prospective, randomised, controlled trial. Lancet [Internet]. 2015 [cited 2020 Nov 8];385(9978):1623–1633. Available from: https://pubmed-ncbi-nlm-nih-gov. ezproxy.cul.columbia.edu/25662415/.

[58]　Rothwell PM. Factors that can affect the external validity of randomised controlled trials. PLoS Clin Trials [Internet]. 2006 May 19 [cited 2020 Nov 7];1(1):e9. Available from: https://pubmed-ncbi-nlm-nih-gov. ezproxy.cul.columbia. edu/16871331/.

第十章　老年髋部骨折的康复治疗

Colin P. Sperring, Nicholas C. Danford, Justin K. Greisberg

赖艺伟　龚春柱 / 译

老年髋部骨折的康复治疗史

骨科医生很早就认识到，髋部骨折的老年患者在受伤后可能会出现功能下降甚至功能完全丧失的情况[1, 2]。1935 年，因为手术和非手术治疗髋部骨折，愈合不良和高死亡率很常见，美国骨科医生 Kellogg Speed 将其称为"未解决的骨折"[3]。患者活动能力差通常会阻碍有康复，到 20 世纪 50 年代，早期下地活动被认为对患者生存至关重要[1]。早期下地活动作为康复的基石，现在是一个被广泛接受的概念，整个 20 世纪和 21 世纪的文献都对这个概念予以支持[1, 4-12]。

老年髋部骨折术后康复治疗的方法

老年髋部骨折患者的术后康复受许多因素的影响（图 10.1）。在本章中，我们将讨论这些因素，而医学治疗将在第三章和第十一章中讨论。

负重训练

对于接受保守治疗的、无位移的囊内或囊外髋部骨折，我们建议在接受存在畸形愈合或骨不连风险的情况下，对患肢进行可承受的负重训练。我们建议在可耐受的情况下进行负重训练，因为它不会限制患者的活动能力，长期制动会对患者身体产生不良影响，如静脉血栓栓塞和肺炎等。非移位骨折患者应对患肢进行部分负重训练，以降低后续的骨折移位风险。患者不应长期卧床，如果患者因疼痛无法负重，则应协助患者由床上转移到椅子上，并配合被动和主动的运动锻炼等物理治疗。

对于接受手术治疗的患者，康复的目标是早期活动。髋关节囊内骨折接受闭合复位内固定的

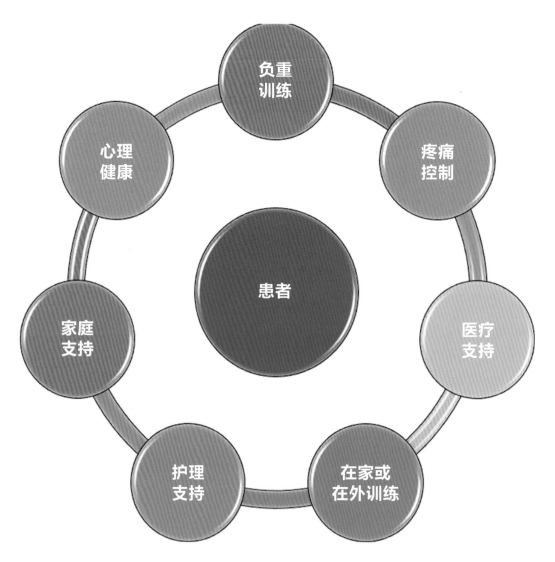

图 10.1 影响老年髋部骨折患者康复的多因素模型

患者，应进行"脚趾接触（Toe Touch）"或"部分"负重达到 6 周，以避免内固定移位并给予骨折愈合的时间。我们建议骨科医生和康复师之间进行沟通，以便明确负重训练的方案。例如，"脚趾接触"可能被理解为脚趾承受的重量超过预期（脚趾接触指脚掌接触地面但不负重）。除特殊情况，例如术中假体周围骨折，接受关节置换治疗的患者应在可以承受范围内进行负重训练。为了预防脱位，关节活动范围的大小由骨科医生决定。

髋关节囊外骨折行闭合或切开复位内固定的患者，其负重情况取决于骨折类型和固定方法。对于用髓内钉固定的稳定型骨折，推荐进行负重训练。对于不稳定型骨折（如反转子间骨折或转子下粉碎性骨折），内固定在应力作用下可能失败，更推荐在一段时间内采用部分负重或不负重。

住院期间的康复训练

出院前，患者会在物理治疗师的指导下进行康复训练。如果手术在当天早些时候进行，物理治疗可以在当天开始。否则，在患者身体状况允许的情况下，治疗也必须在手术后的第二天开始。物理治疗师将协助患者进行各种锻炼，包括上下肢被动和主动的锻炼、从床移动到椅子，以及在平坦路面行走和上下楼梯。职业治疗师帮助患者重新学习日常生活中的动作以规避新的伤害。这些动作包括刷牙、梳头、上厕所、洗澡，以及医院条件允许的其他活动，如上下车。物理治疗师和职业治疗师对于患者的康复是非常重要的。

在住院患者中，物理治疗有助防止健康状况下降，即在一段时间内活动减少或没有活动导致的功能丧失[13]。在长时间制动情况下，肌肉量的减少（肌肉减少症）会导致健康状况下降。与肌肉减少症和身体机能减退较快的老年患者相比，生理储备丰富的年轻患者可以耐受一段时间的制动，肌肉减少症的风险较低[7]。健康状况下降也与平衡能力下降有关。平衡力下降可能是导致跌倒和骨折的原因，也是受伤后功能丧失的原因。患者可能会对自己保持平衡的能力失去信心，从而增加再次跌倒的风险[14, 15]。因此，平衡训练与整体身体机能的改善有关[14]。

总的来说，健康状况下降对患者和医生来说都是一个巨大的挑战，部分原因是它的进展似乎无法停止。除"衰老"之外，在我们更好地阐述潜在机制前，我们最多只能以部分有效方式对抗它。

镇痛

对老年髋部骨折患者镇痛的最佳方法总结如下：对于所有麻醉药物，包括最常用的 3 种药物——麻醉药、苯二氮䓬类药物和 NMDA 受体拮抗剂（氯胺酮），应尽可能减少给药剂量，延长给药间隔。应尽量减少麻醉剂的使用，包括椎管内镇痛、局部麻醉和静脉注射对乙酰氨基酚，从而减少髋部骨折患者术后谵妄和其他副作用（如便秘）的发生率[16-18]。我们更倾向多模式的镇痛方式，包括由麻醉科在术前实施的椎管内麻醉。术后我们常规使用对乙酰氨基酚（650mg/6h）；根据需要口服低剂量羟考酮（中度疼痛 2.5mg/6h，重度疼痛 5mg/6h）；每 3h 静脉注射氢吗啡酮 0.2mg，用于缓解突发性疼痛；冰敷和经皮利多卡因（利多卡因贴片）贴敷患肢。如果没有禁忌证，例如肾病或胃肠道出血史，我们推荐每 6h 使用布洛芬 600mg 或同等剂量其他药物，同时服用阿司匹林预防静脉血栓栓塞。对于谵妄风险较高的患者，我们建议将其安排在靠近窗户的床位，并鼓励护理人员和（或）患者家属经常探视。

患者出院后的去向：康复中心或回家

患者手术后从医院出院可能到康复中心或回家。康复中心是为患者提供全面护理的场所，包括 24h 护理、物理治疗、职能治疗、药物管理、膳食和洗澡。对于无法在家照顾自己的患者，出院到康复中心是最佳选择。职能和物理治疗的方式以及治疗的总时间可能因治疗机构而异 [5、19~21]。在短期内（6~12 个月），只要能为患者提供康复锻炼，康复中心提供的治疗量差异可能对结果几乎没有影响 [22、23]。

某些临床医生和研究人员对专业护理机构（SNFs）和住院康复机构（IRFs）进行了区分，病情较重的患者可以出院到 SNFs 而不是 IRFs。其重要的区别不在于机构的名称，而在于这些机构提供的康复训练 [24、26]。正如本章所强调的，无论康复机构的名称或标签是什么，患者可以进行的康复训练越多，临床疗效越好。

能够在家中进行日常生活和（或）在家庭成员或专业看护帮助的情况下，进行家庭生活的患者，可以在髋部骨折手术后出院回家。如果患者可以接受物理治疗，他 / 她可以在门诊中心接受治疗。如果患者不能或不愿意外出接受治疗，可以选择家庭物理治疗。这种以家庭为基础的治疗可以由物理治疗师上门进行，也可以由患者自行锻炼。这两种选择都可以帮助患者在受伤后恢复行走能力 [24、27、28]。

有证据表明，对于髋部骨折康复的老年患者，家庭护理优于康复中心的护理 [29、30]。但有研究人员不同意这一观点，他们认为出院到康复中心的患者和出院回家的患者在术后恢复（体现在恢复自主功能活动）方面没有显著差异 [31]。虽然大多数临床医生和家属都倾向于出院回家，但在康复中心进行日常治疗可能有利于那些原本不太频繁接受家庭康复治疗的患者。我们将在家自理这一简单标准作为判断出院回家或去康复中心的主要因素。

最后，患者康复方式的选择部分取决于护理的费用。例如，在 20 世纪 80 年代，随着联邦政府实施固定价格预期支付系统（PPS），住院时间缩短，患者出院到疗养院的比例更高，比住院治疗更具成本效益。当时，许多骨科医生担心这种管理方式的改变会导致护理质量的下降 [32]。Fitzgerald 等发现，在实施 PPS 后，患者术后 6 个月在疗养院的比例增加了 1 倍 [33]。鉴于偿付模式对医疗保险和非医疗保险患者的不断变化，骨科医生必须考虑包括经济在内的各种因素，以帮助患者和患者家属决定出院后的去向，回家还是康复中心。

跨学科护理：主导者与参与度

骨科医生和内科医生对于急性围手术期管理的参与程度是一项具有争议行的话题。例如，根据医疗机构和患者健康状况，患者入院的首诊可能由骨科或内科医生完成。有证据显示，受过老年医学培训的内科医生在场参与评估是有利的[34-36]。我们建议医疗机构通过调整每日治疗计划，以满足患者的医疗需求。该医疗机构是以内科会诊服务于骨科手术治疗，还是以骨科手术为会诊服务于内科治疗，取决于治疗机构，以及医生本身。

常被忽视的营养支持

手术后，由于能量消耗和炎症增加以及蛋白质摄入减少，患者面临蛋白质消耗和营养不良的风险。此外，营养不良会损害骨骼强度和结构，导致康复难度增加，并使患者面临更大的髋部骨折风险[37-39]。营养不良在髋部骨折的老年患者中很常见，是预后不良的一个重要预测因素，与步态障碍、死亡率增加、行动不便、身体功能差、认知能力差和再住院率增加有关[40-42]。

有证据表明，营养状况改善与髋部骨折患者日常活动良好有关，此外，体重减轻是功能恢复下降的预测因素[43-45]。研究还表明，髋部骨折治疗后补充蛋白质可降低并发症的发生率并缩短住院时间[39]。增加蛋白质摄入量也有益于预防肌肉萎缩[46,47]。

在康复期间，患者通常无法获得适当的营养支持。他们甚至可能难以自行进食，这使得医护人员或家庭护工至关重要。对于适当营养的错误认识包括缺乏对其重要性的认识、诊断延迟或不充分、监测不良和补充不足[48]。因此，为了解决营养不良引发的发病率和死亡率增加的问题，医院和院后康复的护理计划中都应包括营养评估和管理[49]。大多数医院都有专门用于评估饮食需求的营养服务。

康复的心理因素：心理健康和家庭支持

心理社会因素，例如对跌倒的恐惧、自我效能感（相信自己的能力）和应对策略对于髋部骨折患者的康复至关重要[50]。患者描述受伤后的身体和心理障碍，包括感到疲倦和担心再次跌倒。患者回访中提及，对跌倒的恐惧和尝试日常活动而失败使他们无法正常生活，并带来挫败感和失望[51]。由于证据质量低，社会心理干预在改善髋部骨折后预后方面的效果尚不清楚[50]。

来自家人和（或）朋友的社会支持对于康复的成功也至关重要。它对身体功能恢复、死亡率、疼痛、住院时间和生活质量产生积极影响[52]。Auais 等发现更大的社会支持（与他人的互动、外出、婚姻状况、网络聊天）会增加患者的自我效能感，自我效能感非常重要，因为低自我效能感会限制功能恢复并阻碍术后康复[52]。

结论

髋部骨折后老年患者的康复必须考虑到导致康复成功或失败的诸多因素。这些因素包括负重状态、物理治疗和职能治疗、镇痛、恰当的出院计划、充足的营养以及整个康复过程中良好的社会和家庭支持。框注 10.1 对我们的建议进行了总结。表 10.1 列出了与康复各个方面有关的证据摘要。

框注 10.1　作者对老年髋部骨折后有效康复的建议

· 手术后（如果非手术治疗，则在受伤后）尽快让患者活动起来。

· 使用多模式方法镇痛，同时尽量减少或不适用麻醉剂。

· 确保患者有营养状况良好，这可能需要咨询营养师，并通过家庭教育帮助患者进食和饮水。

· 了解可能影响患者康复的社会心理因素（抑郁、缺乏家庭或其他社会支持、恐惧或进一步受伤、害怕死亡）。

· 确保患者接受内科医生的适当医学治疗（如果有条件，可以请一位接受过老年医学培训的内科医生进行）。

表 10.1　与康复各个方面有关的证据摘要

研究	时间（年）	评价
Beckmann 等 [8]	2020	康复早期进行运动干预始能改善身体功能，但没有明确哪种远动类型对康复更加有利
Auais 等 [52]	2020	更大的社会支持会增加患者的自我效能感，这一点很重要，因为低自我效能感会限制功能并阻碍康复
Pol 等 [51]	2019	患者对支持和指导表示感谢，并在住院及康复期间与其他康复者保持联系
Nordstrom 等 [29]	2018	与标准护理相比，涉及多学科老年医学团队的康复治疗改善了活动能力和身体机能
Nishioka 等 [45]	2018	在营养不良的髋部骨折患者中，营养状况改善与更好的 ADLs 表现相关，而体重减轻能够有力预测功能恢复下降
Diong 等 [33]	2016	受伤后 1 年内的运动干预导致整体活动能力的小幅但显著的改善
Niitsu 等 [45]	2016	在术后早期接受乳清蛋白补充剂的髋部骨折患者双侧肌肉力量更强，ADLs 得分更高
Edgren 等 [25]	2015	与仅在床边接受物理治疗教育的患者相比，家庭康复治疗能大幅减少患者的残疾发生
Boddaert 等 [31]	2014	48h 内出院，并转至老年病房，重点关注合并症和术后康复，可以提高 6 个月内的死亡率和发病率
Li 等 [41]	2013	64% 的髋部骨折患者营养不良，与非营养不良者相比，营养不良者的 ADLs 表现更差

缩写：ADLs，日常生活活动

参考文献

[1] Folman Y, Gepstein R, Assaraf A, Liberty S. Functional recovery after operative treatment of femoral neck fractures in an institutionalized elderly population. Arch Phys Med Rehabil. 1994;75(4):454–456.

[2] Dr. Coale's prize dissertation on fractures. Bost Med Surg J [Internet]. 1845 Aug 27 [cited 2021 Feb 4];33(4):69–76. Available from: https://www.nejm.org/doi/full/10.1056/NEJM184508270330401.

[3] Speed K. The unsolved fracture. Surg Gynecol Obs. 1935;60:371.

[4] Hoenig H, Rubenstein LV, Sloane R, Horner R, Kahn K. What is the role of timing in the surgical and rehabilitative care of community-dwelling older persons with acute hip fracture? Arch Intern Med. 1997;157(5):513–520.

[5] Jones GR, Miller TA, Petrella RJ. Evaluation of rehabilitation outcomes in older patients with hip fractures. Am J Phys Med Rehabil. 2002;81(7):489–497.

[6] American Academy of Orthopedic Surgeons. OrthoGuidelines.

[7] Suetta C, Magnusson SP, Rosted A, Aagaard P, Jakobsen AK, Larsen LH, et al. Resistance training in the early postoperative phase reduces hospitalization and leads to muscle hypertrophy in elderly hip surgery patients - a controlled, randomized study. J Am Geriatr Soc. 2004;52(12):2016–2022.

[8] Beckmann M, Bruun-Olsen V, Pripp AH, Bergland A, Smith T, Heiberg KE. Effect of exercise interventions in the early phase to improve physical function after hip fracture – a systematic review and meta-analysis. Physiother (UK). 2020;108:90–97.

[9] Chesser TJS, Inman D, Johansen A, Belluati A, Pari C, Contini A, Voeten SC, Hegeman JH, Ponsen KJ, Montero-Fernández N, Delgado-Martínez A, Chana-Rodríguez F, Hip fracture systems—European experience, OTA International: The Open Access Journal of Orthopaedic Trauma, 3, 2020;e050.

[10] Rojas LGP, Hernández SQ, Ávila JMJ, Cervantes REL, Enghelmayer RA, Pesciallo C, et al. Hip fracture care—Latin America. OTA Int Open Access J Orthop Trauma 2020;3:e064.

[11] Oldmeadow LB, Edwards ER, Kimmel LA, Kipen E, Robertson VJ, Bailey MJ. No rest for the wounded: early ambulation after hip surgery accelerates recovery. ANZ J Surg. 2006;76(7):607–611.

[12] Beliveau MM, Multach M. Perioperative care for the elderly patient. Med Clin North Am. 2003;87(1):273–289.

[13] Pioli G, Bendini C, Pignedoli P. Post-operative management. In: Orthogeriatrics: the management of older patients with fragility fractures; 2020.

[14] Lee SY, Jung SH, Lee SU, Ha YC, Lim JY. Effect of balance training after hip fracture surgery: a systematic review and meta-analysis of randomized controlled studies. J Gerontol Ser A Biol Sci Med Sci. 2019;74(10):1679–1685.

[15] Hadjistavropoulos T, Delbaere K, Fitzgerald TD. Reconceptualizing the role of fear of falling and balance confidence in fall risk. J Aging Health. 2011;23(1):3–23.

[16] Girardot K, Hollister L, Zhu TH, Hoeppner S, Opoku D, Heisler J, et al. Effectiveness of multimodal pain therapy on reducing opioid use in surgical geriatric hip fracture patients. J Trauma Nurs [Internet]. 2020[cited 2021 Feb 4];27(4):207–215. Available from: https://pubmed-ncbi-nlm-nih-gov. ezproxy.cul.columbia.edu/32658061/.

[17] Connolly KP, Kleinman RS, Stevenson KL, Neuman MD, Mehta SN. Delirium reduced with intravenous acetaminophen in geriatric hip fracture patients. J Am Acad Orthop Surg [Internet]. 2020[cited 2021 Feb 4];28(8):325–331. Available from: https://pubmed-ncbi-nlm-nih-gov. ezproxy.cul.columbia.edu/31393314/.

[18] Poeran J, Cozowicz C, Zubizarreta N, Weinstein SM, Deiner SG, Leipzig RM, et al. Modifiable factors associated with postoperative delirium after hip fracture repair: an age-stratified retrospective cohort study. Eur J Anaesthe [Internet]. Lippincott Williams and Wilkins; 2020 [cited 2021 Feb 4]. p. 649–658. Available from: https://pubmed-ncbi-nlm-nih-gov. ezproxy.cul.columbia. edu/32251149/.

[19] Koval KJ, Chen AL, Aharonoff GB, Egol KA, Zuckerman JD. Clinical pathway for hip fractures in the elderly: the hospital for joint diseases experience. In: Clinical orthopaedics and related research. Philadelphia: Lippincott Williams and Wilkins; 2004. p. 72–81.

[20] Cameron ID, Lyle DM, Quine S. Accelerated rehabilitation after proximal femoral fracture: a randomized controlled

trial. Disabil Rehabil. 1993;15(1):29–34.

[21] Swanson CE, Day GA, Yelland CE, Broome JR, Massey L, Richardson HR, et al. The management of elderly patients with femoral fractures. A randomised controlled trial of early intervention versus standard care. Med J Aust. 1998;169(10):515–518.

[22] Koval KJ, Aharonoff GB, Su ET, Zuckerman JD. Effect of acute inpatient rehabilitation on outcome after fracture of the femoral neck or intertrochanteric fracture. J Bone Joint Surg Ser A. 1998;80(3):357–364.

[23] Mendelsohn ME, Overend TJ, Petrella RJ. Effect of rehabilitation on hip and knee proprioception in older adults after hip fracture: a pilot study. Am J Phys Med Rehabil. 2004;83(8):624–632.

[24] Kane RL, Chen Q, Finch M, Blewett L, Burns R, Moskowitz M. Functional outcomes of posthospital care for stroke and hip fracture patients under Medicare. J Am Geriatr Soc. 1998;46(12):1525–1533.

[25] Kramer AM, Steiner JF, Schlenker RE, Eilertsen TB, Hrincevich CA, Tropea DA, et al. Outcomes and costs after hip fracture and stroke: a comparison of rehabilitation settings. J Am Med Assoc. 1997;277(5):396–404.

[26] Munin MC, Seligman K, Dew MA, Quear T, Skidmore ER, Gruen G, et al. Effect of rehabilitation site on functional recovery after hip fracture. Arch Phys Med Rehabil. 2005;86(3):367–372.

[27] Tsauo JY, Leu WS, Chen YT, Sen YR. Effects on function and quality of life of postoperative home-based physical therapy for patients with hip fracture. Arch Phys Med Rehabil. 2005;86(10):1953–1957.

[28] Edgren J, Salpakoski A, Sihvonen SE, Portegijs E, Kallinen M, Arkela M, et al. Effects of a home-based physical rehabilitation program on physical disability after hip fracture: a randomized controlled trial. J Am Med Dir Assoc. 2015;16(4):350.e1–e7.

[29] Giusti A, Barone A, Oliveri M, Pizzonia M, Razzano M, Palummeri E, et al. An analysis of the feasibility of home rehabilitation among elderly people with proximal femoral fractures. Arch Phys Med Rehabil. 2006;87(6):826–831.

[30] Kuisma R. A randomized, controlled comparison of home versus institutional rehabilitation of patients with hip fracture. Clin Rehabil. 2002;16(5):553–561.

[31] Levi SJ. Posthospital setting, resource utilization, and self-care outcome in older women with hip fracture. Arch Phys Med Rehabil. 1997;78(9):973–979.

[32] Cameron ID, Handoll HH, Finnegan TP, Madhok R, Langhorne P. Co-ordinated multidisciplinary approaches for inpatient rehabilitation of older patients with proximal femoral fractures. Cochrane Database Syst Rev 2009;3:1–36.

[33] Fitzgerald JF, Fagan LF, Tierney WM, Dittus RS. Changing patterns of hip fracture care before and after implementation of the prospective payment system. JAMA. 1987;258(2):218–221.

[34] Nordström P, Thorngren KG, Hommel A, Ziden L, Anttila S. Effects of geriatric team rehabilitation after hip fracture: meta-analysis of randomized controlled trials. J Am Med Dir Assoc. 2018;19(10):840–845.

[35] Patel JN, Klein DS, Sreekumar S, Liporace FA, Yoon RS. Outcomes in multidisciplinary team-based approach in geriatric hip fracture care: a systematic review. J Am Acad Orthop Surg [Internet]. 2019 May 30 [cited 2020 Nov 2];28(3):128–133. Available from: http://www.ncbi. nlm.nih.gov/pubmed/31157757.

[36] Boddaert J, Cohen-Bittan J, Dé Ric Khiami F, Le Manach Y, Raux M, Beinis J-Y, et al. Postoperative admission to a dedicated geriatric unit decreases mortality in elderly patients with hip fracture. PLoS One. 2014;9(1):e83795.

[37] Desborough JP. The stress response to trauma and surgery. Br J Anaesth. 2000;85(1):109–117.

[38] Kaiser MJ, Bauer JM, Rämsch C, Uter W, Guigoz Y, Cederholm T, et al. Frequency of malnutrition in older adults: a multinational perspective using the mini nutritional assessment. J Am Geriatr Soc. 2010;58(9):1734–1738.

[39] Bonjour JP. Protein intake and bone health. Int J Vitam Nutr Res. 2011;81(2–3):134–142.

[40] Gumieiro DN, Rafacho BPM, Gonçalves AF, Tanni SE, Azevedo PS, Sakane DT, et al. Mini Nutritional Assessment predicts gait status and mortality 6 months after hip fracture. Br J Nutr 2013;109:1657–1661.

[41] Li HJ, Cheng HS, Liang J, Wu CC, Shyu YIL. Functional recovery of older people with hip fracture: does malnutrition make a difference? J Adv Nurs. 2013;69(8):1691–1703.

[42] Hinton PS, Rector RS, Linden MA, Warner SO, Chockalingam A, Whaley-Connell AT, et al. Weight-loss-associated changes in bone mineral density and bone turnover after partial weight regain with or without aerobic exercise in obese women. Eur J Clin Nutr. 2012;66:606–612.

[43]　Nishioka S, Wakabayashi H, Momosaki R. Nutritional status changes and activities of daily living after hip fracture in convalescent rehabilitation units: a retrospective observational cohort study from the Japan rehabilitation nutrition database. J Acad Nutr Diet. 2018;118(7):1270–1276.

[44]　Reider L, Hawkes W, Hebel JR, D'Adamo C, Magaziner J, Miller R, et al. The association between body mass index, weight loss and physical function in the year following a hip fracture. J Nutr Health Aging. 2013;17(1):91–95.

[45]　Niitsu M, Ichinose D, Hirooka T, Mitsutomi K, Morimoto Y, Sarukawa J, et al. Effects of combination of whey protein intake and rehabilitation on muscle strength and daily movements in patients with hip fracture in the early postoperative period. Clin Nutr. 2016;35(4):943–949.

[46]　González-Montalvo JI, Alarcón T, Gotor P, Queipo R, Velasco R, Hoyos R, et al. Prevalence of sarcopenia in acute hip fracture patients and its influence on short-term clinical outcome. Geriatr Gerontol Int. 2016;16(9):1021–1027.

[47]　Bauer JM, Verlaan S, Bautmans I, Brandt K, Donini LM, Maggio M, et al. Effects of a vitamin D and Leucine-enriched whey protein nutritional supplement on measures of sarcopenia in older adults, the PROVIDE study: a randomized, double-blind, placebo-controlled trial. J Am Med Dir Assoc. 2015;16(9):740–747.

[48]　Singh MAF. Exercise, nutrition and managing hip fracture in older persons. Curr Opin Clin Nutr Metab Care. 2014;17(1):12–24.

[49]　Tappenden KA, Quatrara B, Parkhurst ML, Malone AM, Fanjiang G, Ziegler TR. Critical role of nutrition in improving quality of care: an interdisciplinary call to action to address adult hospital malnutrition. J Acad Nutr Diet. 2013;113(9):1219–1237.

[50]　Crotty M, Unroe K, Cameron ID, Miller M, Ramirez G, Couzner L. Rehabilitation interventions for improving physical and psychosocial functioning after hip fracture in older people. Cochrane Database Syst Rev. 2010;20(1):CD007624.

[51]　Pol M, Peek S, Van Nes F, Van Hartingsveldt M, Buurman B, Kröse B. Everyday life after a hip fracture: what community-living older adults perceive as most beneficial for their recovery. Age Ageing. 2019;48(3):440–447.

[52]　Auais M, Al-zoubi F, Matheson A, Brown K, Magaziner J, French SD, et al. Understanding the role of social factors in recovery after hip fractures: a structured scoping review. Health Soc Care Community. 2020;27(6):1375–1387.

第十一章　优化老年患者术后的骨质健康

Ananya V. Kondapalli, Marcella D. Walker

张桂鑫　姜骆永　龚春柱 / 译

引言

髋部骨折（Hip Fracture）是骨质疏松症（Osteoporosis，OP）最为严重的并发症。OP 是以骨量减少和骨的微细结构破坏为特征，导致骨强度降低和脆性骨折风险增加的一种全身性骨骼疾病[1]。不幸的是，作为一种隐性疾病，（许多患者）通常在骨折发生时才得以确诊为骨质疏松。非创伤或仅有轻微创伤（相当于从站立高度或更低的高度坠落）引起的髋部骨折称为脆性骨折。脆性骨折一旦发生便可明确诊断骨质疏松症，与患者的骨密度（BMD）无关[2]。

利用双能 X 线骨密度仪（DXA）进行骨密度测量可以在首次骨折发生前识别具有骨折风险的患者。骨密度降低是未来发生骨折的一个重要危险因素。骨密度每降低一个标准差，未来骨折的发生风险便增加约 2.5 倍。骨密度值（T 评分）低于正常健康年轻女性平均值 2.5 个标准差或以上便可诊断骨质疏松。骨质疏松症尚未得到充分诊断，但其造成的医疗负担相当巨大。2015 年美国约有 140 万医保参保者发生了超过 160 万例次的骨质疏松性骨折[3]。而据估计，到 2025 年美国骨质疏松脆性骨折发病数将增至 300 多万例，每年将造成 253 亿美元（1 美元 ≈ 6.86 人民币）的损失[4]。到 2040 年，髋部骨折的发病数可能会上升到每年 51.2 万例[5]。

骨质疏松性骨折好发于脊柱（椎体）、髋关节、前臂和肱骨近端，但也可能发生在其他部位。虽然不同部位均会发生骨折，但髋部骨折的发病率和死亡率更为显著。髋部骨折往往导致（患者）住院时间延长、自理能力丧失，生活质量下降及死亡率升高[6]。（研究显示）髋部骨折后第一年的死亡率可高达 25%，年龄越大，死亡率越高[7-9]。多项研究表明，与同年龄的正常人相比，死亡率至少可以在 5~10 年内保持较高水平，而其中一项研究更是表明初次骨折后 20 年内死亡风险明显增加[7]。

髋部骨折应当引起重视，不仅因为其直接结局，更因为其与将来骨折的发生密切相关。任何部位骨质疏松性骨折病史都是将来骨折的有力预测因子，而这与患者的 BMD 无关[10]。研究认为，绝经后骨质疏松性骨折的妇女再发骨折的风险较未发生骨折的妇女增加了 2~3 倍[11, 12]。对既往髋部骨折患者的二次骨折风险评估的相关研究发现有高达 6%~11% 的患者遭受第二次骨折；弗雷明翰心脏研究中心（Framingham Heart Study）发现，既往有髋部骨折病史的患者中约 14.8% 在 4.5 年内会发生二次骨折[13-15]。尽管（专家/指南）建议脆性骨折（包括髋部骨折）患者进行抗骨质疏松治疗以预防后续骨折，但（现阶段）治疗率仍很低，同时一些研究还显示了治疗率随着时间推移不断下降[16]。目前认为这一情况主要由于较低的诊断率和有效治疗率所致。此外，过度夸大患者对罕见的副作用的担忧使得抗骨质疏松药物的使用随之减少。一项大型、回顾性、观察性研究发现，在 2002—2011 年间因髋部骨折住院的 147 199 名患者中，只有 24% 的患者在骨折后 12 个月内启动了抗骨质疏松药物治疗[9]。而另一项在基层医疗机构进行的大型、前瞻性、纵向研究显示，在发生过骨折的绝经后妇女中仅有不到 20% 的人在随访的第一年内启动了药物治疗[17]。近期一份医疗保险参与者的报告指出，仅有 9% 的女性骨质疏松性骨折患者在骨折后 6 个月内接受了双能 X 线骨密度仪（DXA）检查[3]。自 2006 年以来双膦酸盐类药物的使用一直处于平台期，然而在 2008—2012 年随着口服药物的断崖下跌（> 50%），其使用率明显减少[18]。

美国目前建立的骨折联络服务网（Fracture Liaison Services，FLS），主要用以提高医院对骨质疏松性骨折的认识，协助住院团队对继发骨折原因进行基本评估，并协助门诊随访和治疗。虽然 FLS 能否降低后续骨折风险的数据有限且不一致，但由于替代结局指标的改善，多专科方法介入是可取的。研究发现纳入 FLS 的患者门诊的 DXAs 检查率有所上升，非药物治疗措施亦有所改善，但在此同时，髋部骨折后抗骨质疏松药物的使用并没有显著增加。成本问题依然是 FLS 广泛推进的一个重要阻碍[19]。

高发病率、高死亡率、高医疗成本和未来骨折的风险，使得对髋部骨折的二级预防至关重要。对既往有骨折病史的患者而言（特别是髋部骨折患者），安全有效的药物治疗能够显著降低未来骨折的风险。令人惋惜的是，骨质疏松性骨折治疗的循证建议和临床实践之间仍存在巨大的差距。

髋部骨折患者骨质疏松的评估

骨质疏松症首先分为原发性和继发性。原发性骨质疏松症主要包括与雌激素缺乏有关的绝经后骨质疏松症和与年龄增长有关的老年性骨质疏松症两种。大多数髋部骨折患者都具有原发性骨质疏松症病史。继发性骨质疏松症常见于药物治疗（的并发症）（表 11.1）和其他导致骨质流失或骨折风险增加的疾病。多达 20% 的女性和 30% 的男性会出现继发性骨质疏松症[20]。对于绝经前有髋部骨折史、70 岁以下的男性、多发性低创伤性骨折和正在接受抗骨质疏松治疗的骨折患者以及没有显著危险因素的患者，应怀疑继发性骨质疏松可能。骨质疏松的危险因素包括性别（女

表 11.1　骨质疏松症主要的继发性病因

继发病因	最常见骨折部位 [a]
乳糜泻	桡骨远端、椎骨
慢性肾脏疾病	髋关节、椎骨
慢性肝病	椎骨
结缔组织疾病（成骨不全、低磷酸酯酶症）	多部位；低磷酸酯酶症性跖骨应力性骨折
库欣综合征	椎骨、肋骨
HIV（人类免疫缺陷病毒感染）	未知
高钙尿症	未知，皮质骨
甲状腺功能亢进症	髋关节
男性性腺功能减退	桡骨远端、椎骨
药物（糖皮质激素、抗癫痫药物等）	多部位；糖皮质激素使用性椎体骨折
多发性骨髓瘤	椎骨
原发性甲状旁腺功能亢进症	桡骨远端、椎骨
全身性肥大细胞增多症	椎骨

a：Sheu 和 Diamond[62]

性）、年龄（高龄）、身材矮小、直系家族阳性史、维生素 D 缺乏、钙摄入不足、甲亢、甲旁亢、吸收不良综合征、吸烟、酗酒、更年期提前以及大剂量和（或）长期低剂量的糖皮质激素使用[2]。

　　所有髋部骨折患者的初步评估应包括病史、骨量丢失相关症状的体格检查、危险因素评估和实验室评估。现阶段对于启动药物治疗前最低限度的必要实验检查评估尚存在一定分歧。我们主张进行包括全血细胞计数、基础代谢指标（如电解质、肌酐、钙）、磷、肝功能、25- 羟基维生素 D 和全段甲状旁腺激素在内的生化评估（表 11.2）。这些基础检查对判断可能继发骨质疏松的其他疾病（如维生素 D 缺乏、甲状旁腺功能亢进症）、排除骨软化症及评估特定抗骨质疏松疗法的禁忌证（例如，原因不明的高碱性磷酸酶）是必要的。更广泛的实验室检查（表 11.2）应根据临床需要可能进行适当选择，包括血清镁、促甲状腺激素、腹腔疾病的组织转谷氨酰胺酶抗体、多发性骨髓瘤的血清蛋白电泳和游离 Kappa 和 Lambda 轻链、性腺功能减退症的总睾酮和促性腺激素，以及 24h 尿钙水平。在必要的临床条件下，可能还需对不太常见的指标进行额外检测，包括肥大细胞增多症、库欣病和胶原蛋白紊乱[2]。

　　目前所有专家组制定的国内和国际循证指南，包括但不限于国家骨质疏松症基金会、国际临床密度测量学会[21, 22]和风湿病学会糖皮质激素性骨质疏松症防治指南[23]等均建议使用 DXA 进行骨密度测定，这一建议适用于不论种族或民族所有 ≥ 65 岁的妇女；60 岁以上，具有循证管理定

表 11.2 髋部骨折和（或）骨质疏松症患者的实验室检查

建议所有患者进行初步实验室检查

检验项目	筛查原因
基础代谢指标	低钙血症患者禁用抗骨吸收药物
	严重肾功能不全患者禁用静脉输注双膦酸盐
全血检查	异常值（如贫血）可能表明骨髓瘤或各种原因造成的吸收不良（如乳糜泻）
肝功能	高碱性磷酸酶可提示 Paget 病或骨软化病等
	高碱性磷酸酶患者慎用特立帕肽
25- 羟基维生素 D	排除维生素 D 缺乏，并在药物治疗开始前评估补充维生素必要性
全段甲状旁腺素	甲状旁腺功能亢进
血清磷	慢性低磷血症可导致骨软化

对特定继发性骨质疏松症患者的实验室检查

检验项目	筛查原因
组织转谷氨酰胺酶抗体与总 IgA	乳糜泻
24h 尿皮质醇	库欣综合征
用药史（糖皮质激素、抗癫痫药）	药物性骨质疏松
HIV 抗原 / 抗体测定	HIV 感染
促甲状腺激素	甲亢
24h 尿钙	高钙尿症
总睾酮、促卵泡素（FSH）、黄体生成素（LH）	男性性腺功能减退
血清镁	低镁血症可导致低钙血症和 PTH 抵抗
血清蛋白电泳	多发性骨髓瘤
游离 Kappa 和 Lambda 轻链	
尿组胺、胰蛋白酶、骨髓活检	系统性红斑狼疮

义的骨折危险因素（既往骨折、骨质疏松症家族史）的妇女、任何 60 岁以上有骨折危险因素的女性（包括既往骨折史、骨质疏松症或骨折家族史、类风湿性关节炎、糖皮质激素使用及其他骨质疏松症明确继发病因）；所有 70 岁及以上的男性（不论种族或民族）；任何 65 岁以上具有骨折危险因素的男性（既往骨折史，骨质疏松或骨折家族史，性腺功能减退，前列腺癌的激素治疗，糖皮质激素的使用及其他明确的骨质疏松继发病因）；所有 50 岁以上轻度创伤骨折男性和女性（包括脊柱、髋关节、前臂、肱骨和股骨）；年龄 ≥ 40 岁，长期接受任何剂量糖皮质激素治疗（持续

3 个月或更长时间）以及接受任何剂量糖皮质激素治疗的 40 岁以下患者。特别推荐髋部骨折患者进行 DXA 检查并监测治疗效果；然而，在等待 DXA 同时不应推迟开始治疗时间。

虽然大多数髋部骨折继发于骨质疏松症，但也可能是由于其他代谢性疾病引起，如 Paget 骨病。当 X 线或其他实验室指标异常时，如血清碱性磷酸酶升高。应当合理怀疑其他代谢性疾病可能。（如检验检查结果）与骨质疏松症以外的其他代谢性骨骼疾病相一致时应及时让患者转诊至内分泌科或代谢性骨病专家。

生活方式调整

建议对所有患者进行生活方式干预，如戒烟、限酒、抗阻力训练和平衡锻炼以及充足的钙和维生素 D 摄入。吸烟与骨密度降低相关 [25]，酗酒与营养性钙缺乏、慢性肝病引起的维生素 D 缺乏以及跌倒风险增加有关 [26]。负重活动是否有利于增加骨密度与降低骨折风险一直存在争议。对骨质疏松性骨折的研究表明，与不运动的女性相比，增加体力活动和强度可以显著减少 65 岁以上的非黑人女性髋部骨折的发生 [27]。锻炼还可以增加肌肉量和改善平衡，而这反过来又可以防止跌倒 [28]。跌倒评估和制定预防跌倒的措施，如物理和职业治疗评估、家庭安全评估、精神药物停用和视力损害矫正也十分重要。当患者临床（情况）允许时应考虑停用导致骨量减少或增加骨折风险的药物。

美国国家骨质疏松症基金会建议所有 50 岁以上的男性和绝经后女性每日摄入 1000~1200mg 的钙（膳食和补充剂）和 800~1000IU 的维生素 D[29]。由于高龄增长、日照时间和膳食维生素 D 摄入不足导致肠道对钙的吸收减少，老年人钙和维生素 D 缺乏的风险更高。钙及维生素 D 补充是否能降低骨折的风险仍存在争议。在 3000 名随机服用安慰剂与维生素 D（800IU）和钙补充剂（1200mg）非卧床老年妇女中进行一级预防研究显示，同安慰剂组相比，钙和维生素 D 补充组髋部骨折减少了 43%[30]。然而另一项纳入了 5000 多名 70 岁及以上老年人的二级预防研究显示，维生素 D 和钙补充剂在预防继发骨折上同安慰剂组没有显著差异 [31]。（两项）研究之间的差异可能是由于补充剂或基础摄入量的差异。然而，所有利用药物治疗降低骨折风险的研究中均包含了钙补充剂和维生素 D[28]。此外，在低钙血症或维生素 D 缺乏的患者中，下述的某些抗骨质疏松药物是禁用的。此外，维生素 D 缺乏会增加治疗过程中发生低钙血症的风险。对于骨折风险极高的老年患者，钙及维生素 D 补充剂的获益远大于其风险（肾结石）。钙补充剂对心血管疾病风险的增加仍存在争议。

药物治疗

我们建议所有骨质疏松性骨折患者都应当进行药物治疗以预防继发骨折。此外，在抗骨质疏松治疗期间发生骨折的患者应适当考虑更改其药物方案。抗骨质疏松药物选择上包括抑制破骨细胞活性，减少骨吸收的抗骨吸收药物和激活成骨细胞，促进骨形成的促骨形成药物[32]。这两类药物均已证实能有效降低骨折风险并改善骨密度（表 11.3）。尽管这些药物研究主要开展人群为绝经后妇女，有证据支持它们同样适用于男性和激素性骨质疏松症患者，尤其是既往有髋部骨折病史的患者。目前 FDA 批准用于防治骨质疏松症的药物包括双膦酸盐类、核因子受体激活剂（RANK）配体抑制剂、雌激素替代疗法、选择性雌激素受体调节剂、甲状旁腺激素 1–34 类似物、甲状旁腺激素相关肽类似物和抗硬化蛋白人源化单克隆抗体[21]。

抗骨吸收药

双膦酸盐类

双膦酸盐类能有效减少（骨质疏松性）骨折，降低患者死亡率，其成本低廉，具有长期的安全性数据，被许多专家推荐为骨质疏松性髋部骨折患者的一线药物。作为一种焦膦酸盐类似物，双膦酸盐沉积于骨骼并优先沉积于骨吸收部位。在骨重塑活跃的部位，它们被破骨细胞吸收，导致破骨细胞失活，从而减少骨吸收。相较不含氮的双膦酸盐（依替膦酸盐），含氮双膦酸盐类（包括阿仑膦酸盐、利塞膦酸盐、伊班膦酸盐和唑来膦酸）疗效更好，在临床上常优先使用[33]。除非特殊情况，一般极少使用不含氮的双膦酸盐。

阿仑膦酸钠、利塞膦酸钠和伊班膦酸钠是美国现有的 3 种口服含氮双膦酸盐。一项包含 3000 多名初次髋部骨折患者 Meta 分析显示：同安慰剂组相比，双膦酸盐组（包括唑来膦酸、阿仑膦酸钠、利塞膦酸钠、依替膦酸钠）二次骨折的发生率显著下降[34]。对患有椎体骨折的绝经后妇女的两项大型试验表明，阿仑膦酸钠相较安慰剂增加了腰椎、髋关节和全身的骨密度，并使新发椎体骨折风险降低了 48%，新发髋部骨折的风险降低了 50%[35, 36]。使用阿仑膦酸钠治疗 4 年后，股骨颈 T 评分 < −2.5 而无椎体骨折的女性髋部骨折的发生率较安慰剂相比减少了 56%[37]。

在骨密度改善和减少椎体及非椎体骨折上，利塞膦酸钠也显示出类似的效果。利塞膦酸钠可以改善并发椎体骨折的绝经后妇女腰椎、股骨颈和股骨粗隆的骨密度，同时将 3 年内椎体骨折的风险降低 41%，非椎体骨折的风险降低 39%[38]。伊班膦酸钠是另一种同时具备静脉和口服剂型的双膦酸盐药物，能显著减少椎体骨折，增加腰椎和髋关节的骨密度。同其他可用的口服双膦酸盐相比，伊班膦酸盐在减少非椎体或髋部骨折上并未显示出优势。尽管这可能是由于统计效力不足所致，但伊班膦酸钠可能不太适用于这一人群[39, 40]。

唑来膦酸是一种每年给药、静脉使用双膦酸盐药物，与安慰剂相比，它使患者 3 年内椎体和

表 11.3　防治骨质疏松症药物

药物类别	药物	剂量	人群			降低骨折风险			骨密度增加百分比（3年）	副作用
			绝经后	激素性	男性	髋关节	椎体	非椎体		
抗骨吸收药										
Bisphosphonates	阿仑膦酸钠（口服）	70mg/周	✓	✓	✓	✓	✓	✓	LS: 5.4% FN: 1.6% FT: 3.3%	MSK 疼痛，胃肠道刺激少见：ONJ, AFF
	利塞膦酸钠（口服）	35mg/周或150mg/月	✓	✓	✓	✓	✓	✓	LS: 5.4% FN: 1.6% FT: 3.3%	MSK 症状，胃肠道刺激少见：ONJ, AF
	伊班膦酸钠（口服/静脉）	2.5mg/d 或 150mg/月（口服）；3mg/3个月（静脉）	✓				✓		LS: 6.5% TH: 3.4% FN: 2.8%	MSK 症状，胃肠道刺激少见：ONJ, AFF
	唑来膦酸（静脉）	5mg/年	✓	✓	✓	✓	✓	✓	LS: 6.71% TH: 6.02% FN: 5.06%	急性相反应少见：ONJ, AFF
RANKL 受体抑制剂	地舒单抗（SQ）	60mg/6个月	✓	✓	✓	✓	✓	✓	LS: 9% TH: 6%	MSK 疼痛，皮肤感染罕见：ONJ, AF
选择性雌激素受体调节剂	雷洛昔芬（PO）	60mg/d	✓				✓		LS: 2.6% FN: 2.1%	静脉血栓，潮热，周围水肿，盗汗
雌激素	结合型马雌激素	0.15~1.25m/d	绝经后骨质疏松症的预防			✓	✓	✓	LS: 5.1% TH: 2.3%	静脉血栓，心血管疾病，乳腺癌

表 11.3（续）

药物类别	药物	剂量	人群			降低骨折风险			骨密度增加百分比（3年）	副作用
			绝经后	激素性	男性	髋关节	椎体	非椎体		
促骨形成药										
促骨形成药物：PTH类	特立帕肽（SQ）	20 μg/d	√	√	√		√	√	LS: 9.7%[a] TH: 2.6% FN: 2.8%	高钙血症，恶心，直立性低血压
	阿巴拉肽（SQ）	80 μg/d	√				√	√	LS: 13.3%[b] TH: 6.9% FN: 5.9	高钙血症，恶心，直立低血压
促骨形成/抗骨吸收联合										
抗骨吸收及促骨形成：硬化素抑制剂	洛莫珠单抗（SQ）	210mg/月	√			√	√	√	LS: 13.3%[c] TH: 6.9% FN: 5.9	关节痛，头痛，MSK痛

缩写：IV，静脉注射；PO，口服；SQ，皮下注射；LS，腰椎；TH，全髋；FN，股骨颈；FT，股骨粗隆；MSK，肌肉骨骼；ONJ，颌骨坏死；AFF，非典型股骨骨折；VTE，静脉血栓栓塞

a：2年
b：18个月
c：1年

髋部骨折的风险分别降低了 70% 和 41%[41]。相关数据显示唑来膦酸对既往髋部骨折的患者更为有益。髋部骨折术后 90 天内接受唑来膦酸治疗的患者，骨折的愈合没有受到任何影响，而死亡率降低了 28%，新发骨折风险降低了 35%[42]。与口服类药物相比，唑来膦酸在依从性上的良好潜力使其成为在髋部骨折患者群体中倍受青睐。

双膦酸盐通常十分安全有效，但需考虑其禁忌证及预防措施。所有双膦酸盐均禁用于低钙血症患者。某些情况下应谨慎或避免使用静脉型双膦酸盐，如一过性肾功能不全、低钙血症和可能因肾性骨营养不良诱发的严重肾功能障碍（肌酐清除率＜ 35mL/min）患者。运用双膦酸盐药物治疗前应当评估患者 25- 羟基维生素 D 水平，若不足则需提前补充，避免引起药物性的低钙血症。口服双膦酸盐类不具备肾毒性，但可能引起轻度低钙血症，可能不适于肾性骨营养不良引起的严重肾功能障碍患者。严重食道疾病，包括贲门失弛缓症和狭窄症患者禁用口服双膦酸盐。口服药物必须空腹，与水同服，并与其他药物或食物间隔至少 30min，以达最大吸收利用度。服药后应维持坐位至少 30~60min，以避免胃肠道刺激反应。静脉用双膦酸盐第一次注射后 3 天内可出现流感样症状的急性反应。对乙酰氨基酚预处理可降低其发生率和严重程度[28]。

双膦酸盐类严重但极其罕见的两个副作用包括颌骨坏死（Osteonecrosis of the Jaw，ONJ）和非典型股骨骨折。ONJ 定义为受累的颌骨在确诊 8 周后仍不愈合。患者可能没有任何症状，或可能有疼痛、感觉异常、肿胀和软组织溃疡[43]。大多数 ONJ 病例发现于因潜在恶性肿瘤而接受大剂量双膦酸盐静脉用药（1 次 / 月）的患者中，而不是 OP 患者[44]。应用这类药物时，建议患者做好常规牙齿护理、保持良好口腔卫生，以最大限度地减少拔牙和种植等侵入性牙科治疗的可能。即便是紧急的牙科治疗，对于高骨折风险患者而言也不应延误使用时机。

非典型股骨骨折（Atypical Femoral Fractures，AFF）指发生于股骨粗隆下或股骨骨干区域的应力性骨折。患者的前驱症状通常是在大腿或腹股沟处出现钝痛、疼痛，早期无法察觉。虽然双膦酸盐使用超出 3~5 年可能与 AFF 的风险少量增加相关，但其绝对风险和发病率仍然非常低。据估计，每 265 名髋部骨折中仅有 1 名 AFF 患者[45]。考虑到这些副作用的罕见性，髋部骨折患者中使用双膦酸盐的获益通常远大于这些罕见风险。而有 AFF 病史的患者一般禁用抗骨吸收药。

迪诺塞麦（Denosumab）

Denosumab 是一种抗核因子 -kB 受体激活剂配体（RANKL）的人源性单克隆抗体，对有髋部骨折病史的患者，尤其是有双膦酸盐使用禁忌证或不能耐受患者而言是另一种具有吸引力的治疗选择。Denosumab 通过阻止 RANKL 与破骨细胞前体上的受体相结合，抑制破骨细胞的成熟和活化。一项为期 36 个月的大型国际随机对照试验 FREEDOM（每 6 个月对 Denosumab 减少骨质疏松性骨折进行评估）对比了绝经后骨质疏松症妇女（-4.0 ＜ T 评分 ＜ -2.5）Denosumab 组和安慰剂组之间髋部及腰椎骨折发生率的差异。（根据其研究显示）Denosumab 使腰椎 BMD 增加了 9%，髋关节 BMD 增加了 6%。而新发椎体和髋部骨折的风险分别降低了 68% 和 40%[46]。Denosumab 对骨转换标志物的快速下调作用在治疗开始后 3 天内接近峰值。尽管 Denosumab 疗效显著，但必须注意提醒患者勿中断治疗。治疗中断与停药后 12 个月内骨转换标志物的迅速增加以及腰椎和髋关节骨密度的丢失相关。有相关病例报告报道了中断治疗后出现多发椎体骨折的患者。因此，不建议在 Denosumab 治疗期间采用药物假期，患者须谨慎地过渡到其他的抗骨吸收药物[47]。Denosumab 的再次运用也能使骨密度得到改善[48, 49]。

Denosumab 禁用于低钙血症患者。与双膦酸盐不同的是，Denosumab 可用于非肾毒性肾功能不全的患者，但此类患者常可能存在显著的低钙血症风险。在治疗启动前须检查并补充 25- 羟基维生素 D 水平。同双膦酸盐类似的是，Denosumab 也存在 ONJ 和 AFF 相关风险的增加。但对于有骨折风险的患者，预防继发骨折的获益超过了这些极小风险的不良事件。

促骨形成药

甲状旁腺激素和甲状旁腺激素相关肽类似物（Parathyroid Hormone，Parathyroid Hormone-Related Protein，PTH & PTHrP）

特立帕肽（Teriparatide）是甲状旁腺素类似物（PTH 1-34），具有促进骨形成的作用。Teriparatide 主要用于高骨折风险患者，如既往脆性骨折病史、严重骨质疏松或在抗骨吸收治疗期间发生骨折的患者。在患椎体骨折的绝经后妇女开展的一项为期 21 个月的试验中显示，除在髋部骨折未有显著骨折风险降低，Teriparatide 能使椎体骨折风险下降 65%，非椎体骨折风险下降 35%。尽管如此，由于能有效减少椎体和非椎体骨折的发生，Teriparatide 仍被视为髋部骨折患者的治疗选择，特别是抗骨吸收药治疗期间发生骨折或具有其他药物使用禁忌证的患者。

阿巴拉帕肽（Abaloparatide）是一种甲状旁腺激素相关肽（PTHrP）的类似物，主要通过激活 PTH1 受体并引起类似的骨形成刺激。与安慰剂对比，Abaloparatide 显著减少了新发椎体骨折（相对风险降低 86%），同时增加了腰椎、髋关节和股骨颈的骨密度[51]。相较 Teriparatide，Abaloparatide 治疗 12 个月时髋关节、股骨颈和腰椎骨密度增加更为显著，高钙血症发生率更低[52]。与 Teriparatide 相同，虽然没有明确（证据）显示 Abaloparatide 可以减少髋部骨折发生，但因为椎体和非椎体骨折的风险得以有效降低，在上述患者中同样建议使用。

由于其潜在的骨肉瘤致病风险，Teriparatide 和 Abaloparatide 的禁忌证包括近期骨骼放射史、未闭合骨骺、Paget 病和不明原因的碱性磷酸酶升高。这一风险在啮齿动物研究中已得到证实，并且与药物剂量和治疗时间相关。Teriparatide 和 Abaloparatide 过去仅获批 2 年使用期，但 FDA 最近删除了 Teriparatide 与骨肉瘤相关的用药警示，这（意味着）可能允许延长治疗周期至 2 年以上。

促骨形成药物一经停用，骨密度改善效果可能会迅速消失。停用促骨形成药物后序贯进行抗骨吸收治疗已被证明可以维持甚至增加骨密度。数项研究表明促骨形成药和双膦酸盐[53]合用一般没有益处。然而，DATA（Denosumab and Teriparatide Administration）研究显示绝经后骨质疏松妇女中，Denosumab/Teriparatide 联用与二者单独用药相比，椎体和髋关节骨密度均显著增加。尽管临床实践中联合用药的保障范围，但基于上述研究，对高骨折风险患者可以考虑采取联合疗法。

促骨形成 / 抗骨吸收药联合应用

洛莫索珠单抗（Romosozumab）是 FDA 最新批准的抗骨质疏松药物。这是一种人类抗硬化蛋白的单克隆抗体，而硬化蛋白是一种由骨细胞产生，具有抑制成骨细胞骨形成作用的蛋白质。Romosozumab 可以促进骨形成并减少骨吸收[55]。对于绝经后髋关节或股骨颈骨密度 T 评分为 2.5~3.5，且无髋关节或多发性椎体骨折史的妇女，在 Romosozumab 治疗 12 个月后序贯接受 Denosumab 治疗，12 个月和 24 个月的椎体骨折显著减少[56]。Romosozumab 增加了腰椎、髋关节和股骨颈的骨密度。在绝经后妇女中对比 Romosozumab 与阿仑膦酸钠的二次试验显示，Romosozumab 使非椎体骨折和髋部骨折分别减少了 19% 和 38%。

与阿仑膦酸钠相比，Romosozumab 与心血管事件小幅增加但相关性显著，这也导致了一个用药警示，即不应将 Romosozumab 列为近期心肌梗死、中风或心血管事件高危患者（的用药选择）。基于成本、较短的治疗记录和药物安全性层面的（综合）考虑，对于髋部骨折的老年患者而言 Romosozumab 并不那么具备竞争力。当患者具有其他（药物）治疗的禁忌证，可能会考虑使用。

雌激素替代疗法

雌激素替代疗法可用于特定人群骨质疏松症的预防，然而 FDA 并未批准其用于骨质疏松症。出于这一原因及其潜在的副作用，通常不作为老年髋部骨折患者的药物选择。WHI（Women's Health Initiative）试验显示，雌激素治疗能显著降低髋部骨折和椎体骨折的发生率，同时增加了静脉血栓、心肌梗死、中风和乳腺癌的风险。因此雌激素未被纳为骨质疏松症治疗的一线药物。大多数髋部骨折患者往往是老年人，久坐不动及增加的血栓事件和心血管疾病的风险，使雌激素这一人群中应用的获益并未优于其风险。雌激素治疗更适于近期绝经且没有药物禁忌证的年轻女性。

对 WHI 数据的后续分析表明，在绝经后最初几年内开始应用雌激素的患者心血管疾病风险并没有增加。

选择性雌激素受体调节剂

选择性雌激素受体调节剂，或称为 SERMs（如雷洛昔芬）能够在不刺激子宫内膜的情况下与雌激素受体结合，从而抑制骨吸收。尽管 FDA 批准将其用于防治骨质疏松症，但对于既往有髋部骨折的患者而言，雷洛昔芬也并不是具有吸引力的选择。在一项超过 7000 名患有绝经后骨质疏松症（定义为低骨密度或椎体骨折）妇女开展的研究显示雷洛昔芬可以使椎体骨折的风险降低 30%~50%，同时增加椎体和股骨颈的骨密度 [59]。这一研究同时显示 3 年后非椎体骨折的发生率并未明显下降。与此同时，髋部骨折的具体风险亦未显示降低。雷洛昔芬与静脉血栓事件的发生增加相关；这一比率与其他研究中接受雌激素治疗和他莫昔芬（Tamoxifen）治疗的妇女相当。雷洛昔芬的其他潜在副作用还包括流感综合征、潮热、腿部抽筋、外周水肿和子宫内膜腔积液。

降钙素

降钙素通过抑制破骨细胞以减少骨吸收。研究证实 200IU 鲑鱼降钙素鼻喷剂可以降低椎体骨折的风险，尽管更高或较低剂量实验及非椎体骨折（髋部骨折）中也没有减少 [60]。虽然 FDA 已批准其用于绝经后骨质疏松症治疗，但鉴于其有效性数据的矛盾及上述其他降低骨折风险和增加骨密度更有效的治疗方法的可获得性，因此不推荐常规使用降钙素。此外，一项综合了 21 项试验的 Meta 分析显示，长期服用鲑降钙素的患者恶性肿瘤的发病率增加 [24]。因此不推荐将其用于髋部骨折患者。

治疗时机选择

髋部骨折患者的基础实验室评估一经完成，则应接受药物治疗。出于对可能影响或延迟骨折愈合的考量，骨折后的抗骨质疏松治疗有时会被不适当地推迟。然而，这仅仅是理论上的风险，且有数据表明实际情况恰恰相反。数项研究表明，髋部骨折患者早期抗骨质疏松治疗是有益的。骨折后 2 周内使用唑来膦酸治疗的患者并未出现骨折延迟愈合的情况 [61]。此外，术后 90 天内静脉使用双膦酸盐的患者的死亡率也有所下降。因此，对于新发骨折的患者而言，启动治疗在降低死亡率和预防未来骨折上的获益远远大于骨折延迟愈合的理论风险。

小结

总而言之，骨质疏松症是老年人群日益普遍的（健康）问题。骨质疏松性骨折，尤其是髋部骨折，具有严重的发病率和死亡率。低能量创伤和髋部骨折是骨质疏松诊断及后续骨折的强有力预测因素，但髋部骨折和骨质疏松症诊断的重要性尚未得到充分认识。在髋部骨折或其他任何骨质疏松性骨折发生后及时启动抗骨质疏松治疗至关重要。药物治疗可有效降低骨折风险，改善骨密度，减少死亡率。由于骨质疏松症的诊断不足，加上出于对罕见的副作用的担忧导致较低的治疗率和依从性的下降，现阶段骨质疏松症的治疗率仍然很低。我们建议所有具有髋部骨折病史的患者都应该接受 FDA 批准的骨质疏松症药物治疗。药物治疗在预防未来骨折和降低死亡率的获益远超过了其罕见严重的副作用风险。

参考文献

[1] NIH consensus development panel on osteoporosis prevention D, therapy. Osteoporosis prevention, diagnosis, and therapy. JAMA. 2001;285(6):785–795.

[2] Becker C. Clinical evaluation for osteoporosis. Clin Geriatr Med. 2003;19(2):299–320.

[3] Dane Hansen CB, Pelizzari P, Pyenson B. Medicare cost of osteoporotic fractures. 2019 August. https://www.milliman.com/en/insight/medicare-cost-of-osteoporoticfractures.

[4] Burge R, Dawson-Hughes B, Solomon DH, Wong JB, King A, Tosteson A. Incidence and economic burden of osteoporosis-related fractures in the United States, 2005-2025. J Bone Miner Res. 2007;22(3):465–475.

[5] Cummings SR, Rubin SM, Black D. The future of hip fractures in the United States. Numbers, costs, and potential effects of postmenopausal estrogen. Clin Orthop Relat Res. 1990;252:163–166.

[6] Lewiecki EM, Ortendahl JD, Vanderpuye-Orgle J, Grauer A, Arellano J, Lemay J, et al. Healthcare policy changes in osteoporosis can improve outcomes and reduce costs in the United States. JBMR Plus. 2019;3(9):e10192.

[7] Abrahamsen B, van Staa T, Ariely R, Olson M, Cooper C. Excess mortality following hip fracture: a systematic epidemiological review. Osteoporos Int. 2009;20(10):1633–1650.

[8] Lu-Yao GL, Baron JA, Barrett JA, Fisher ES. Treatment and survival among elderly Americans with hip fractures: a population-based study. Am J Public Health. 1994;84(8):1287–1291.

[9] Solomon DH, Johnston SS, Boytsov NN, McMorrow D, Lane JM, Krohn KD. Osteoporosis medication use after hip fracture in U.S. patients between 2002 and 2011. J Bone Miner Res. 2014;29(9):1929–1937.

[10] Kanis JA, Johnell O, De Laet C, Johansson H, Oden A, Delmas P, et al. A meta-analysis of previous fracture and subsequent fracture risk. Bone. 2004;35(2):375–382.

[11] Klotzbuecher CM, Ross PD, Landsman PB, Abbott TA 3rd, Berger M. Patients with prior fractures have an increased risk of future fractures: a summary of the literature and statistical synthesis. J Bone Miner Res. 2000;15(4):721–739.

[12] van Staa TP, Leufkens HG, Cooper C. Does a fracture at one site predict later fractures at other sites? A British cohort study. Osteoporos Int. 2002;13(8):624–629.

[13] Berry SD, Samelson EJ, Hannan MT, McLean RR, Lu M, Cupples LA, et al. Second hip fracture in older men and women: the Framingham study. Arch Intern Med. 2007;167(18):1971–1976.

[14] Schroder HM, Petersen KK, Erlandsen M. Occurrence and incidence of the second hip fracture. Clin Orthop Relat Res. 1993;289:166–169.

[15] Melton LJ 3rd, Kearns AE, Atkinson EJ, Bolander ME, Achenbach SJ, Huddleston JM, et al. Secular trends in hip fracture incidence and recurrence. Osteoporos Int. 2009;20(5):687–694.

[16] Desai RJ, Mahesri M, Abdia Y, Barberio J, Tong A, Zhang D, et al. Association of osteoporosis medication use after hip fracture with prevention of subsequent nonvertebral fractures: an instrumental variable analysis. JAMA Netw Open. 2018;1(3):e180826.

[17] Greenspan SL, Wyman A, Hooven FH, Adami S, Gehlbach S, Anderson FA Jr, et al. Predictors of treatment with osteoporosis medications after recent fragility fractures in a multinational cohort of postmenopausal women. J Am Geriatr Soc. 2012;60(3):455–461.

[18] Jha S, Wang Z, Laucis N, Bhattacharyya T. Trends in media reports, oral bisphosphonate prescriptions, and hip fractures 1996–2012: an ecological analysis. J Bone Miner Res. 2015;30(12):2179–2187.

[19] Geusens P, Bours SPG, Wyers CE, van den Bergh JP. Fracture liaison programs. Best Pract Res Clin Rheumatol. 2019;33(2):278–289.

[20] Riggs BL, Melton LJ 3rd. Involutional osteoporosis. N Engl J Med. 1986;314(26):1676–1686.

[21] Cosman F, Lindsay R, LeBoff M, Jan de Beur S, Tanner B. Clinician's guide to prevention and treatment of osteoporosis 2013. Available from: http://www.saegre.org.ar/biblioteca/osteoporosis/nof%202013.pdf.

[22] 2019 ISCD Official Positions 2019. Available from: https://iscd.app.box. com/s/5r713cfzvf4gr28q7zdccg2i7169fv86.

[23] Buckley L, Guyatt G, Fink HA, Cannon M, Grossman J, Hansen KE, et al. American college of rheumatology guideline for the prevention and treatment of glucocorticoid-induced osteoporosis. Arthritis Rheumatol. 2017;69(8):1521–1537.

[24] Camacho PM, Petak SM, Binkley N, Clarke BL, Harris ST, Hurley DL, et al. American association of clinical endocrinologists and American college of endocrinology clinical practice guidelines for the diagnosis and treatment of postmenopausal osteoporosis - 2016—executive summary. Endocr Pract. 2016;22(9):1111–1118.

[25] Krall EA, Dawson-Hughes B. Smoking increases bone loss and decreases intestinal calcium absorption. J Bone Miner Res. 1999;14(2):215–220.

[26] Laitinen K, Valimaki M. Alcohol and bone. Calcif Tissue Int. 1991;49(Suppl):S70–S73.

[27] Gregg EW, Cauley JA, Seeley DG, Ensrud KE, Bauer DC. Physical activity and osteoporotic fracture risk in older women. Study of osteoporotic fractures research group. Ann Intern Med. 1998;129(2):81–88.

[28] Black DM, Rosen CJ. Clinical practice. Postmenopausal osteoporosis. N Engl J Med. 2016;374(3):254–262.

[29] Ross AC, Taylor CL, Yaktine AL, Del Valle HB, editors. Dietary reference intakes for calcium and vitamin D. The National Academies Collection: reports funded by National Institutes of Health. Washington, DC: National Academies Press; 2011.

[30] Chapuy MC, Arlot ME, Duboeuf F, Brun J, Crouzet B, Arnaud S, et al. Vitamin D3 and calcium to prevent hip fractures in elderly women. N Engl J Med. 1992;327(23):1637–1642.

[31] Grant AM, Avenell A, Campbell MK, McDonald AM, MacLennan GS, McPherson GC, et al. Oral vitamin D3 and calcium for secondary prevention of low-trauma fractures in elderly people (Randomised Evaluation of Calcium Or Vitamin D, RECORD): a randomised placebo-controlled trial. Lancet. 2005;365(9471):1621–1628.

[32] Haas AV, LeBoff MS. Osteoanabolic agents for osteoporosis. J Endocr Soc. 2018;2(8):922–932.

[33] McClung MR. Bisphosphonates. Endocrinol Metab Clin N Am. 2003;32(1):253–271.

[34] Peng J, Liu Y, Chen L, Peng K, Xu Z, Zhang D, et al. Bisphosphonates can prevent recurrent hip fracture and reduce the mortality in osteoporotic patient with hip fracture: a meta-analysis. Pak J Med Sci. 2016;32(2):499–504.

[35] Liberman UA, Weiss SR, Broll J, Minne HW, Quan H, Bell NH, et al. Effect of oral alendronate on bone mineral density and the incidence of fractures in postmenopausal osteoporosis. The alendronate phase III osteoporosis treatment study group. N Engl J Med. 1995;333(22):1437–1443.

[36] Black DM, Cummings SR, Karpf DB, Cauley JA, Thompson DE, Nevitt MC, et al. Randomised trial of effect of alendronate on risk of fracture in women with existing vertebral fractures. Fracture intervention trial research group. Lancet. 1996;348(9041):1535–1541.

[37] Cummings SR, Black DM, Thompson DE, Applegate WB, Barrett-Connor E, Musliner TA, et al. Effect of

alendronate on risk of fracture in women with low bone density but without vertebral fractures: results from the fracture intervention trial. JAMA. 1998;280(24):2077–2082.

[38] Harris ST, Watts NB, Genant HK, McKeever CD, Hangartner T, Keller M, et al. Effects of risedronate treatment on vertebral and nonvertebral fractures in women with postmenopausal osteoporosis: a randomized controlled trial. Vertebral efficacy with Risedronate therapy (VERT) study group. JAMA. 1999;282(14):1344–1352.

[39] Inderjeeth CA, Glendenning P, Ratnagobal S, Inderjeeth DC, Ondhia C. Long-term efficacy, safety, and patient acceptability of ibandronate in the treatment of postmenopausal osteoporosis. Int J Women's Health. 2015;7:7–17.

[40] Chesnut CH 3rd, Skag A, Christiansen C, Recker R, Stakkestad JA, Hoiseth A, et al. Effects of oral ibandronate administered daily or intermittently on fracture risk in postmenopausal osteoporosis. J Bone Miner Res. 2004;19(8):1241–1249.

[41] Black DM, Delmas PD, Eastell R, Reid IR, Boonen S, Cauley JA, et al. Once-yearly zoledronic acid for treatment of postmenopausal osteoporosis. N Engl J Med. 2007;356(18):1809–1822.

[42] Lyles KW, Colon-Emeric CS, Magaziner JS, Adachi JD, Pieper CF, Mautalen C, et al. Zoledronic acid and clinical fractures and mortality after hip fracture. N Engl J Med. 2007;357(18):1799–1809.

[43] Khan AA, Morrison A, Hanley DA, Felsenberg D, McCauley LK, O'Ryan F, et al. Diagnosis and management of osteonecrosis of the jaw: a systematic review and international consensus. J Bone Miner Res. 2015;30(1):3–23.

[44] Khosla S, Bilezikian JP, Dempster DW, Lewiecki EM, Miller PD, Neer RM, et al. Benefits and risks of bisphosphonate therapy for osteoporosis. J Clin Endocrinol Metab. 2012;97(7):2272–2282.

[45] Black DM, Abrahamsen B, Bouxsein ML, Einhorn T, Napoli N. Atypical femur fractures: review of epidemiology, relationship to bisphosphonates, prevention, and clinical management. Endocr Rev. 2019;40(2):333–368.

[46] Cummings SR, San Martin J, McClung MR, Siris ES, Eastell R, Reid IR, et al. Denosumab for prevention of fractures in postmenopausal women with osteoporosis. N Engl J Med. 2009;361(8):756–765.

[47] Camacho PM, Petak SM, Binkley N, Diab DL, Eldeiry LS, Farooki A, et al. American Association of Clinical Endocrinologists/American College of Endocrinology Clinical Practice Guidelines for the diagnosis and treatment of postmenopausal osteoporosis- 2020 update executive summary. Endocr Pract. 2020;26(5):564–570.

[48] McClung MR, Lewiecki EM, Cohen SB, Bolognese MA, Woodson GC, Moffett AH, et al. Denosumab in postmenopausal women with low bone mineral density. N Engl J Med. 2006;354(8):821–831.

[49] Miller PD, Bolognese MA, Lewiecki EM, McClung MR, Ding B, Austin M, et al. Effect of denosumab on bone density and turnover in postmenopausal women with low bone mass after long-term continued, discontinued, and restarting of therapy: a randomized blinded phase 2 clinical trial. Bone. 2008;43(2):222–229.

[50] Neer RM, Arnaud CD, Zanchetta JR, Prince R, Gaich GA, Reginster JY, et al. Effect of parathyroid hormone (1-34) on fractures and bone mineral density in postmenopausal women with osteoporosis. N Engl J Med. 2001;344(19):1434–1441.

[51] Leder BZ, O'Dea LS, Zanchetta JR, Kumar P, Banks K, McKay K, et al. Effects of abaloparatide, a human parathyroid hormone-related peptide analog, on bone mineral density in postmenopausal women with osteoporosis. J Clin Endocrinol Metab. 2015;100(2):697–706.

[52] Miller PD, Hattersley G, Riis BJ, Williams GC, Lau E, Russo LA, et al. Effect of abaloparatide vs placebo on new vertebral fractures in postmenopausal women with osteoporosis: a randomized clinical trial. JAMA. 2016;316(7):722–733.

[53] Black DM, Bilezikian JP, Ensrud KE, Greenspan SL, Palermo L, Hue T, et al. One year of alendronate after one year of parathyroid hormone (1-84) for osteoporosis. N Engl J Med. 2005;353(6):555–565.

[54] Tsai JN, Uihlein AV, Lee H, Kumbhani R, Siwila-Sackman E, McKay EA, et al. Teriparatide and denosumab, alone or combined, in women with postmenopausal osteoporosis: the DATA study randomised trial. Lancet. 2013;382(9886):50–56.

[55] Lewiecki EM. Role of sclerostin in bone and cartilage and its potential as a therapeutic target in bone diseases. Ther Adv Musculoskelet Dis. 2014;6(2):48–57.

[56] Cosman F, Crittenden DB, Adachi JD, Binkley N, Czerwinski E, Ferrari S, et al. Romosozumab treatment in

postmenopausal women with osteoporosis. N Engl J Med. 2016;375(16):1532–1543.

[57]　Saag KG, Petersen J, Brandi ML, Karaplis AC, Lorentzon M, Thomas T, et al. Romosozumab or alendronate for fracture prevention in women with osteoporosis. N Engl J Med. 2017;377(15):1417–1427.

[58]　Rossouw JE, Anderson GL, Prentice RL, LaCroix AZ, Kooperberg C, Stefanick ML, et al. Risks and benefits of estrogen plus progestin in healthy postmenopausal women: principal results from the women's health initiative randomized controlled trial. JAMA. 2002;288(3):321–333.

[59]　Ettinger B, Black DM, Mitlak BH, Knickerbocker RK, Nickelsen T, Genant HK, et al. Reduction of vertebral fracture risk in postmenopausal women with osteoporosis treated with raloxifene: results from a 3-year randomized clinical trial. Multiple Outcomes of Raloxifene Evaluation (MORE) Investigators. JAMA. 1999;282(7):637–645.

[60]　Chesnut CH 3rd, Silverman S, Andriano K, Genant H, Gimona A, Harris S, et al. A randomized trial of nasal spray salmon calcitonin in postmenopausal women with established osteoporosis: the prevent recurrence of osteoporotic fractures study. PROOF Study Group. Am J Med. 2000;109(4):267–276.

[61]　Colon-Emeric C, Nordsletten L, Olson S, Major N, Boonen S, Haentjens P, et al. Association between timing of zoledronic acid infusion and hip fracture healing. Osteoporos Int. 2011;22(8):2329–2336.

[62]　Sheu A, Diamond T. Secondary osteoporosis. Aust Prescr. 2016;39(3):85–87.

第十二章 中低收入国家的老年髋部骨折治疗

Hannah Elsevier, Sara Kiani, Theodore Miclau

陈浩龙　何祥鑫　何琦非　龚春柱 / 译

引言

　　本章的范围是中低收入国家老年髋部骨折的流行病学、治疗和疗效。本文的中低收入国家指世界银行根据人均国民总收入（Gross National Income，GNI）（表 12.1）[1] 定义的低、中下和中上收入国家。由于全球人口老龄化，老年髋部骨折的在全世界越来越普遍，预计 2050 年全球发病率预计将达到 450 万 [2]。世界卫生组织（WHO）估计，到 2050 年全球 80% 的老年人口将居住在中低收入国家 [3]。随着年龄的增长，髋部骨折的发病率和负担也随之增加。除高龄外，老年髋部骨折的危险因素包括女性、体质差、骨质疏松和骨折病史。虽然已经证明多科共管和早期手术可以改善老年髋部骨折的预后，但在资源匮乏的环境下，这很难实现。在中低收入国家，手术的困难仍持续存在，非手术治疗导致较差的预后和较高的死亡率。尽管关于中低收入国家的中老年髋部骨折的文献很少，但依然强调尽力减少延迟手术和增加途经让人民能支付使用植入物。国际组织提出了指导方案和线上支持，以减少并发症、防止再骨折和实现早期活动。通过投资于医疗系统、教育和科研，为改善中低收入国家中的老年髋部骨折患者的预后提供了机会。

流行病学

髋部骨折流行病学：中低收入国家中的老龄化人群

　　随着世界人口老龄化，老年髋部骨折的发病率预计将增加，并从主要影响高纬度、高收入国家转向不成比例地影响低收入国家。全球人们的预期寿命有增加的趋势，这反过来又增加了全球老年疾病和老年损伤的发病率。老年髋部骨折是全球发病率和死亡率的主要来源，几乎比任何与年龄或骨质疏松相关的损伤都要严重 [2]。随着老年髋部骨折好发地区转变到资源较低的地区，全

表12.1 2021年世界银行按人均GNI划分的不同地区的低收入、中下收入和中上等收入国家分类（作者根据世界银行国家和贷款组织的数据创建[1]）

低收入	中下收入	中上收入
东亚及太平洋		
朝鲜	柬埔寨、基里巴斯、老挝、密克罗尼西亚、蒙古、缅甸、巴布亚新几内亚、菲律宾、所罗门群岛、东帝汶、瓦努阿图、越南	美属萨摩亚、中国、斐济、印度尼西亚、马来西亚、马绍尔群岛、萨摩亚、泰国、汤加、图瓦卢
欧洲和中亚		
塔吉克斯坦	吉尔吉斯共和国、摩尔多瓦、乌克兰、乌兹别克斯坦	阿尔巴尼亚、亚美尼亚、阿塞拜疆、白俄罗斯、波斯尼亚和黑塞哥维那、保加利亚、格鲁吉亚、哈萨克斯坦、科索沃、黑山、北马其顿、俄罗斯联邦、塞尔维亚、土耳其、土库曼斯坦
拉丁美洲和加勒比		
海地	玻利维亚、萨尔瓦多、洪都拉斯、尼加拉瓜	阿根廷、伯利兹、巴西、哥伦比亚、哥斯达黎加、古巴、多米尼加、多米尼加共和国、厄瓜多尔、格林纳达、危地马拉、圭亚那、牙买加、墨西哥、阿拉瓜、秘鲁、圣卢西亚、圣文森特和格林纳丁斯、苏里南、委内瑞拉
中东和北非		
阿拉伯叙利亚、也门	阿尔及利亚、吉布提、埃及、摩洛哥、突尼斯、约旦河西岸和加沙	伊朗、伊斯兰共和国、伊拉克、约旦、黎巴嫩、利比亚
南亚		
阿富汗	孟加拉国、不丹、印度、尼泊尔、巴基斯坦、斯里兰卡	马尔代夫
撒哈拉以南非洲地区		
布基纳法索、布隆迪、中非共和国、乍得、刚果民主共和国、刚果、厄立特里亚、埃塞俄比亚、冈比亚、几内亚、几内亚比绍、利比里亚、马达加斯加、马拉维、马里、莫桑比克、尼日尔、卢旺达、塞拉利昂、索马里、南苏丹、苏丹、多哥、乌干达	安哥拉、贝宁、佛得角、喀麦隆、科摩罗、刚果、科特迪瓦、埃斯瓦蒂尼、加纳、肯尼亚、莱索托、毛里塔尼亚、尼日利亚、圣托美和林西普、塞内加尔、坦桑尼亚、赞比亚、津巴布韦	博茨瓦纳、赤道几内亚、加蓬、纳米比亚、南非

球都需努力，以便更好地了解这种趋向，更有效地满足全球老年人口的需求。

据估计，全球80岁以上人口的数量将从2019年的1.43亿增加到2050年的4.26亿，到2100年将增加到8.81亿[2]。与已经实现人口结构转变的高收入国家相比，随着预期寿命的大幅提高，中低收入国家的人口结构金字塔将发生更显著的变化。2019年，38%的80岁以上人口生活在欧洲和北美，这些地区高收入国家比例较高。随着中低收入国家人口的老龄化和预期寿命的增加，这一数字预计将在 2050 年和 2100 年分别下降到 26% 和 17%[4]。另外，到 2050 年，亚洲髋部骨折的数量将增加 1 倍以上，占全世界髋部骨折的近 50%[5]。

在亚洲、非洲和拉丁美洲，特别是在一些低收入国家，随着这些流行病学转变的发生，骨质疏松症发病率将随着人口老龄化而增加[6-8]。因此，预计这三大洲的髋部骨折发病率也将出现极大的增长，从而加大骨折负担，这将产生重大的经济和社会影响。亚洲骨质疏松协会联合会（Asian Federation of Osteoporosis Societies，AFOS）中的国家，约有一半被归类为低收入或中等收入国家，预计到 2050 年，髋部骨折的发生率将比 2018 年增加 2.28 倍。中国和印度预计将占总增长的 79%[5]。在拉丁美洲，65 岁以上的老年髋部骨折的发生率预计将增加 700%[8]。根据墨西哥的数据预测，2005—2050 年，髋部骨折的发生率将增加 5 倍，但这一估计仍可能低估了增长[9]。因为这些中低收入国家的数据缺乏，而且研究方法不一致，文献中的预测在提供对中低收入国家髋部骨折当前和未来负担的全面了解方面很有限。

全球疾病负担：死亡和残疾

在全球范围内，以伤残调整生命年（Disability Adjusted Life Years，DALYs）衡量，肌肉骨骼损伤导致的生产力和生命损失比 HIV、结核病和疟疾加起来还要多，而后者是资金更充足、宣传更广的全球卫生举措[10]。虽然世界卫生组织（WHO）进行的全球疾病负担（Global Burden of Disease，GBD）研究没有在其疾病和损伤分类系统中具体说明髋部骨折，但分析了 70 岁以上老龄人摔倒的 DALYs，为髋部骨折疾病负担的总体趋势提供了概览。由于人口众多，印度和中国因老年摔倒而导致的生产力损失远远超过世界其他大部分国家。有人认为，即使这样也可能低估了这些地区与跌倒相关的伤残的影响。对伤残调整生命年的全球评估并不能充分反映社会负担的区域差异，因为疾病社会负担不仅是由单独的伤害影响，也受当地环境背景的影响。例如，在一个没有轮椅、电梯或铺砌路面的地区，髋部骨折可能会使老年患者完全无法回家。而在一个有这种基础设施的地区，同样的损伤可能不会那么严重。因为区域伤残评估可以更好地反映文化、基础设施和社会支持对损伤恢复过程的影响，因此这种评估可以更准确地反映老年髋部骨折的真实影响。

影响髋部骨折后残疾和生活质量的独立因素在国家之间和国家内部可能存在很大差异。生活质量受受伤原因、个人体质以及区域或社会因素的影响。Hlaing 等（2020 年）证明，在缅甸，由于女性的性别差异导致她们拥有更少的社会支持，而髋部骨折后的功能受限导致的生活质量降低在女性中也更加显著[11]。Amphansap 等 2018 年证明，在泰国，髋部骨折后出现的前期生活质量急剧下降的程度可通过营养补充和早期手术得以减少[12]。髋部骨折后生活质量下降的持续时间也因个体和区域水平而异。在前面提到的泰国研究中，患者群体的生活质量在受伤后整整一年都没有恢复到基线水平，但在墨西哥的一项研究中表面，虽然患者的生活质量也出现了类似的前期下降，但是到一年时几乎恢复到基线水平[9]。

需要更多的研究来了解影响髋部骨折后伤残和生活质量的因素，以便更好地理解和评估髋部骨折对个人和社会的长期不利影响。

经济影响：直接和间接、个人和社会影响

老年髋部骨折的直接和间接经济影响可以在个人和社会层面上体现到。社会成本是指对整个国家或地区的经济负担，并显著地受到老年髋部骨折造成的残疾和死亡的影响。治疗的直接成本和与生产力损失相关的间接成本在不同的医疗系统、国家和文化中都有很大差异。在中低收入国家中，评估间接和社会成本尤其重要，因为在这些国家髋部骨折患者年龄发生较小，患者生活在需要工作到晚年的文化和经济环境中。用于高收入国家的中老年髋部骨折的经济负担的评估不一定适用中低收入国家中的评估。

中低收入国家的住院、手术和康复的直接成本可能与高收入国家的直接成本有显著差异。这些成本是巨大的；例如，预计拉丁美洲髋部骨折的增加将带来 130 亿美元（1 美元 ≈ 6.86 人民币）的直接成本[8]。在一个国家内，不同医疗系统和保险模式的直接成本可能存在很大差异。据估计，低收入国家近 80% 的人口没有医疗保险[13]。因此，在许多中低收入国家接受治疗之前，髋部骨折患者的家属可能会购买手术用品，包括昂贵的植入物、缝线、手术手套和抗生素[14]。这可能导致手术延迟、住院时间延长和预后恶化，从而增加患者及其支持系统的间接成本。即使在公共或私人医疗保险系统已经到位以减轻个人财务负担的情况下，剩余的直接成本和随后的间接成本也可能对患者及其家人造成毁灭性的影响。

间接成本并不是由于疾病的治疗产生，而是由于工资的损失、生产力的损失，以及患者在其他情况下不会经历的额外成本。无论是术前还是术后，工作缺勤都会增加财政负担，尤其是对那些在农业或非正规部门工作的人来说。中低收入国家的家庭难以支付交通和食品等非医疗费用，这会进一步加重住院负担[14]。尽管这些间接成本很高，许多髋部骨折成本的估计主要集中在直接医疗成本上。土耳其一个纳入髋部骨折直接和间接成本的模型估计 2019 年的负担为 4.55 亿美元。预计的 5 年负担估计为 24.2 亿美元，其中 23% 的成本来自患者生产力损失[15]。虽然有明确证据表明髋部骨折是个人和社会的重大财务负担，但中低收入国家中老年髋部骨折负担的资料仍然有限，值得进一步研究。

风险因素

不可改变的因素：年龄和性别

高收入国家髋部骨折的风险因素已被充分了解，并与中低收入国家的风险因素重叠。两个重要的固定因素包括年龄和性别。髋部骨折对女性的影响较大，绝经后女性的预期寿命更长，骨密度（Bone Mineral Density，BMD）更低。尽管全世界的估计值差异很大，但据估计，大约 3/4 的老年髋部骨折患者是女性。例如，在巴西圣保罗老龄化与健康（The São Paulo, Brazil Ageing and Health，SPAH）研究中，女性髋部骨折的年龄标准化发病率为 421.2/100 000（人·年），男性为 89.9/100 000（人·年）[16]。而在斯里兰卡，女性占粗髋部骨折率的 79%，女性和男性的发病率分别为 132.2/100 000（人·年）和 35.3/100 000（人·年）[6]。在世界大部分地区，老年髋部骨折发病率的性别差异都很显著，而且随着年龄的增长，性别差异也越来越大。

在一些当地研究中也发现不一样的地方，这可能是研究设计或社会因素的结果，导致女性代表性不足。例如，印度的一些基于医院的研究显示，男性髋部骨折的发生率较高，而且往往出现在较年轻的年龄段[17]。这种与全球趋势的差异可能是男性饮酒增加或女性需求未得到满足导致。通过入院或手术干预计算髋部骨折发病率的研究忽略了从未去过医院或手术室的人群。准确统计中低收入国家中未行手术的虚弱患者是未来研究和投资的重点领域。

可改变的风险：脆弱、衰弱和跌倒

可改变的患者因素是高危人群干预可能针对的因素。解决这些可改变的风险因素可以显著降低髋部骨折的风险。老年髋部骨折的主要可改变风险因素是脆弱性（低骨密度 / 骨质减少 / 骨质疏松 / 既往骨折）、衰弱性（营养不良和整体健康状况不佳）和跌倒易感性。

BMD 随着年龄的增长而降低，低 BMD 已被证明与髋部骨折风险增加有关[16]。骨密度是骨量减少和骨质疏松症较相关的测量指标，T 评分分别为 –2.5~–1 和 < –2.5。在巴西，老年人全髋关节骨密度降低已被证明是非椎体脆性骨折，包括髋部骨折的预测指标（RR 1.56，95% CI，1.21~2.01）[16]。中低收入国家的老年人群的骨密度可能受到多种因素的影响，包括营养、药物使用和共病情况。

使用基于临床风险因素和 BMD 的国家特定 FRAX 模型，可以识别有骨质疏松性髋部骨折风险的患者。在无法进行密度测定的地区，可以根据流行病学数据单独使用临床风险因素来预测骨折风险。虽然在资源有限的国家，这可能是一个强大的工具，但它依赖的数据可能不完整或缺失。在缺乏流行病学髋部骨折数据的中低收入国家中应用时，可以参考具有完整数据的瑞典或其他高收入国家的骨折发病率，这些整数据被认为可以代表人群的发生率[18]。在缺乏数据的情况下，很难确定使用替代人群的方法是否是估计骨折风险的有效技术。在有一些流行病学数据的中低收入国家中，FRAX 模型可以从具有地理变异性、低样本量、不完整病例捕获或短期随访的本地研究中构建 [16]。为了更好地理解、预测和预防老年髋部骨折，需要对骨质疏松性髋部骨折流行病学和中低收入国家中的风险因素进行研究。

营养和维生素 D 缺乏都与髋部骨折风险增加有关。维生素 D 是通过饮食和阳光照射获得的脂溶性维生素。目前，髋部骨折在高纬度国家更为普遍，这些地方远离赤道和阳光直射。在中国，研究表明，高纬度地区的人群骨折风险增加，这种关联可能继发于低维生素 D [19]。而在巴西这个主要位于赤道以南的国家，距离赤道最远的南部地区老年髋部骨折的发病率最高 [16]。然而，即使在阳光充足的地区，也可能显著缺乏维生素，并对髋部骨折产生影响。泰国最近的一项研究发现，维生素 D 缺乏（< 20ng/mL）和维生素 D 不足（20~30ng/mL）很常见，分别发生在 46.3% 和 32.1% 的老年髋部骨折患者中 [20]。同样，在缅甸，发现老年人的平均血清维生素 D 显著降低 [11]。在每天有充足阳光的中低收入国家，可以建议患者每天外出，尤其是髋部骨折康复的老年人，否则他们可能不会离开家。

全身营养不良是髋部骨折脆弱性和髋部骨折术后不良预后的重要风险因素 [21]。营养不良是老年人贫血和虚弱的原因，尤其是在粮食安全降低的国家 [22]。低体重指数（BMI）和相关的营养不良可能是老年人的一个重要问题。在低收入国家尤其如此，那里较高的贫困率限制了满足营养需求的能力。需要有针对性的营养干预来解决这一风险因素，因为没有家庭、社区或社会支持，老年人可能无法获得足够的营养。一项泰国的研究表明，营养补充可以减缓髋部骨折后早期生活质量的急剧下降 [12]。

随着肥胖在全世界的发展，营养不良和脆弱性问题不仅存在于低 BMI 患者中，也存在于肥胖和糖尿病患者中。糖尿病还增加了终末期肾病（End-Stage Renal Disease，ESRD）和相关的低骨密度问题。巴勒斯坦的研究表明，42.8% 的 ESRD 患者患有骨质疏松症，40.2% 的患者患有骨质减少症，60 岁以上的患者发病率增加 [23]。除非骨质疏松和骨质减少得到解决，否则 ESRD 患者髋部骨折的风险会增加。这些患者的内分泌检查和初级随访应包括营养优化、低骨密度治疗和降低髋部骨折风险的教育。改善中低收入国家的初级随访可减少并发症的影响，公共卫生运动可提高健康素养，以改善营养，减少慢性疾病，并降低髋部骨折的风险。

世界各地的老年患者都会经历生理变化，这会增加他们跌倒的风险。随着年龄的增长，并发症的累积通常会导致世界各地老年人群中处方药的使用增加。Seixas 等证明，在巴西近 30% 的 80 岁以上患者正在服用更多药物，这与欧洲的比例相似 [24]。老年人服用多种药物和使用可能不合适的药物（Potentially Inappropriate Medications，PIM）可能会增加因体位低血压、谵妄和步态不稳等不良反应而导致跌倒和骨折的风险。关于 PIM 的指南在世界各地各不相同，但最著名的可能是

Beers 标准,该标准于 1991 年发布,此后由多个国家组织更新和修改,以纳入新的药物类别和区域处方实践(表 12.2)[25]。特定国家对 Beers 标准的修改通常来自高收入国家,这些国家拥有发达的医疗保健系统和丰富的老年药物文献。关于中低收入国家中老年人服用多种药物的数据很少,但了解处方实践及其对跌倒的影响是遏制髋部骨折流行的关键组成部分。中低收入国家中简单、低成本的教育项目可以帮助骨科医生和初级保健医生通过避免多药治疗和 PIM,从而降低老年患者髋部骨折的风险。

在中低收入国家和高收入国家中的老年人中,既往非椎体骨折是髋部骨折的预测因素[16]。骨折关联服务(Fracture Liaison Services,FLSs)旨在识别有反复骨折风险的患者,并提供标准化干预措施,可在高资源和低资源环境中实施。FLSs 在本章的术后管理部分进行了更深入的讨论,推荐作为所有髋部骨折患者术后治疗的组成部分。通过识别有骨折风险的个体,完善骨密度,完成跌倒风险评估,医生和外科医生可以降低二次骨质疏松性骨折引起的发病率和死亡率。

LMICs 患者髋部骨折的主要危险因素与 HICs 患者相似。年龄和性别始终是最重要的不可改变的风险因素。确定风险较大的人群,使 LMICs 能够针对性的给予干预,将成本降至最低。识别可改变的风险因素越来越重要,因为它们为干预提供了目标。低骨密度可以通过提供治疗低骨量的

表 12.2 2019 年美国老年医学会 Beers 标准®:有跌倒或骨折史的老年人潜在不当用药使用 a

药物	原理	建议	证据质量	推荐的力度
抗癫痫药 抗精神病药 b 苯二氮䓬类 非苯二氮䓬 苯二氮䓬 受体激动剂 催眠药 右佐匹克隆 扎勒普隆 唑吡坦 抗抑郁药 TCAs- 三环 抗抑郁药 SSRIs- 选择性 5- 羟色胺再摄取抑制剂 SNRIs- 血清素 去甲肾上腺素再摄取抑制剂 阿片类	可能导致共济失调、精神运动功能受损、晕厥、额外跌倒;短效苯二氮䓬类药物并不比长效苯二氮䓬类药物更安全。如果必须使用其中一种药物,考虑减少其他 CNS 活性药物的使用,这类药物增加骨折风险(抗癫痫药物、阿片受体激动剂、抗精神病药物、抗抑郁药、非苯二氮䓬类药物和苯二氮䓬类受体激动剂催眠药、其他镇静剂 / 催眠药),并实施其他策略以降低跌倒风险。抗抑郁药的数据喜忧参半,但没有令人信服的证据表明某些抗抑郁药的跌倒风险低于其他药物	除非没有更安全的替代品,否则避免使用;避免使用抗癫痫药物,但近期使用的抗癫痫药物除外	类阿片:中度 其他:高度	强烈

注:该表包括可能不适合有跌倒或骨折病史的老年人使用的药物的简短列表,该列表经 2019 年经过美国老年医学会 Beers 标准® 更新专家小组更新修订[25]
a:主要目标对象是执业临床医生。该标准的目的包括:(1)改善临床医生和患者对处方药的选择;(2)评估人群中的药物使用模式;(3)教育临床医生和患者正确使用药物;(4)评估健康结果、治疗质量、成本和利用数据
b:可能需要同时治疗并发精神分裂症、双相情感障碍和其他选定的精神健康状况,但应开最低有效剂量和最短效的药物

药物、解决营养缺陷和治疗糖尿病等疾病来解决。在获得药物和其他医疗资源的渠道不一的地区，需要采取不同的方法来降低髋部骨折风险。LMICs 的研究和资源可通过改善初级保健的可及性、减少使用多种药物、最大限度地减少老年人不适当的药物服用。通过简单的社区教育来改善整体营养、维生素 D、身体调节和跌倒预防的公共卫生举措也是可以采取的低成本措施，也可以降低 LMICs 中老年髋部骨折的风险。

术前处理

骨科和老年病的共管模式

实现对髋部骨折患者的多学科联合管理对资源有限的中低收入国家的医疗卫生系统提出了挑战。尽管大多数现有证据来自医疗卫生系统发达的高收入国家，但是老年髋部骨折和相关合并症的标准化多学科管理已被证明可以改善预后并降低死亡率[26]。在全球范围内，将老年综合评估（Comprehensive Geriatric Assessment，CGA）纳入术前髋部骨折评估方案的情况存在显著差异，有的模式是完全整合了骨科和老年科的共同管理模式，有的是一方为主、另一方为辅的模式[27]。这种依据一定协议将职责分担给所有多学科团队成员的模式已经显示出巨大的成功；然而，在资源有限的环境中，该模式实施并不总是切实可行的[28]。

髋部骨折的共管系统需依靠众多资源，而这些资源在中低收入国家尤为稀缺，最显而易见的就是在全球这些地区老年科医生和骨科医生的缺乏。此外，高收入国家成功的髋部骨折治疗模式通常还包括麻醉师、护士、物理治疗师、营养师、内分泌医生和社会工作者[29]。在高收入国家的成熟、资源充足的医院中，建立骨科和老年病联合管理具有成本效益，能实现可用资源合理分配[30]。然而，在中低收入国家，三甲医院的资源往往非常紧张，以至于等待手术的时间和患者的预后更多地取决于医院的因素，例如床位、手术室、X 线、植入物和外科医生的可用性，而不是有效的术前规划、骨科老年病的联合管理[14, 31, 32]。

国际组织已经开始采取措施，致力于将髋部骨折标准化治疗方案带到全世界，包括中低收入国家在内所有地区。2018 年，脆性骨折联盟（The Fragility Fracture Network，FFN）发布了一份全球倡议，呼吁世界决策者通过基于循证的多学科管理模式，采取行动解决全球脆性骨折发病率和疾病负担增加的问题。这个倡议得到了世界各地专业组织的认可和支持，并特别聚焦中低收入国家[33]。目前区域性 FFN 治疗指南仅针对高收入国家，而 FFN 在非洲、拉丁美洲和中东地区没有发布指南[34]。

FFN 主要关注政策，作为补充 AO 基金会的 AO 创伤骨科计划侧重于临床教育，包括免费的骨科应用程序、教育核心能力和一系列最佳临床实践总结文件[35]。为了在全球范围内改进对联合管理模式的评估，AO 创伤骨科发布了一组标准化的参数和时间点来评估该模式[36]。尽管来自世界所有地区的专家都受邀参与标准的制定，并且重点关注使参数易于评估，但在这个评价工具的文章中，所列出的作者和地区均来自高收入国家，这可能会阻碍其在中低收入国家的应用。

预防性抗生素

在高收入和低收入国家，手术部位感染（Surgical Site Infections，SSI）都会导致老年髋部骨折患者的术后病程复杂化。尽管 LMICs 中针对老年髋部骨折手术的手术部位感染数据有限，但闭合性骨折手术固定后的手术部位感染发生率在 LMICs 中比在 HICs 中进行类似手术后高近 3 倍[37]。常规预防性术前静脉注射抗生素，无菌操作，已被证明可以降低手术部位感染的发生率，但针对 LMICs 的患者和医疗因素可能需要寻找替代方案或采取多模式手术部位感染的预防。除了头孢菌素的标准给药外，LMICs 还采用了额外方法来降低手术部位感染的发生率[38]。这些措施包括在高危患者中使用广谱 IV 型抗生素，在髋关节置换术的骨水泥中添加抗生素，以及延长术后抗生素的使用时间。

许多中低收入国家受到人类免疫缺陷病毒（HIV）的影响，因此关于减少中低收入国家术后手术部位感染的方案必须考虑 HIV 的管理。术前抗反转录病毒治疗（Anti Retroviral Therapy，ART）的使用情况和依从性差异，导致 HIV 阳性患者具有不同的 SSI 风险。在马拉维，国家和世卫组织指出术前除静脉注射头孢呋辛外，HIV 阳性的择期全髋关节置换术患者还应该给予甲氧苄啶磺胺甲噁唑[38]。在这项研究中，不管 HIV 感染状况如何，所有患者都使用抗生素骨水泥的植入物。将类似的标准化抗生素使用指南纳入国家髋部骨折方案可以降低 HIV 阳性髋部骨折患者术后手术部位感染的发生率。

LMICs 缺乏医疗资源可能会增加 SSI 的风险。研究表明，在 LMICs 中下肢髓内钉的感染率略高，且明显不同，这可能由于医疗资源缺乏导致医疗技术落后[37]。例如，在髋部骨折髓内钉固定过程中，由于缺乏透视，需要切开复位代替闭合复位，可能会导致手术时间延长和切口扩大或多处切口，这都是 SSI 的已知风险因素。诸如 SIGN 骨折治疗的 SHC 髋关节植入物，专门为没有透视设备的 LMICs 中的髋部骨折固定而设计，有助于降低 LMICs 中 SSI 风险因素的影响。

有人指出，髋部骨折延迟手术，术后较长时间的抗生素使用可能是有益的；但仍缺乏确凿的证据[37]。为了更好地理解和降低 SSI 的风险，需要对 LMICs 老年髋部骨折围手术期抗生素预防进行更多研究。尽管一些 LMICs 中，SSI 的发病率高于 HICs 报告的发病率，但这些数据仍可能低估了真实发病率。HIC 也有强制性和标准化自发上报 SSI，但 LMICs 手术部位感染的报告通常仅限于三甲医院[39]。由于缺乏强制性或标准化的上报，在许多医院感染可能仍然没有报告。

抗凝与贫血

有指南通过抗凝来评估手术的风险，以决定是否优先进行髋骨骨折固定或者置换手术，但尽管如此，在这种情况下特别是一些 LMICs，临床决策是非常困难的，需要权衡利弊。人们普遍认为，并发症如贫血等不应延误老年髋部骨折的手术治疗[31]。然而，在缺乏足够安全血液制品或抗凝逆转剂的地区，早期与延迟手术的风险效益分析变得更具挑战性。在老年髋部骨折患者中，抗凝药物往往会促使手术延迟[31]。

虽然对于血源充足的地区早期手术更安全，但在许多 LMICs 中，血液制品短缺。在低收入国家，只有 27% 的医院当地有血库。许多国家报告说，捐献的血液没有常规检测输血的传播疾病[14]。营养不足会导致老年人贫血和虚弱，尤其是在缺少食物安全的 LMICs 地区[22]。因此，LMICs 患者术前更容易患上严重贫血[40]。一项对刚果共和国和马达加斯加的择期手术患者的研究表明，术前有严重贫血的患者术后并发症的发生率较无贫血患者高出 8 倍以上，而术前轻度贫血与此类风险无关[41]。

麻醉和疼痛管理

在 LMIC 地区，缺乏安全的、能负担的麻醉是老年髋部骨折患者面临的主要问题[14]。研究表明，在低收入国家，大约 1/4 的医院缺乏可靠的电力、自来水和氧气供应，而脉搏血氧仪、喉镜和麻醉机等其他麻醉必需品也基本无法使用[14]。克服这些不足的措施包括开发耐用的低成本脉搏血氧仪（Lifebox）、可在断电时运行的廉价麻醉机（通用麻醉机），以及通过世界麻醉医师协会联合会（World Federation of Societies of Anaesthesiologists，WFSA）培训奖学金增加 LMICs 执业的麻醉师数量[14]。为了满足这些国家对老年髋部骨折手术治疗日益增长的需求，需要增加中低收入国家的麻醉基础设施和培训的投资。

传统的麻醉和疼痛管理方法在老年髋部骨折患者中具有挑战性，这与年龄和合并症数量增加相关[44]。许多药物如阿片类药物、苯二氮䓬类药物和肌肉松弛剂，可能适用于年轻骨折患者，但会使老年患者谵妄和随后跌倒的风险增加（表 12.2）[25]。认知障碍在老年髋部骨折患者中较为常见，这也对评估疼痛和提供有效的疼痛管理造成了重大阻碍[36]。HICs 的研究表明，老年髋部骨折患者受益于包括区域阻滞在内的多模式疼痛控制，可以改善活动能力并减少全身镇痛需求[44]。但仍缺乏关于 LMICs 地区老年髋部骨折患者麻醉和疼痛管理的文献。

手术干预

及时、适当的手术治疗对髋部骨折的管理至关重要。髋部骨折大致可分为两类：囊内（股骨头下骨折和经颈型股骨颈骨折）和囊外（股骨颈基底部骨折、转子间骨折和转子下骨折）。手术治疗采取骨折固定术或关节置换术。骨折固定术涉及骨折复位和固定。在囊外股骨大转子骨折，植入物通常是髓内钉或滑动髋螺钉[7]，而无移位或嵌塞的股骨颈骨折则可使用平行空心钉固定。移位的股骨颈骨折通过关节假体置换治疗，对于年轻、需求较高的患者使用全髋关节置换术，对于年龄较大、需求较低的患者，则使用半髋关节置换术。如果周围的骨骼质量足够好，两种类型的关节置换术都可以使用生物型的股骨柄，如果是骨质疏松的低质量骨骼，则选用骨水泥型股骨柄固定。中低收入国家老年髋部骨折的手术管理因延迟手术、缺乏负担得起的植入物和资源稀缺而变得复杂。

手术时机

中低收入国家的患者接受治疗较慢，导致被延迟或遗漏治疗的髋部骨折比例增加，并导致并发症率和死亡率过高。在48h内进行的骨折固定或关节置换已被证明可明显降低与老年髋部骨折相关的并发症率和死亡率[31]。髋部骨折的早期手术治疗被广泛接受。然而，在LMIC中实现急诊手术存在困难（图12.1）。

为了更好地理解手术治疗的延迟，柳叶刀全球外科委员会将中低收入国家的治疗延迟分成了三延迟框架：寻求（第一次延迟）、抵达（第二次延迟）和接受治疗（第三次延迟）（图12.2）[32]。该框架可在LMICs用于确定延迟的来源，以便集中资源分配缩短手术时间，实现老年髋部骨折的最佳治疗目标。

第一次延迟——寻求治疗

中低收入国家的老年髋部骨折护理对损伤的理解或解释的差异以及经济受限可能会导致首次延误，患者可能会转向非传统的医疗系统，或者假设他们的骨折会在没有手术干预的情况下痊愈[45]。骨折的类型和严重程度影响患者寻求治疗的动力。大多数老年髋部骨折的机制是从站立坠落导致的闭合性骨折，与任何其他类型的损伤相比，其延迟时间更有可能超过24h[32]。以社区为基础的髋部骨折教育举措，旨在提高健康素养和对医疗系统的熟悉程度，这可能是针对首次延迟的低成本干预措施，进而减少从受伤到患者寻求治疗的时间。

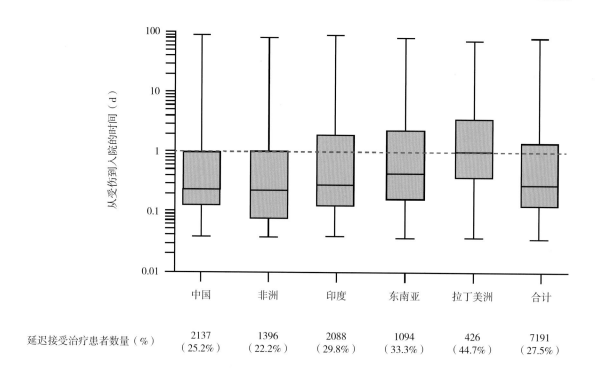

延迟接受治疗患者数量（%）	2137 （25.2%）	1396 （22.2%）	2088 （29.8%）	1094 （33.3%）	426 （44.7%）	7191 （27.5%）

图 12.1　按地区分列的闭合性骨折患者从受伤到入院的时间。 虚线表示延迟 24h。箱线图显示了中位数和四分卫间距，两端的横线表示最大值和最小值。括号中的数值表示延迟接受治疗患者的比例

第二次延迟——抵达治疗

　　患者的人口学和社会经济因素，以及中低收入国家的区域基础设施决定了老年髋部骨折患者能否到达设备充足的医院，这是就是第二次延迟——抵达延迟。老年患者活动能力通常有限，可能会到最近的地区医疗中心寻求治疗，在许多中低收入国家中，该中心可能没有能力处理髋部骨折。患者行动不便、到医院的距离较长，再加上有限的院前和医院间交通工具，可能会延长患者到三级护理中心的就诊时间[32]。在许多中低收入国家，延迟转诊和外院转运很常见，而且这些也已被证明会增加并发症，如术前深静脉血栓的风险[42]。改善院前网络和简化中低收入国家的医院间转诊系统可以减少第二次延误，提高患者方便抵达医疗中心的能力[31]。

第三次延迟——接受治疗

　　一旦中低收入国家中的老年髋部骨折患者到达有能力提供手术治疗的医院，他们可能面临更长的入院和接受手术的等待时间，这是第三次延迟。中低收入国家的医疗保健提供者将第三次延迟归因于资源不足和过度拥挤。对印度 3 家三级保健医院的一项研究表明，只有 65% 的老年髋部骨折患者入院接受治疗，其中只有 30% 在入院后 48h 内接受了手术。其余患者在 39 天内得到治疗，其中 3% 在等待治疗期间死亡[17]。不幸的是，这些延误在许多中低收入国家中的超负荷、资

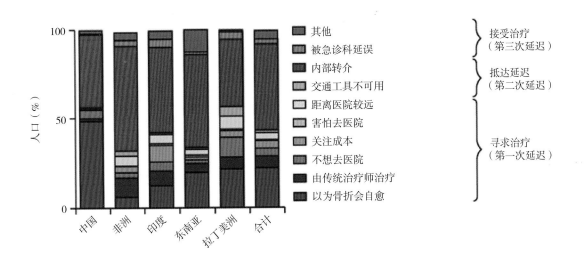

图 12.2 根据《柳叶刀》全球外科委员会 2030 年三延迟框架分类，骨折患者延迟（ > 24h ）到医院就诊的原因

源不足的三级护理医院中并不少见，而且外科资源的分配并不总是公平的。研究表明，女性比男性患者治疗延迟超过 24h 的风险更大 [32]。低收入中等收入国家医疗保健系统中潜在的性别偏见对妇女健康和人类发展有着广泛的影响。随着髋部骨折在全球女性中更加普遍，以及公认的有利的手术干预可以降低发病率和死亡率，解决第三次延迟的性别差异至关重要。

非手术治疗

中低收入国家中的老年髋部骨折患者与高收入国家中的患者相比，除了面临许多延误外，一旦他们到达医疗机构，由于缺乏资源，更有可能得到非手术治疗。老年髋部骨折的非手术治疗已经被广泛认为是不合适的，除了严重的合并症和短暂的预期寿命的特殊情况。在这些情况下，患者可以合理地预料到手术干预的风险超过了任何姑息性非治疗的获益 [44]。尽管在过去的几十年里，高收入国家通过优化和标准化老年髋部骨折的手术治疗改善了预后，但它们拥有比中低收入国家有更好的基础设施和更多的资源。尽管有证据表明中低收入国家中髋部骨折的手术治疗效果良好，但由于资源和系统的限制，保守治疗仍然存在。中低收入国家中提供肌肉骨骼创伤治疗的外科医生数量比高收入国家少好几倍，估计每一百万居民中有 2.6~58.8 名外科医生 [13]。世界上只有不到 20% 的外科医生在非洲、东地中海和东南亚世界卫生组织地区执业，这些地区的中低收入国家密度很高，人口占世界总人口的近一半 [46]。一些研究提请注意中低收入国家伴随非手术治疗带来的不可接受的并发症率和死亡率，这些研究表明，高收入国家早已放弃的做法在中低收入国家仍然不足 [47]。

大部分中低收入国家人口无法获得安全、负担得起的手术和麻醉[14]。中低收入国家需要分配资源，使骨科医生能够按照全球公认的治疗标准来治疗越来越多的老年髋部骨折患者。在斯里兰卡，对180例髋部脆性骨折患者进行的一系列病例研究发现，只有107例接受了手术治疗，而接受保守治疗的患者在12个月内的死亡率高出对照组6倍以上[6]。在创伤手术量超过医疗保健系统能力的中低收入国家，关于手术资源分配的决策具有挑战性。乌干达一家高需求、资源有限的公立医院的一项研究表明，当资源受到严重限制时，例如只有不到60%的下肢骨折患者能够接受手术治疗，这些决定并不总是基于临床标准。这项研究发现，在大于80%的入院接受手术治疗的下肢骨折的男性患者中，社会资产是获得手术机会的最强预测因子[48]。鉴于已知的非手术治疗或忽视老年髋部骨折的并发症率和死亡率，平等接受手术成了一个人权问题。向妇女和穷人提供低级护理的制度加剧了先前存在的社会、健康和人类发展不平等。

骨折手术和负担得起的植入物

骨折手术包括骨折复位和固定。非移位或外展嵌插的股骨颈囊内骨折可以在透视下用平行螺钉固定。股骨囊外骨折通常需要在透视引导下进行闭合复位或切开复位，同时进行直接观察和内固定。高收入国家中最常用的植入物是髓内钉和滑动髋螺钉；然而，它们的成本和透视的缺乏使得其在中低收入国家中可能是令人望而却步的[7]。

中低收入国家的医院和卫生系统缺乏外科植入物的资金可能导致外科植入物的费用落在患者及其家人身上[49]。因此，中低收入国家人口缺乏可支配收入，使得许多髋部骨折患者无法获得手术治疗。替代的非手术治疗或延迟手术会导致住院时间延长，较差的结局，并增加死亡率。考虑到与老年髋部骨折的非手术治疗相关的直接和间接成本，对髋部骨折的早期固定和低成本的植入物的投入最终可能会节省个人和社会成本。

为中低收入国家患者带来低成本植入物的举措在改善预后方面取得了成功。SIGN骨折治疗组织的髋部组件SHC就是这样一种植入物，专为低资源环境而设计，无须使用透视。SHC捐赠给参与SIGN线上数据库的医院，进而免费提供给医院或患者家属。该计划的宗旨在于克服中低收入国家中的两个常见问题 – 植入成本高和缺乏标准化的髋部骨折登记数据库。初步成果令人振奋，并已在非洲、东地中海、西太平洋、美洲和东南亚实施[50]。

SHC主要用于粗隆间和粗隆下骨折，但也有少数病例成功地用于治疗股骨颈骨折[51]。坦桑尼亚的68名髋部骨折患者接受SHC治疗的病例系列显示了良好的结果[7]。大多数患者在术后第三天就可以活动了，所有在6周后返回随访的患者都显示出骨折愈合的临床迹象。少数严重并发症，1例（1.5%）感染和8例（11.8%）内翻塌陷，优于已知的非手术治疗不可接受的结局。SHC已经使中低收入国家中髋部骨折患者的手术固定和早期活动成为可能，否则资源稀缺或资金限制将阻碍及时的手术干预。

为克服中低收入国家的资源有限而采取的其他措施还包括关于髋部骨折手术所需的基本设备的共识指南和建议。手术设备指南可以促进政府和非政府组织进行适当的投资和干预，以提高中低收入国家髋部骨折治疗的能力和质量。在医疗保健系统内，针对不同层次的诊疗发布标准化的设备建议，可以使各医院评估其供应并倡导有针对性的资助。专家小组制定了中低收入国家，特别是撒哈拉以南非洲地区，骨折治疗的基本设备清单，作为指导资源分配的一种手段[52]。重要的是，提出这些建议的小组都来自非洲，在中低收入国家有着丰富的工作经验。他们指出，尽管他们的清单可能对其他中低收入国家有帮助，但它尚未得到广泛测试，可能不能完全照搬应用于其他国家。此外，小组强调，资源分配不当经常给低收入和中等收入国家的医疗系统造成负担，基本医疗设施中的先进设备得不到正确使用、维护或维修。这些问题不仅是资源浪费，也是安全隐患。它们表明，在缺乏针对中低收入国家特定数据和需求评估的情况下，适用可能不适当的高收入国家的指南存在风险。需要进一步投资于中低收入国家的研究，以制定适当的区域指南，并改善基本器械和植入物的可及性。

关节置换术

老年移位股骨颈骨折的标准治疗方法是关节置换术。对于老年移位股骨颈骨折的治疗，是否采用全髋关节置换术（Total Hip Arthroplasty，THA）或半髋关节置换术（Hemiarthroplasty，HA）更合适，目前仍存在争议。HA 是一种技术要求较低的手术，具有较低的植入物成本和脱位率，它通常用于年龄较大、需求较低的患者，其寿命和长期功能被认为比全髋关节置换术更好。最近的研究表明，除了能使年轻患者提高生活质量、缩短住院时间和减少并发症等优势，THA 与 HA 相比是一种不具有成本效益的治疗方法[53]。尽管此成本分析来自高收入国家，但其影响可能适用于中低收入国家。其他研究表明，HA 和 THA 在术后 5 年的并发症相似，术后 2 年内的生活质量无明显临床差异[54, 55]。在 THA 可能无法获得或成本过高的中低收入国家中，THA 相对于 HA 的有限临床优势可能是一个特别重要的考虑因素。来自中低收入国家的部分文献报道了关节置换术用于治疗不稳定的股骨粗隆间骨折[56]。但是高质量的临床、生物力学或成本效益研究不支持关节置换术治疗髋关节囊外骨折。

关于老年人移位股骨颈骨折首选全髋关节置换术或半髋关节置换的问题，文献尚无定论。需要对这一主题进行更多研究，尤其是在成本效益和患者结局方面。在全世界范围内，我们需要优先改善获得低成本、有效植入物的途径，这些植入物可以在低资源环境下安全使用。无论中低收入国家的外科医生是对股骨粗隆间骨折使用 SIGN 髋部内固定装置，还是对移位的股骨颈骨折使用半髋关节置换术，早期适当的手术干预和多学科围手术期管理都是经济有效的，可以改善患者的预后。

术后管理

在对老年髋部骨折进行手术治疗后，全球高收入和低收入国家的术后管理主要有 3 个目标：避免术后并发症、预防未来骨折以及恢复活动能力和功能。最佳的术后管理需要一个多学科团队的参与，其中包括护士、老年科医生、物理治疗师、初级保健医生、社会工作者、家庭和患者社区。

并发症

髋部骨折后的并发症对发病率和死亡率有显著影响。中低收入国家中的不良事件与高收入国家中的不良事件在很大程度上重叠，尽管它们的发生率可能会因患者特征和当地管理措施而异。老年髋部骨折后一些最常见和显著的不良事件包括死亡、感染、谵妄和血栓栓塞事件[36, 43]。需要对中低收入国家的髋部骨折发病率和死亡率进行更多研究，以更好地了解和预防这些并发症。

死亡

髋部骨折后的死亡率受医疗保健因素和患者特征的影响，这些因素在国家之间和国家内部可能存在显著差异。高收入国家的 1 年死亡率在 12%~20%，但中低收入国家的死亡率可能要高得多[9]。死亡的一个主要风险因素是延迟手术或非手术治疗，这在中低收入国家中更为常见。例如，俄罗斯联邦只有 13% 的髋部骨折患者接受手术治疗，1 年死亡率可接近 50%[30]。相比之下，斯里兰卡的一家医院对 60% 的患者进行了手术治疗，报告的 1 年死亡率较低，为 18%[6]。48h 内的早期手术降低 20% 的 1 年死亡率风险，并与更少的围手术期并发症有关[31]。术前合并症、身体损伤程度、贫血和年龄较大等患者因素与中低收入国家患者的死亡率增加有关[6, 57]。骨科合作已被证明可以降低这些患者的住院和长期死亡率[27]。具有标准化多学科协作的中低收入国家的医院可能更有能力优化治疗并优先配置资源以降低老年髋部骨折后的死亡率。

血栓栓塞事件

髋部骨折患者发生静脉血栓事件（Venous Thromboembolic Events，VTE）的风险很高，如深静脉血栓形成（Deep Venous Thrombosis，DVT）和肺栓塞（Pulmonary Emboli，PE）。使用化学药物

预防措施可以将这一风险从 50% 的 DVT 和 1.4%~7.5% 的致死性 PE 降低到仅 1%~2% 的有症状的 VTE 发生率。这种低的 VTE 发生率依赖于及时的手术固定，尽管采取了药物预防措施，但术前延迟超过 48h 的 VTE 患病率增加到 62%[43]。这对髋部骨折手术经常延迟的中低收入国家有重要意义[42]。尽管药物预防的类型、剂量和持续时间存在争议，但阿司匹林，一种低成本、容易获得的口服药物已被推荐用于髋部骨折手术后的静脉血栓栓塞预防，但需要注意的是，它可能不如低分子肝素（Low Molecular Weight Heparin，LMWH）有效，低分子肝素是一种普遍推荐但更昂贵的注射药物[58]。实施包括负担得起的术后化学预防、气压装置以及最重要的早期手术等方案可能会降低中低收入国家髋部患者的 VTE 发生率。

感染

老年髋部骨折患者的感染可能发生在 3 个时间点：（1）出现在医院之前；（2）由于长时间制动的结果；（3）作为手术的并发症。预防和治疗中低收入国家中的这些感染可能是具有挑战性的，因为患者通常在受伤前获得初级保健的机会较少，并且受伤后更有可能经历延迟手术和长时间的制动。尿路和呼吸道感染常与老年人频繁跌倒并存[21]。骨科共同管理可以促进这些感染的诊断和治疗[30]。优先考虑早期手术的标准化髋部骨折方案可以通过改善卫生、排尿和肺功能来降低与制动相关的压疮、尿路和呼吸道感染的风险。术后手术部位感染被认为在中低收入国家中的发生率高于高收入国家，并且经常未被报道[37, 39]。术后感染已被证明会导致死亡率增加、住院时间延长和经济负担增加[39]。在中低收入国家，当及时手术干预未能实现时，有人建议可以通过较长时间的术后抗生素来使患者获益[37]。此外，在 HIV 感染率较高的中低收入国家，机会性感染的医学共同管理和标准化的髋关节手术方案（包括补充预防性静脉注射抗生素和抗生素骨水泥）可以最大限度地降低感染率[38]。需要对中低收入国家老年髋部骨折相关感染进行标准化报告和进一步研究。

谵妄

谵妄是老年髋部骨折患者的一种重要但经常未报告的并发症[30]。它可以作为老年人受伤、住院和手术的后遗症发生。髋部骨折患者的多学科协同管理已被证明可减少谵妄、改善功能并显著减少并发症[27]。避免可能不适当的药物，如阿片类药物、苯二氮䓬类药物和肌肉松弛剂也有助于降低谵妄的发生率（表 12.2）[25]。对墨西哥脆性髋部骨折的回顾表明，谵妄是最常见的并发症之一，其发生率与美国的情况相当[59]。包括早期连续区域麻醉在内的标准化髋部骨折方案可以减少这一弱势人群的阿片类药物使用、疼痛和谵妄的发生[44]。此类方案的成功实施取决于资源，并且在中低收入国家中并不总是可行的。仍然缺乏对中低收入国家髋部骨折后谵妄的研究。未来的合作努力应旨在更好地了解中低收入国家患者髋部骨折后谵妄的负担，以确定干预领域。

再次骨折

髋部脆性骨折的患者面临发生再次骨折的重大风险，尤其是在最初受伤后的头几个月[33]。在全球范围内，近一半的髋部骨折患者曾经历过骨折[60]。虽然在中低收入收入国家的中，大规模人群范围的骨质疏松症筛查、治疗和跌倒预防可能不具有成本效益，但对髋部骨折患者进行再次骨折的预防具有重要的意义[33]。作为治疗费用最昂贵的骨质疏松性骨折，髋部骨折的预防代表着巨大的成本节约潜力，然而许多政府和中低收入国家的卫生保健系统并不优先考虑骨质疏松治疗和骨折后的护理[18]。大多数老年骨折患者既没有接受评估，也没有接受治疗，以降低他们未来骨折的风险[60]。在土耳其，75%~90% 的老年髋部骨折患者没有接受骨折后药物性抗骨质疏松治疗[15]。同样，在阿根廷、巴西、哥伦比亚和墨西哥，超过一半的骨质疏松脆性骨折风险患者没有接受治疗，只有不到 10% 的医院有骨折联络服务[18]。骨折后护理计划，或骨折联络服务，为髋部骨折患者提供多学科的骨质疏松症治疗和随访，以降低继发性骨折的风险[33]。

骨折联络服务

2012 年，国际骨质疏松症基金会（The International Osteoporosis Foundation，IOF）发起了"攻克骨折行动"，以促进再次骨折预防计划的全球实施，从而在全球范围内提升治疗并降低成本[60]。他们建立了最佳实践框架（The Best Practice Framework，BPF），该框架建立了国际基准，通过该基准可以在全球范围内评估和改进骨折联络服务（Fracture Liaison Services，FLS）。尽管骨折联络服务在高收入国家中的代表性最高，但 IOF 发起的"攻克骨折行动"的骨折联络服务 FLS 指导页面上列出的 5 位专家之一是来自俄罗斯，中国是参加国家审计和调查的 19 个国家之一。据估计，在巴西、墨西哥、哥伦比亚和阿根廷这 4 个拉丁美洲最大的中低收入国家普遍实施骨折联络服务，每年可预防超过 31 000 例骨折，避免数十万天的卧床时间，并节省超过 5800 万美元[18]。这些都是逐步增加的步骤，以充分代表低收入国家，实现普遍的骨折联络服务，以填补二次骨折预防上的差距。

康复

在未来 40 年，全球因髋部骨折而残疾的人数预计将超过 2100 万，中低收入国家可能未充分认识到这带来的沉重负担[33]。康复不是被视为医疗保健的一个重要组成部分，而是经常被视为一种可选的额外服务，因此资源紧张的政府和医疗保健系统没有给予优先考虑。

医疗人力资源、基础设施、基于社区的康复的缺乏会使髋部骨折患者的康复在中低收入国家中具有挑战性[8]。世界卫生组织的《康复2030》："呼吁行动"提请人们注意中低收入国家这一严重的未满足康复需求，这些国家每100万人口中通常只有不到10名康复医生，中低收国家中的老年髋部骨折患者不能充分获得康复治疗会导致死亡、残疾和不良结果的增加[8]。关于老年髋部骨折后康复的研究很少，但有研究表明，在哥伦比亚，64%的髋部骨折患者在住院期间没有接受物理治疗师的评估，在中国和印度接受跌倒风险评估的患者不到10%[8]。中低收入国家中患者髋部骨折后缺乏康复治疗不仅会导致残疾，还会导致死亡。在斯里兰卡，身体缺陷与髋部骨折患者的高死亡率相关[6]。在巴西，髋部骨折手术后的第一个月，跌倒是死亡的首要原因，占死亡人数的43.5%[8]。

来自高收入国家的证据支持老年髋部骨折康复方案的重要性，包括术后早期活动和完全负重，以尽量减少与制动相关的并发症[13]。由于临床、结构和社会障碍，在中低收入国家实施循证康复建议具有挑战性，但由于需求快速增长，这是必要的。通过提高认识、宣传，与高收入国家的伙伴合作，以及增加劳动力、基础设施投资，有望实现提高中低收入国家老年髋部骨折患者术后康复的可及性[8]。

干预

教育、研究、能力建设和基于多学科方案的干预措施既有必要也有机会改善髋部骨折的治疗和改善中低收入国家髋部骨折患者的结局。在中低收入国家中，为了实施老年髋部骨折最佳实践方案，您可以采取一些举措，包括在您自己的机构中使用髋部骨折治疗的国际最佳实践，通过开放式同行评议出版物分享您的经验，为下文所述的国际组织自愿提供您的时间和专业知识，以及与中低收入国家的利益攸关方建立纵向双向合作伙伴关系，以促进知识交流和产生高质量的数据、研究和出版物，从而使我们都能够倡导以证据为基础的变革[61]。

教育

近年来，在中低收入国家骨科学员对体验骨科手术和骨折护理表现出越来越大的兴趣。为了满足这一需求，美国骨科住院医生在过去5年中将其全球健康机会增加了92%[63]。骨科创伤研究员项目，作为与髋部骨折管理最相关的培训，可能处于相似程度的兴趣，现阶段组织了更集中的培训；然而，只有少数美国骨科创伤奖学金提供结构化的全球健康计划项目[64]。

为了使骨科培训合作伙伴关系互惠互利，知识和经验的交流必须是互惠的或双向的。并且必须优先考虑中低收入国家的需求[62, 65]。中低收入国家未满足的手术需求对完成髋部骨折管理最佳实践提出了重大挑战。参与国际交流的美国学员应将解决未满足的手术需求视为主要激励因素，但重要的是要注意，东道主外科主治医生认为教育交流比临时提供额外的外科人员更有价值[62]。尽管尚未普遍实施完全双向合作，但中低收入国家的外科医生有许多机会参与整个北美的骨科见习[66]。改善全球年轻外科医生的合作伙伴关系、教育和培训可以促进合作，从而为中低收入国家的老年髋部骨折患者提供更好的治疗。

研究

中低收入国家老年髋部骨折管理的一个决定性主题是缺乏高质量的研究。尽管中低收入国家占全球老年髋部骨折负担的大部分，但有关该主题的绝大多数研究都是在高收入国家中进行的。通过与具有强大研究能力的高收入国家的卫生系统和学术机构建立合作，可以提高中低收入国家的研究能力。通过提供研究、教育和基础设施，这些合作可以促进中低收入国家对老年髋部骨折的更好理解、改善稀缺资源的分配以及更好的整体治疗和结局。

最近一个由拉丁美洲骨科领导者组成的研究联盟强调了中低收入国家和高收入国家之间合作的必要性，以获得充分解决影响其研究问题所需的培训和基础设施。该联盟提出的几个主题与老年髋部骨折有关：脆性骨折和骨代谢疾病、具有成本效益的植入物、结果研究和创伤负担[67]。该工作组和其他类似工作组的合作可以作为中低收入国家研究能力发展全球伙伴关系的典范。来自上述联盟的一个这样的模型是 Asociación de Cirujanos Traumatólogos en las Américas（ACTUAR）。ACTUAR 由来自 20 个国家的 100 多名成员组成，致力于发展拉丁美洲的研究基础设施。

ACTUAR 与加拿大麦克马斯特大学研究中心、澳大利亚乔治全球健康研究所和加州大学全球骨科和创伤学研究所（IGOT）协调的国际骨科多中心研究（INORMUS）等项目进行了合作，同时与美国旧金山（UCSF）与国际骨科多中心研究（INORMUS）等项目进行了合作。INORMUS 是一项针对非洲、亚洲和拉丁美洲骨骼肌肉创伤的队列研究，它建立了一个全球研究基础设施，以解决在中低收入国家在创伤的流行病学、管理和结果方面的知识存在的严重差距[68]。此外，由来自美国和加拿大超过 15 个骨科学术部门组成的骨科学术创伤专家联盟（COACT），旨在促进中低收入国家卫生健康学术研究工作的进步。该联盟通过分享临床交流经验、研究项目和外科教育计划的最佳实践、指导机会和资源来实现这一目标。我们需要类似的研究计划来解决中低收入国家中老年髋部骨折研究数据缺乏的问题。

研究教育也对中低收入国家的研究质量和数量产生了巨大影响。加州大学旧金山分校 IGOT 国际研究研讨会是一个为期一天的年度研究课程，旨在促进中低收入国家外科医生的研究能力。一项为期 2 年的随访研究表明，参与者（来自 10 个中低收入国家）提高了研究信心、研究效率，并得到了骨科创伤协会（OTA）等国际组织的认可[69]。通过提升中低收入国家研究的数量、质量和知名度，在这些环境中执业的外科医生可以突出老年髋部骨折最佳实践的成功实施，并引起国家和国际对需要资源或额外研究的领域的关注。

以下是精选的一些组织，它们提供信息、教育和机会，以改善世界各地老年髋部骨折的治疗。

Fragility Fracture Network（脆性骨折联盟）

www.fragilityfracturenetwork.org

International Osteoporosis Foundation's Capture the Fracture（国际骨质疏松基因会攻克骨折行动）

www.capturethefracture.org

American Orthopaedic Association's Own the Bone partnership with Project ECHO（美国骨科协会与 ECHO 项目的合作项目）

www.ownthebone.org

hsc.unm.edu/echo/

AO Trauma's Orthogeriatrics（AO 创伤老年骨科）

https://aotrauma.aofoundation.org/education/curricula/orthogeriatrics

Institute for Global Orthopaedics and Traumatology（全球骨科和创伤研究所）

www.igotglobal.org

苏格兰校际指南网络（Scottish Intercollegiate Guidelines Network，SIGN）

www.signfracturecare.org

Health Volunteers Overseas（海外健康志愿者）

www.hvousa.org

The George Institute for Global Health Scholarship：Managing hip fractures in resource poor settings（乔治全球健康研究所奖学金：在资源匮乏的情况下管理髋部骨折）

www.georgeinstitute.org/careers/scholarship–opportunity–managing–hip–fractures in–resource–poor–settings

总结

随着中低收入国家的全球人口老龄化的快速进展，预计老年髋部骨折会给已经紧张的体系增加重大负担。中低收入国家中老年髋部骨折带来的的经济和社会影响是显著的，但努力排查处于危险中的人群，并对危险因素进行干预可以减少负面影响。目前缺乏中低收入国家的老年髋部骨折的研究和相关出版物。专注于研究和实施标准化的老年骨科术前护理、适当的及时手术以及术后监测和康复的国际合作可以改善中低收入国家老年髋部骨折患者的预后。

参考文献

[1]   World bank country and lending groups [Internet]. [cited 2020 Dec 27]. Available from: https://datahelpdesk. worldbank.org/knowledgebase/articles/906519-world-bank-countryand-lending-groups.

[2]   Gullberg B, Johnell O, Kanis JA. World-wide Projections for Hip Fracture. Osteoporos Int. 1997;7(5):407–413.

[3]   World Health Organization. World report on ageing and health. World Health Organization; Geneva, Switzerland; 2015. https://apo.org.au/node/58203.

[4]   UN DESA. World Population Prospects 2019. United Nations. Department of Economic and Social Affairs.

[5]   Cheung CL, Ang SB, Chadha M, Chow ES, Chung YS, Hew FL, Jaisamrarn U, Ng H, Takeuchi Y, Wu CH, Xia W. An updated hip fracture projection in Asia: the Asian Federation of Osteoporosis Societies study. Osteoporos sarcopenia. 2018;4(1):16–21.

[6]   Abeygunasekara T, Lekamwasam S, Lenora J, Alwis G. Current incidence and future projections of fragility hip fractures in Sri Lanka. Arch Osteoporos. 2020;15(1):1–6.

[7]   Haonga BT, Eliezer EN, Makupa JE, Shearer D, Liu MB, Wu H. SIGN hip construct: Achieving hip fracture fixation without using an image intensifier. EAOJ. 2016;10(1):7–10.

[8]   Dyer SM, Perracini MR, Smith T, Fairhall NJ, Cameron ID, Sherrington C, Crotty M. Rehabilitation following hip fracture. In: Falaschi P, Marsh D, editors. Orthogeriatrics. Practical issues in geriatrics. Cham: Springer; 2021. p. 183–222.

[9]   Guirant L, Carlos F, Curiel D, Kanis JA, Borgström F, Svedbom A, Clark P. Health-related quality of life during the first year after a hip fracture: results of the Mexican arm of the International Cost and Utility Related to Osteoporotic Fractures Study (MexICUROS). Osteoporos Int. 2018;29(5):1147–1154.

[10]   World Health Organization. The world health report 2003: shaping the future. In: World Health Organization; 2003.

[11]   Hlaing WY, Thosingha O, Chanruangvanich W. Health-related quality of life and its determinants among patients with hip fracture after surgery in Myanmar. Int J Orthop Trauma Nurs. 2020;37:100752.

[12]   Amphansap T, Sujarekul P. Quality of life and factors that affect osteoporotic hip fracture patients in Thailand. Osteoporos Sarcopenia. 2018;4(4):140–144.

[13]   Miclau T, Hoogervorst P, Shearer DW, El Naga AN, Working ZM, Martin C, Pesántez R, Hüttl T, Kojima KE, Schütz M. International orthopaedic trauma study consortium. Current status of musculoskeletal trauma care systems worldwide. J Orthop Trauma. 2018;32:S64–S70.

[14]   Meara JG, Leather AJ, Hagander L, Alkire BC, Alonso N, Ameh EA, Bickler SW, Conteh L, Dare AJ, Davies J, Mérisier ED. Global Surgery 2030: evidence and solutions for achieving health, welfare, and economic development. Lancet. 2015;386(9993):569–624.

[15]   Aziziyeh R, Perlaza JG, Saleem N, Kirazlı Y, Akalın E, McTavish RK, Duperrouzel C, Cameron C. The burden of osteoporosis in Turkey: a scorecard and economic model. Arch Osteoporos. 2020;15(1):1–9.

[16]   Domiciano DS, Machado LG, Figueiredo CP, Caparbo VF, Oliveira RM, Menezes PR, Pereira RM. Incidence and risk factors for osteoporotic non-vertebral fracture in low-income community-dwelling elderly: a population-based prospective cohort study in Brazil. The São Paulo Ageing and Health (SPAH) study. Osteoporos Int. 2020:1–1.

[17]   Rath S, Yadav L, Tewari A, Chantler T, Woodward M, Kotwal P, Jain A, Dey A, Garg B, Malhotra R, Goel A.

Management of older adults with hip fractures in India: a mixed methods study of current practice, barriers and facilitators, with recommendations to improve care pathways. Arch Osteoporos. 2017;12(1):1–3.

[18] Aziziyeh R, Perlaza JG, Saleem N, Guiang H, Szafranski K, McTavish RK. Benefits of fracture liaison services (FLS) in four Latin American countries: Brazil, Mexico, Colombia, and Argentina. Journal of Medical Economics. 2021;24(1):96–102.

[19] Zhu Y, Xing X, Liu S, Chen W, Zhang X, Zhang Y. Epidemiology of low-energy wrist, hip, and spine fractures in Chinese populations 50 years or older: A national population-based survey. Medicine. 2020;99(5):e18531.

[20] Phusunti S, Suthutvoravut W, Unnanuntana A, Chotiyarnwong P. The prevalence of hypovitaminosis D in patient with fragility hip fracture at a single institution in Thailand. J Med Assoc Thail. 2016;99(11):1233–1238. PMID: 29901944

[21] Han, T.S., Yeong, K., Lisk, R. et al. Prevalence and consequences of malnutrition and malnourishment in older individuals admitted to hospital with a hip fracture. Eur J Clin Nutr. 2021;75:645–652. https://doi.org/10.1038/s41430-020-00774-5.

[22] Chaparro CM, Suchdev PS. Anemia epidemiology, pathophysiology, and etiology in low-and middle-income countries. Ann N Y Acad Sci. 2019;1450(1):15.

[23] Nazzal Z, Khader S, Zawyani H, Abdallah M, Sawalmeh O, Hamdan Z. Bone mineral density in Palestinian patients with end-stage renal disease and the related clinical and biochemical factors: Cross-sectional study. PLoS One. 2020;15(11):e0241201.

[24] Seixas BV, Freitas GR. Polypharmacy among older Brazilians: prevalence, factors associated, and sociodemographic disparities (ELSI-Brazil). Pharm Pract. 2021 Jan;19:2168–2161.

[25] The 2019 American Geriatrics Society Beers Criteria® Update Expert Panel. The 2019 American Geriatrics Society Beers Criteria® for potentially inappropriate medication use in older adults. J Am Geriatr Soc. 2019. Published online January 31, 2019; https://doi. org/10.1111/jgs.15767.

[26] Prestmo A, Hagen G, Sletvold O, Helbostad JL, Thingstad P, Taraldsen K, Lydersen S, Halsteinli V, Saltnes T, Lamb SE, Johnsen LG. Comprehensive geriatric care for patients with hip fractures: a prospective, randomised, controlled trial. Lancet. 2015;385(9978):1623–1633.

[27] Grigoryan KV, Javedan H, Rudolph JL. Ortho-geriatric care models and outcomes in hip fracture patients: a systematic review and meta-analysis. J Orthop Trauma. 2014;28(3):e49.

[28] Meinberg E, Ward D, Herring M, Miclau T. Hospital-based Hip fracture programs: Clinical need and effectiveness. Injury. 2020;51:S2–S4.

[29] Patel JN, Klein DS, Sreekumar S, Liporace FA, Yoon RS. Outcomes in multidisciplinary team-based approach in geriatric hip fracture care: a systematic review. J Am Acad Orthop Surg. 2020;28(3):128–133.

[30] Mitchell P, Åkesson K, Chandran M, Cooper C, Ganda K, Schneider M. Implementation of models of care for secondary osteoporotic fracture prevention and orthogeriatric models of care for osteoporotic hip fracture. Best Pract Res Clin Rheumatol. 2016;30(3):536–558.

[31] Klestil T, Röder C, Stotter C, Winkler B, Nehrer S, Lutz M, Klerings I, Wagner G, Gartlehner G, Nussbaumer-Streit B. Impact of timing of surgery in elderly hip fracture patients: a systematic review and meta-analysis. Sci Rep. 2018;8(1):1–5.

[32] Pouramin P, Li CS, Busse JW, Sprague S, Devereaux PJ, Jagnoor J, Ivers R, Bhandari M, Guyatt G, Petrisor B, Thabane L. Delays in hospital admissions in patients with fractures across 18 low-income and middle-income countries (INORMUS): a prospective observational study. Lancet Glob Health. 2020;8(5):e711–e720.

[33] Trafton PG. Fragility fractures in the developing world: A rising challenge. Curr Geriat Rep. 2018;7(4):278–287.

[34] Fragility Fracture Network. Fragility Fracture Network [Internet]. FFN Central Office; [cited 2020 Jan 13]. Available from: https://www.fragilityfracturenetwork.org/global-regions/.

[35] AO Trauma. Orthogeriatrics [Internet]. AO Foundation; 2021 [cited 2021 Jan 14]. Available from: https://aotrauma. aofoundation.org/education/curricula/orthogeriatrics.

[36] Liem IS, Kammerlander C, Suhm N, Blauth M, Roth T, Gosch M, Hoang-Kim A, Mendelson D, Zuckerman

J, Leung F, Burton J. Identifying a standard set of outcome parameters for the evaluation of orthogeriatric co-management for hip fractures. Injury. 2013;44(11):1403–1412.

[37] McQuillan TJ, Cai LZ, Corcoran-Schwartz I, Weiser TG, Forrester JD. Surgical site infections after open reduction internal fixation for trauma in low and middle human development index countries: a systematic review. Surg Infect. 2018;19(3):254–263.

[38] Graham SM, Howard N, Moffat C, Lubega N, Mkandawire N, Harrison WJ. Total hip arthroplasty in a low-income country: Ten-year outcomes from the national joint registry of the Malawi Orthopaedic Association. JBJS Open Access. 2019 Oct;4(4).

[39] Patel H, Khoury H, Girgenti D, Welner S, Yu H. Burden of surgical site infections associated with arthroplasty and the contribution of Staphylococcus aureus. Surg Infect. 2016;17(1):78–88.

[40] Fowler AJ, Ahmad T, Abbott TE, Torrance HD, Wouters PF, De Hert S, Lobo SM, Rasmussen LS, Della Rocca G, Beattie WS, Wijeysundera DN. Association of preoperative anaemia with postoperative morbidity and mortality: an observational cohort study in low-, middle-, and high-income countries. Br J Anaesth. 2018;121(6):1227–1235.

[41] White MC, Longstaff L, Lai PS. Effect of pre-operative anaemia on post-operative complications in low-resource settings. World J Surg. 2017;41(3):644–649.

[42] Zhang BF, Wei X, Huang H, Wang PF, Liu P, Qu SW, Li JH, Wang H, Cong YX, Zhuang Y, Zhang K. Deep vein thrombosis in bilateral lower extremities after hip fracture: a retrospective study of 463 patients. Clin Interv Aging. 2018;13:681.

[43] Ricci WM, Broekhuyse H, Keating JF, Teague DC, White TO. Thromboprophylaxis an update of current practice: Can we reach a consensus? Ota Int. 2019;2(4):e027.

[44] Elsevier H, Cannada LK. Management of pain associated with fractures. Curr Osteoporos Rep. 2020;18(3):130–137.

[45] Tewari A, Pati S, Webster P, Rath S, Yadav L, Sahu KS, Sundari DS, Norton R. Care seeking behaviour of older adults with hip fracture in India: a qualitative study. J Pat Care. 2017;28:3(1).

[46] World Health Organization. Surgical workforce: surgeons [Internet]. World Health Organization; 2021 [cited 2021 Jan 26]. Available from: https://www.who.int/data/gho/data/indicators/indicator-details/GHO/number-of-licensed-qualified-surgeons-actively-working.

[47] Chagomerana MB, Tomlinson J, Young S, Hosseinipour MC, Banza L, Lee CN. High morbidity and mortality after lower extremity injuries in Malawi: A prospective cohort study of 905 patients. Int J Surg. 2017;39:23–29.

[48] Stephens T, Mezei A, O'Hara NN, Potter J, Mugarura R, Blachut PA, O'Brien PJ, Beyeza T, Slobogean GP. When surgical resources are severely constrained, who receives care? Determinants of access to orthopaedic trauma surgery in Uganda. World J Surg. 2017;41(6):1415–1419.

[49] Kramer EJ, Shearer D, Morshed S. The use of traction for treating femoral shaft fractures in low-and middle-income countries: a systematic review. Int Orthop. 2016;40(5):875–883.

[50] SIGN Fracture Care International. SIGN Programs: building orthopaedic capacity around the world [Internet]. [cited 2021 Jan 26]. Available from: https://www.signfracturecare.org/programs.

[51] Roth J, Goldman B, Zirkle L Jr, Schlechter J, Ibrahim J, Shearer D. Early clinical experience with the SIGN hip construct: a retrospective case series. SICOT-J. 2018;4:5.

[52] Chan Y, Banza L, Martin C Jr, Harrison WJ. Essential fracture and orthopaedic equipment lists in low resource settings: consensus derived by survey of experts in Africa. BMJ Open. 2018;8(9):e023473.

[53] Axelrod D, Tarride JÉ, Ekhtiari S, Blackhouse G, Johal H, Bzovsky S, Schemitsch EH, Heels-Ansdell D, Bhandari M, Sprague SI. Total Hip Arthroplasty a Cost-Effective Option for Management of Displaced Femoral Neck Fractures? A Trial-Based Analysis of the HEALTH Study. J Orthop Trauma. 2020;34:S37–S41.

[54] Ekhtiari S, Gormley J, Axelrod DE, Devji T, Bhandari M, Guyatt GH. Total hip arthroplasty versus hemiarthroplasty for displaced femoral neck fracture: a systematic review and meta-analysis of randomized controlled trials. JBJS. 2020;102(18):1638–1645.

[55] Health Investigators. Total hip arthroplasty or hemiarthroplasty for hip fracture. N Engl J Med. 2019;381(23):2199–2208.

[56]　Elhadi AS, Gashi YN. Unstable intertrochanteric fracture in elderly patients: outcome of primary cemented bipolar hemiarthroplasty versus internal fixation. SA Orthopaedic J. 2018;17(4):22–26.

[57]　Atthakomol P, Manosroi W, Pipanmekaporn PP, Vaseenon T, Rojanasthien S. Prognostic Factors for All-Cause Mortality in Thai Patients with Fragility Fracture of Hip: Comorbidities and Laboratory Evaluations. Medicina. 2020;56(6):311.

[58]　Jenny JY, Pabinger I, Samama CM. European guidelines on perioperative venous thromboembolism prophylaxis: aspirin. Eur J Anaesth. 2018;35(2):123–129.

[59]　Viveros-García JC, Torres-Gutiérrez JL, Alarcón-Alarcón T, Condorhuamán-Alvarado PY, Sánchez-Rábago CJ, Gil-Garay E, González-Montalvo JI. Fractura de cadera por fragilidad en México:¿ En dónde estamos hoy?¿ Hacia dónde queremos ir? Acta Ortop Mex. 2019;32(6):334–341.

[60]　Capture the Fracture. What is Capture the Fracture? [Internet]. International Osteoporosis Foundation; 2021 [cited 2021 Jan 16]. Available from: https://www.capturethefracture.org.

[61]　Wu HH, Liu M, Patel KR, Turner W, Baltus L, Caldwell AM, Hahn JC, Coughlin RR, Morshed S, Miclau T, Shearer DW. Impact of academic collaboration and quality of clinical orthopaedic research conducted in low- and middle-income countries. SICOT-J. 2017;3:6.

[62]　Roberts HJ, Albright PD, Shearer DW, Won N, MacKechnie MC, Coughlin RR, Miclau IIIT, Morshed S, Sabharwal S, Dawson J, Davis B. Motivations and impact of international rotations in low-and middle-income countries for orthopaedic surgery residents: Are we on the same page? Am J Surg. 2020;221(2):245–253.

[63]　Pfeifer J, Svec N, Are C, Nelson KL. Rising global opportunities among orthopaedic surgery residency programs. JAAOS Glob Res Rev. 2020;4(12):e20.00102.

[64]　Shaw J, Siy A, Dahm J, Lins L, Simske N, Whiting P. Limited availability of global health opportunities in US orthopaedic trauma fellowship programs. Ota Int. 2019;2(4):e031.

[65]　Pean CA, Premkumar A, Pean MA, Ihejirika-Lomedico R, Woolley PM, McLaurin T, Israelski R, Schwarzkopf R, Caplan A, Egol K. Global orthopaedic surgery: an ethical framework to prioritize surgical capacity building in low and middle-income countries. JBJS. 2019;101(13):e64.

[66]　Carrillo LA, Segarra B, Sabharwal S. Clinical observership opportunities in North America for international orthopaedic surgeons. JBJS. 2020;102(12):e60.

[67]　Chomsky-Higgins K, Miclau TA, Mackechnie MC, Aguilar D, Avila JR, Dos Reis FB, Balmaseda R, Barquet A, Ceballos A, Contreras F, Escalante I. Barriers to clinical research in Latin America. Front Public Health. 2017;5:57.

[68]　Sprague S, McKay P, Li CS, Ivers R, Moroz PJ, Jagnoor J, Bhandari M, Miclau T. International orthopaedic multicenter study in fracture care: coordinating a large-scale multicenter global prospective cohort study. J Orthop Trauma. 2018;32:S58–S63.

[69]　Wu HH, Ibrahim J, Conway D, Liu M, Morshed S, Miclau T, Coughlin RR, Shearer DW. Clinical research course for international orthopaedic surgeons: 2-year outcomes. J Orthop Trauma. 2018;32:S35–S37.

[70]　Institute for Health Metrics and Evaluation (IHME). GBD Compare [Internet]. Seattle: IHME, University of Washington; 2015. [updated 2019; cited 2021 Feb 01]. Available from: http://vizhub.healthdata.org/gbd-compare.

第十三章　老年髋部骨折：医疗经济学

Carl L. Herndon

熊　杰　龚春柱 / 译

引言

髋部骨折是老年创伤患者群体中一种非常常见的疾病，是一项重要的公共健康问题。美国每年发生超过 25 万例髋部骨折，预计到 2050 年这一数字将增加到 45.8 万 ~100 万 [1, 2]。绝大多数骨折发生在 65 岁以上的患者中，并与高发病率、高死亡率和医疗系统的费用增加显著相关 [3-5]。美国医疗系统每年为老年髋部骨折患者支付 10.3 亿 ~15.2 亿美元（1 美元 ≈ 6.86 人民币），且该数字还在持续增长 [6]。在 50 岁以上的人群中，大约有 17% 的白人女性和 6% 的白人男性会发生髋部骨折 [7]。此外，在所有骨折中，老年髋部骨折占比是 14%，但其治疗费用却高达 72%[8]。数据表明，尽管住院和直接费用占了治疗总费用的绝大部分，但与非骨折人群相比，即使在术后 1 年，治疗费用也会增加 [9]。鉴于这种损伤的普遍性、高发病率、死亡率和经济负担大，很多文章提出改善治疗价值的最佳实践方法。在本章中，我们将回顾髋部骨折治疗经济学的现有文献，以帮助外科医生找到提高医疗质量和治疗价值的方法。

风险分层和诊疗规范制定

在开始讨论如何为患者提供有价值的诊疗之前，我们必须先了解影响治疗的与患者相关的因素。研究表明，髋关节骨折术后，患有较多内科合并症的患者发生术后并发症的风险更高，且住院时间更长 [10, 11]。Lawrence 等报道了一项近 9000 名患者的大型队列研究，术后并发症的发生率为 19%[12]。为了有效地识别较高并发症风险患者，我们提到了几种风险分层工具。

美国麻醉师协会（ASA）的分类可以很好地反映患者病情的复杂性。Donegan 等发现，髋部骨折术后，ASA 评分与围手术期并发症密切相关，ASA 3 级或 4 级的患者，术后并发症的发生率分别是 ASA 2 级的患者的 3.8 倍或 7.4 倍 [11]。Michel 等研究显示，ASA 3 级和 4 级患者在受伤 1 年内死亡率是 ASA 1 级和 2 级的 9 倍[13]。

其他指标可用于识别患者围手术期并发症的风险，包括 Charlson 合并症指数（CCI）、Nottingham 髋部骨折评分（NHFS）、用于统计死亡率和发病率的生理和手术严重程度评分（POSSUM）、生理能力和手术压力评估（E-PASS）等等。Marufu 等在系统评价中评估了针对不同评分标准的 29 篇论文，该综述发现较简单的评分（ASA、CCI 和 NHFS）更易于管理，花费较少，且在预估住院时间、发病率和死亡率等结果方面有效[14]。针对患者特异的术前因素的新指标，也可以有效预估髋部骨折术后的发病率和死亡率[15-19]。目前，大多数风险分层模型来自如 ASA 或并发症数量等简单的评分。

髋部骨折手术后并发症发生率较高，对患者和临床医生显然都是灾难性的危害。从经济角度来看，这些并发症也会产生巨额的诊疗费用。Garcia 等研究显示，ASA 评分每增加 1，住院时间（LOS）就会增加 2 天，这相当于在大型三级医疗中心的直接住院费用增加了 9300 美元[20]。Schousboe 等针对大型医疗保险服务收费数据库的研究，也证实了这一发现，对于骨折前活动性差、肥胖并合并多种疾病的患者，其治疗费用会高出 14%~25%[21]。

针对该问题，作者为这些患者提出了特定的治疗方案和模型，以便患者能够早期活动，避免长期卧床引发相关并发症，帮助患者尽可能恢复较高水平的机体功能[22]。医疗机构存在特定的诊疗模式，但他们都在探索将骨科和老年医学相结合来管理复杂患者（"老年骨科学"），目的是减少手术时间，预防并发症，并简化有成本效益良好的治疗。

共同管理和多学科协同治疗

将老年科医生或内科医生与骨科医生的治疗手段相结合，并不是一种新兴的方法，由于近年来针对医疗资源的有效利用，及医疗保险对于治疗模式性价比的重视，共同管理近年来越来越受到关注。这些项目通过优化临床流程，使患者尽快接受手术干预，促进患者术后活动以降低发病率和死亡率[23-26]。

传统模式中，患者被收入骨科病房接受治疗，医疗团队以最优化的方式进行咨询和指导。另一种模式则是让患者接受内科医疗服务，而骨科医生则以提供外科治疗参与治疗。第三种也是新兴的模式，患者进入"老年骨科"，手术团队和医疗团队平均分担患者的治疗，且两个团队在未完成患者的治疗时，都不签字。这些团队还遵循标准化的评估和协议，从而简化治疗。已有大量针对"髋部骨折服务"相对于传统模式益处的研究发表。一项近期发表的系统评价中，Patel 等评估了 17 项诊疗模式对比研究的试验，他们发现无论是在老年医学专家主导的治疗，还是老年骨科的治疗中，患者的手术时间、住院时间和术后死亡率都有所减少[23]。在包含 9000 多名髋部骨折患者的大型国家数据库中，Arshi 等发现接受标准化髋部骨折共同管理治疗的患者，其深静脉血栓形成（DVT）发生率较低，出院后转入住院康复治疗中心的可能性较低，且 30 天内再入院率较低[27]。

除了改善患者治疗外，共同管理模式也具有较好的成本效益。在一项大型学术中心研究中，Miura 等发现，与 72 例对照组相比，91 例采用髋部骨折共管服务的患者在术后 1 年内，不仅治疗效果更好，每位患者还为医院节省了近 2000 美元的成本[28]。Swart 等通过经济决策分析证实了这项研究的成果。他们的研究权衡了医院（或医院系统）雇佣全职住院医生（以及治疗师和社会工作者）或重新分配现有员工所需的成本，并进一步确定医院每年必须收治的病例数量，以便收支平衡，获得经济效益。他们的分析显示实施共同管理后，每年收治 54 名患者时具有成本效益，每年收治 318 名患者时节省了成本。无论是雇佣新员工还是重新分配现有员工，这两种模式都比传统治疗模式更节约成本[29]。

尽管节约了潜在成本并提高了治疗质量，但实施这些项目仍面临行政和组织方面的挑战。Lean 和 Six Sigma 是企业管理文献中得到的两种策略。Lean 是丰田生产系统开发的，旨在消除不必要浪费的一种方法，而 Six Sigma 是摩托罗拉开发的，旨在将误差降至 6Σ 水平（出错率不超过 3.4/1000 000）[30, 31]。利用这些质量改进方法和原则，Sayeed 等发现，实施髋部骨折综合治疗路径可将 48h 后手术的比例、住院时间及住院成本降低近 10%[32]。

手术时机

对髋部骨折进行手术治疗的时机选择是一个复杂的决策过程，该过程中包含许多变量，有研究已从不同的角度对这些变量进行了研究，包括护理模式、患者特定因素和医院特定因素[33]。联合治疗模式的诸多好处之一，是可以缩短从入院到手术的时间[34-36]。尽管数据参差不齐，且存在许多混杂因素，但许多研究表明，缩短受伤至手术时间可以降低老年髋部骨折患者的并发症发病率和死亡率。然而，许多患者的临床情况复杂，需要术前优化和（或）需要专业外科医生或其他手术团队参与。一般来说，主治医生的目标应该是在入院 48h 内明确处理骨折[37, 38]。在对手术时机的文献回顾中，Lewis 等总结发现，对于合并症相对较少（ASA 1 级和 ASA 2 级）的低风险患者，理想情况下应在 12~48h 内进行手术。对于更复杂的患者（ASA 3 级和 ASA 4 级），应尝试对可控的合并症进行控制，最多 5 天的有限延迟可能不会增加死亡率，但可能会增加压疮等其他并发症的发病率[39]。Shabat 等从经济角度来的研究显示，191 名患者中，在 48h 内进行手术比延迟超过 48h 更具成本效益[40]。Pincus 等的研究在更大的范围内证实了这一发现，对加拿大 522 家机构的 42 000 多名患者进行的评估结果表明，与在 24h 内接受手术的患者相比，入院后 24h 后接受手术的患者，1 年的直接费用增加了 2638 美元[41]。延误的部分原因可能是患者病情复杂性导致的。病情更严重、更复杂的患者可能需要更多的术前优化，但也可能存在制度性延迟。导致患者进入手术室延迟的一个潜在原因，是医院系统导致的无法及时进行手术。通常出于对成本和（或）利用率的考量，也是造成治疗团队无法启用（例如周末）。为了应对这一点，Dy 等通过决策树分析将增量成本和质量调整生命年（QALYs）制成表格，表明建立专门的待命团队可以加快患者治疗，并在 48h 内提供手术，这是具有成本效益的 [42]。

术后护理和处置

关于这些患者出院后的去向，仍存在着争议。尽管入住康复中心向来是主流选择，但入住此类机构并不是免费的，将患者安全送回家看起来显然更便宜。通常体弱患者术后需要更高水平的护理，且可能需要急性后期护理（Post-Acute Care，PAC）机构协助，这对医疗系统来说是一个巨大的经济负担。PAC 是髋部骨折手术后 90 天费用中重要的组成部分 [43-46]。不幸的是，与出院回家相比，PAC 出院也会增加患者并发症的发生率和死亡率 [47, 48]，并发症包括应激性溃疡、心肌梗死、中风、肾功能衰竭、肺栓塞、死亡、深静脉血栓形成、败血症、休克、非计划插管、手术切口深部感染以及二次手术 [49]。研究表明在全关节置换术后，在正确选择患者的情况下，出院回家可以在不牺牲患者安全的情况下节省成本 [50]。为了预测髋部骨折患者的 PAC 利用率，Arshi 等对国家外科质量改进计划（NSQIP）数据库进行了回顾性分析，通过挑选出的 8133 例 65 岁以上髋部骨折患者资料，评估预测患者 PAC 利用率的因素。在 8133 例患者中，6670 例（82%）出院后进入 PAC，其中 2986 名患者术后在 PAC 机构住院超过 30 天。年龄、在日常生活活动（Activities of Daily Living，ADL）中完全或部分依赖他人帮助、阿尔茨海默病、糖尿病和住院时间都是出院至 PAC 的独立危险因素。年龄、ADL 部分或全部依赖、ASA 等级、阿尔茨海默病和住院时间都是 PAC 住院超过 30 天的危险因素 [43]。这些数据表明，大多数髋部骨折患者出院后到 PAC 机构接受治疗，该研究有助于预测哪些患者需要 PAC，相反，也有助于确定哪些患者在家中是安全的。

现代支付模式

近年来，医疗保险和医疗补助服务中心（Centers for Medicare and Medicaid Services，CMS）实施了一系列支付模式的调整，来取代按服务收费报销的模式，以提高（并激励）治疗质量和降低成本 [51]。尽管主要集中在全髋关节置换术和全膝关节置换术（THA 和 TKA）上，但关节置换综合护理（Care for Joint Replacement，CJR）和护理改善捆绑支付（The Bundled Payments for Care

Improvement，BPCI）等项目通常能有效降低这些手术后的 PAC 和总护理（EOC）成本[52-54]。这些报销模式要求从业者（医院和医生）对术后 90 天内的费用负责。报销费用与 CMS 设定的目标价格一致。当总治疗成本超过基准时，参与这些模式的从业者需要补偿 CMS，如果其治疗成本低于 CMS 设定价格，则需要保留额外资金[55]。

虽然这些模型已应用于全髋关节置换术和全膝关节置换术，在髋部骨折中也存在这些模式的应用。CMS 将以上模式覆盖的治疗方式设定为诊断相关组（Diagnosis-Related Group，DRG），并将因髋部骨折行全髋关节置换（THA）和半髋关节置换（HA）的患者与择期 THA 的患者合并在同一个 DRG 中。不出所料，与择期初级 THA 相比，因骨折接受 THA 或 HA 的患者患有更多的合并症、更高的并发症发生率，以及更高的总治疗成本，PAC 使用率也有所增高[56-59]。尽管如此，这些患者与择期初次 THA 患者仍被纳入同一个 DRG。在医生的倡导下，CJR 已将骨折患者分出来，并分配不同的报销费用，但这在更受欢迎的 BPCI 中尚未执行。在该模型的最新版本 BPCI-Advanced 中通过历史数据计算每个参与机构的 THA 和 HA 骨折比例，调整这一因素。该措施造成了一种情况，即当参与机构接受治疗的骨折患者比例的小幅增加时，可能会造成其经济损失[55]。特别是在新型冠状病毒疾病流行期间，全国范围内大规模取消择期初次置换病例，许多医疗机构的初次择期 THA 病例急剧减少，因此行 THA 和 HA 治疗骨折患者的比例显著增加。

Skibicki 等在一个大型学术中心研究中，对 4000 多名患者进行了回顾性分析并发现，与骨折后进行 HA 和 THA 相比，择期 THA 患者的总治疗成本（三者分别是 18 200 美元、42 605 美元、38 371 美元）和 PAC 成本（三者分别是 4477 美元、28 093 美元、23 217 美元）更低。此外，因骨折接受关节置换术的患者给该机构带来了人均 23 122 美元的损失，而择期全髋关节置换术为该机构赚取了人均 1648 美元的利润。91% 的骨折病例总治疗成本超过 CMS 基准价格，而择期 THA 的这一比例仅为 20%[55]。这些数据强调了重新划分 DRG 分组的必要性，需要将接受关节置换术的髋部骨折患者，与接受择期初次全髋关节置换的患者，划分到不同的 DRG 中。为了响应此类文献和医生团体的倡导和努力，CMS 为 2021 财年的骨折髋关节置换术创建了新的 DRG。需要做进一步的研究来评估这些变化及其有效性。

CMS 计划在 2018 年 1 月推出用于治疗所有髋关节和股骨骨折的强制性捆绑支付模式，称为髋关节和股骨骨折手术治疗（SHIFT）捆绑付费，但由于医生倡导团体的担忧，该推广被缩减并最终取消。捆绑支付模型效率低下，无法预测创伤和骨折患者的支付计划，这成为取消推出 SHIFT 的主要原因[60]。SHIFT 捆绑包被设置为根据 DRG 和地理位置计算偿付。在回顾历史医疗保险数据时，凯恩斯等指出，仅按 DRG 和地理位置进行分层不足以解释成本差异，并强烈建议 SHIFT 捆绑包还应具有更稳健的风险调整方法，以确保被保险人得到公平报销，并包括年龄、合并症、人口统计学资料、地理位置和式式，而不仅仅是依靠 DRG[61]。尽管取消了强制性 SHIFT 捆绑爆笑，但

CMS 仍继续尝试在 BPCI 模型中进行骨折赔付的试验，随着新的付款方案的制定，未来还需要进行进一步的研究。

显然，随着捆绑支付模式的普及，必须对患者进行分层并确定增加成本的因素，以保护医疗机构并适当权衡每位患者的报销比例。Johnson 等对一个大型城市医疗中心的 615 名患者进行了回顾性研究，结果表明 CCI 与住院时间增加和成本增加相关。CCI 为 2 的患者（与 CCI 为 0 的对照组相比）平均住院时长多 1.9 天，额外花费 8697 美元[62]。其他拥有集中医疗体系的国家已经对髋部骨折实施了捆绑支付模式。对 2010 年中国台湾 17.5 万多名髋部骨折患者的回顾研究显示，与历史对照组相比，新的支付模式实施后，术后 30 天内的非计划再入院率下降[63]，这确实表明，与美国 THA 和 TKA 捆绑付费一样，这些模型可以有效地提高治疗性价比和质量。

未来成本计算器可能有助于预测高成本患者，如 Konda 等发布的成本计算器。作者使用一种专有的风险评估工具，老年和中年创伤分类评分［STTGMA（风险）］以及新型成本预测工具［STTGMA（成本）］，回顾了单一城市创伤中心 361 例髋部骨折的手术治疗。队列中成本最高的 5% 的患者被认为是"高成本"，他们试图确定该模型是否能预测哪些患者属于高成本。他们发现，他们的工具成功地识别了近 90% 的高成本患者[64]。随着 CMS 继续考虑为髋部骨折治疗实施捆绑支付，诸如此类的计算器将成为为确定参与这些模型的患者提供适当报销的关键。

医生和患者组成的倡导团体必须继续敦促立法，以促进新的支付模式得到妥善规划，适应所有患者，以确保所有人都能得到治疗，而不是阻碍医院对高风险（和高成本）患者的治疗。

作者的建议

根据现有文献，作者认为髋部骨折患者应采取协作、综合的治疗模式，该模式需要骨科医生和老年科医生以协议化的方式参与。如果条件允许，应及时对患者进行手术干预，并在 48h 内进行理想的治疗。当原有存在和病情变化的合并症妨碍急诊手术时，应及时处理这些合并症，并在此后迅速进行手术。应尽医疗机构最大的能力，手术室、植入物、外科医生和人员配备等后勤延误因素不应延误患者接受手术。每一种干预措施都能提高治疗质量，降低骨折的经济负担。最后，就支付模式的未来方向而言，随着捆绑支付的普及，需要更多的研究来识别高成本患者并对其进行分层，从而保护医疗服务提供者（尤其是在三级护理中心照顾复杂患者的机构），使患者得到不受限制的治疗。细分 DRG 以解决患者复杂的基线差异，可能是实现这一目标的策略。随着髋部骨折在未来几十年变得越来越常见，外科医生必须继续积极倡导实施变革，从地方和国家两个层面提高疗效和增加治疗的性价比。

参考文献

[1]　Brown CA, Starr AZ, Nunley JA. Analysis of past secular trends of hip fractures and predicted number in the future 2010–2050. J Orthop Trauma. 2012;26(2):117–122.

[2]　Brauer CA, Coca-Perraillon M, Cutler DM, Rosen AB. Incidence and mortality of hip fractures in the United States. JAMA. 2009;302(14):1573–1579.

[3]　Braithwaite RS, Col NF, Wong JB. Estimating hip fracture morbidity, mortality and costs. J Am Geriatr Soc. 2003;51(3):364–370.

[4]　Basu N, Natour M, Mounasamy V, Kates S. Geriatric hip fracture management: keys to providing a successful program. Eur J Trauma Emerg Surg. 2016;42(5):565–569.

[5]　Richmond J, Aharonoff GB, Zuckerman JD, Koval KJ. Mortality risk after hip fracture. J Orthop Trauma. 2003;17(8):S2–S5.

[6]　Judd KT, Christianson E. Expedited operative care of hip fractures results in significantly lower cost of treatment. Iowa Orthop J. 2015;35:62.

[7]　Winner S, Morgan CA, Evans JG. Perimenopausal risk of falling and incidence of distal forearm fracture. Br Med J. 1989;298(6686):1486–1488.

[8]　Friedman SM, Mendelson DA. Epidemiology of fragility fractures. Clin Geriatr Med. 2014;30(2):175–181.

[9]　Haentjens P, Autier P, Barette M, Boonen S. The economic cost of hip fractures among elderly women: a one-year, prospective, observational cohort study with matched-pair analysis. JBJS. 2001;83(4):493.

[10]　Khasraghi FA, Lee EJ, Christmas C, Wenz JF. The economic impact of medical complications in geriatric patients with hip fracture. Orthopaedics. 2003;26(1):49–53.

[11]　Donegan DJ, Gay AN, Baldwin K, Morales EE, Esterhai JL Jr, Mehta S. Use of medical comorbidities to predict complications after hip fracture surgery in the elderly. JBJS. 2010;92(4):807–813.

[12]　Lawrence VA, Hilsenbeck SG, Noveck H, Poses RM, Carson JL. Medical complications and outcomes after hip fracture repair. Arch Intern Med. 2002;162(18):2053–2057.

[13]　Michel J-P, Klopfenstein C, Hoffmeyer P, Stern R, Grab B. Hip fracture surgery: is the pre-operative American Society of Anesthesiologists (ASA) score a predictor of functional outcome? Aging Clin Exp Res. 2002;14(5):389–394.

[14]　Marufu TC, Mannings A, Moppett IK. Risk scoring models for predicting peri-operative morbidity and mortality in people with fragility hip fractures: qualitative systematic review. Injury. 2015;46(12):2325–2334.

[15]　Traven SA, Reeves RA, Sekar MG, Slone HS, Walton ZJ. New 5-factor modified frailty index predicts morbidity and mortality in primary hip and knee arthroplasty. J Arthroplast. 2019;34(1):140–144.

[16]　Choi J-Y, Cho K-J, Kim S-w, Yoon S-J, Kang M-g, Kim K-i, Lee Y-K, Koo K-H, Kim C-H. Prediction of mortality and postoperative complications using the hip-multidimensional frailty score in elderly patients with hip fracture. Sci Rep. 2017;7:42966.

[17]　Bliemel C, Buecking B, Oberkircher L, Knobe M, Ruchholtz S, Eschbach D. The impact of pre-existing conditions on functional outcome and mortality in geriatric hip fracture patients. Int Orthop. 2017;41(10):1995–2000.

[18]　Konda SR, Lott A, Saleh H, Schubl S, Chan J, Egol KA. How does frailty factor into mortality risk assessment of a middle-aged and geriatric trauma population? Geriatr Orthop Surg Rehabil. 2017;8(4):225–230.

[19]　Maxwell M, Moran C, Moppett I. Development and validation of a preoperative scoring system to predict 30 day mortality in patients undergoing hip fracture surgery. Br J Anaesth. 2008;101(4):511–517.

[20]　Garcia AE, Bonnaig J, Yoneda ZT, Richards JE, Ehrenfeld JM, Obremskey WT, Jahangir AA, Sethi MK. Patient variables which may predict length of stay and hospital costs in elderly patients with hip fracture. J Orthop Trauma. 2012;26(11):620–623.

[21]　Schousboe JT, Paudel ML, Taylor BC, Kats AM, Virnig BA, Dowd BE, Langsetmo L, Ensrud KE. Pre-fracture individual characteristics associated with high total health care costs after hip fracture. Osteoporos Int.

2017;28(3):889–899.

[22] Egol KA, Strauss EJ. Perioperative considerations in geriatric patients with hip fracture: what is the evidence? J Orthop Trauma. 2009;23(6):386–394.

[23] Patel JN, Klein DS, Sreekumar S, Liporace FA, Yoon RS. Outcomes in multidisciplinary team-based approach in geriatric hip fracture care: a systematic review. J Am Acad Orthop Surg. 2020;28(3):128–133.

[24] Bernstein J, Roberts FO, Wiesel BB, Ahn J. Preoperative testing for hip fracture patients delays surgery, prolongs hospital stays, and rarely dictates care. J Orthop Trauma. 2016;30(2):78–80.

[25] Stitgen A, Poludnianyk K, Dulaney-Cripe E, Markert R, Prayson M. Adherence to preoperative cardiac clearance guidelines in hip fracture patients. J Orthop Trauma. 2015;29(11):500–503.

[26] Lau T-W, Fang C, Leung F. The effectiveness of a geriatric hip fracture clinical pathway in reducing hospital and rehabilitation length of stay and improving short-term mortality rates. Geriatr Orthop Surg Rehabil. 2013;4(1):3–9.

[27] Arshi A, Rezzadeh K, Stavrakis AI, Bukata SV, Zeegen EN. Standardized hospital-based care programs improve geriatric hip fracture outcomes: an analysis of the ACS NSQIP targeted hip fracture series. J Orthop Trauma. 2019;33(6):e223–e228.

[28] Miura LN, DiPiero AR, Homer LD. Effects of a geriatrician-led hip fracture program: improvements in clinical and economic outcomes. J Am Geriatr Soc. 2009;57(1):159–167.

[29] Swart E, Vasudeva E, Makhni EC, Macaulay W, Bozic KJ. Dedicated perioperative hip fracture comanagement programs are cost-effective in high-volume centers: an economic analysis. Clin Orthop Relat Res. 2016;474(1):222–233.

[30] Holden RJ. Lean thinking in emergency departments: a critical review. Ann Emerg Med. 2011;57(3):265–278.

[31] Kubiak T, Benbow DW (2009) The certified six sigma black belt handbook- chapter 1. ASQ Quality Press. Milwaukee, WI.

[32] Sayeed Z, Anoushiravani A, El-Othmani M, Barinaga G, Sayeed Y, Cagle P Jr, Saleh KJ. Implementation of a hip fracture care pathway using lean six sigma methodology in a level I trauma center. J Am Acad Orthop Surg. 2018;26(24):881–893.

[33] Sheehan KJ, Sobolev B, Guy P. Mortality by timing of hip fracture surgery: factors and relationships at play. JBJS. 2017;99(20):e106.

[34] Batsis JA, Phy MP, Joseph Melton IIIL, Schleck CD, Larson DR, Huddleston PM, Huddleston JM. Effects of a hospitalist care model on mortality of elderly patients with hip fractures. J Hosp Med. 2007;2(4):219–225.

[35] Friedman SM, Mendelson DA, Bingham KW, Kates SL. Impact of a comanaged geriatric fracture center on short-term hip fracture outcomes. Arch Intern Med. 2009;169(18):1712–1717.

[36] Phy MP, Vanness DJ, Melton LJ, Long KH, Schleck CD, Larson DR, Huddleston PM, Huddleston JM. Effects of a hospitalist model on elderly patients with hip fracture. Arch Intern Med. 2005;165(7):796–801.

[37] Shiga T, Zi W, Ohe Y. Is operative delay associated with increased mortality of hip fracture patients? Systematic review, meta-analysis, and meta-regression. Can J Anesth. 2008;55(3):146.

[38] Anthony CA, Duchman KR, Bedard NA, Gholson JJ, Gao Y, Pugely AJ, Callaghan JJ. Hip fractures: appropriate timing to operative intervention. J Arthroplast. 2017;32(11):3314–3318.

[39] Lewis PM, Waddell JP. When is the ideal time to operate on a patient with a fracture of the hip? A review of the available literature. Bone Joint J. 2016;98(12):1573–1581.

[40] Shabat S, Heller E, Mann G, Gepstein R, Fredman B, Nyska M. Economic consequences of operative delay for hip fractures in a non-profit institution. Orthopaedics. 2003;26(12):1197–1199.

[41] Pincus D, Wasserstein D, Ravi B, Huang A, Paterson JM, Jenkinson RJ, Kreder HJ, Nathens AB, Wodchis WP. Medical costs of delayed hip fracture surgery. JBJS. 2018;100(16):1387–1396.

[42] Dy CJ, McCollister KE, Lubarsky DA, Lane JM. An economic evaluation of a systems-based strategy to expedite surgical treatment of hip fractures. JBJS. 2011;93(14):1326–1334.

[43] Arshi A, Iglesias BC, Zambrana LE, Lai WC, Zeegen EN, Sassoon AA, Stavrakis AI. Postacute care utilization in postsurgical orthogeriatric hip fracture care. J Am Acad Orthop Surg. 2020;28(18):743–749.

[44] Nikitovic M, Wodchis W, Krahn M, Cadarette S. Direct health-care costs attributed to hip fractures among seniors: a matched cohort study. Osteoporos Int. 2013;24(2):659–669.

[45] Pitzul KB, Wodchis WP, Kreder HJ, Carter MW, Jaglal SB. Discharge destination following hip fracture: comparative effectiveness and cost analyses. Arch Osteoporos. 2017;12(1):87.

[46] Tessier JE, Rupp G, Gera JT, DeHart ML, Kowalik TD, Duwelius PJ. Physicians with defined clear care pathways have better discharge disposition and lower cost. J Arthroplast. 2016;31(9):54–58.

[47] Bini SA, Fithian DC, Paxton LW, Khatod MX, Inacio MC, Namba RS. Does discharge disposition after primary total joint arthroplasty affect readmission rates? J Arthroplast. 2010;25(1):114–117.

[48] Cameron I, Crotty M, Currie C, Finnegan T, Gillespie L, Gillespie W, Handoll H, Kurrle S, Madhok R, Murray G. Geriatric rehabilitation following fractures in older people: a systematic review. Health Technol Assess. 2000;4(2):i–iv, 1–111. PMID: 10702905.

[49] Gillespie WJ. Hip fracture. BMJ. 2001;322(7292):968–975.

[50] Tarity TD, Swall MM. Current trends in discharge disposition and post-discharge care after total joint arthroplasty. Curr Rev Musculoskelet Med. 2017;10(3):397–403.

[51] Bundled Payments for Care Improvement (BPCI) Initiative: General Information. https://innovation. cms.gov/ innovation-models/bundled-payments. Accessed 18 Jan 2021.

[52] Bozic KJ, Ward L, Vail TP, Maze M. Bundled payments in total joint arthroplasty: targeting opportunities for quality improvement and cost reduction. Clin Orthop Relat Res. 2014;472(1):188–193.

[53] Froimson MI, Rana A, White RE Jr, Marshall A, Schutzer SF, Healy WL, Naas P, Daubert G, Iorio R, Parsley B. Bundled payments for care improvement initiative: the next evolution of payment formulations: AAHKS bundled payment task force. J Arthroplast. 2013;28(8):157–165.

[54] Rana AJ, Bozic KJ. Bundled payments in orthopaedics. Clin Orthop Relat Res. 2015;473(2):422–425.

[55] Skibicki H, Yayac M, Krueger CA, Courtney PM. Target price adjustment for hip fractures is not sufficient in the bundled payments for care improvement initiative. J Arthroplast. 2020;36(1):47–53.

[56] Le Manach Y, Collins G, Bhandari M, Bessissow A, Boddaert J, Khiami F, Chaudhry H, De Beer J, Riou B, Landais P. Outcomes after hip fracture surgery compared with elective total hip replacement. JAMA. 2015;314(11):1159–1166.

[57] Lombardi B, Paci M, Nannetti L, Moretti S, Maritato M, Benelli G. Total hip arthroplasty after hip fracture or osteoarthritis: are there differences in characteristics and outcomes in the early rehabilitative stage? Orthop Nurs. 2014;33(1):43–47.

[58] Sassoon A, D'Apuzzo M, Sems S, Cass J, Mabry T. Total hip arthroplasty for femoral neck fracture: comparing in-hospital mortality, complications, and disposition to an elective patient population. J Arthroplast. 2013;28(9):1659–1662.

[59] Bordini B. CORR insights®: the frank stinchfield award: total hip arthroplasty for femoral neck fracture is not a typical DRG 470: a propensity-matched cohort study. Clin Orthop Relat Res. 2017;475(2):361–363.

[60] Malik AT, Khan SN, Ly TV, Phieffer L, Quatman CE. The "hip fracture" bundle—experiences, challenges, and opportunities. Geriatr Orthop Surg Rehabil. 2020;11:2151459320910846.

[61] Cairns MA, Ostrum RF, Clement RC. Refining risk adjustment for the proposed CMS surgical hip and femur fracture treatment bundled payment program. JBJS. 2018;100(4):269–277.

[62] Johnson DJ, Greenberg SE, Sathiyakumar V, Thakore R, Ehrenfeld JM, Obremskey WT, Sethi MK. Relationship between the Charlson comorbidity index and cost of treating hip fractures: implications for bundled payment. J Orthop Traumatol. 2015;16(3):209–213.

[63] Tung Y-C, Chang H-Y, Chang G-M. Impact of bundled payments on hip fracture outcomes: a nationwide population-based study. Int J Qual Health Care. 2018;30(1):23–31.

[64] Konda SR, Lott A, Egol KA. Development of a value-based algorithm for inpatient triage of elderly hip fracture patients. J Am Acad Orthop Surg. 2020;28(13):e566–e572.